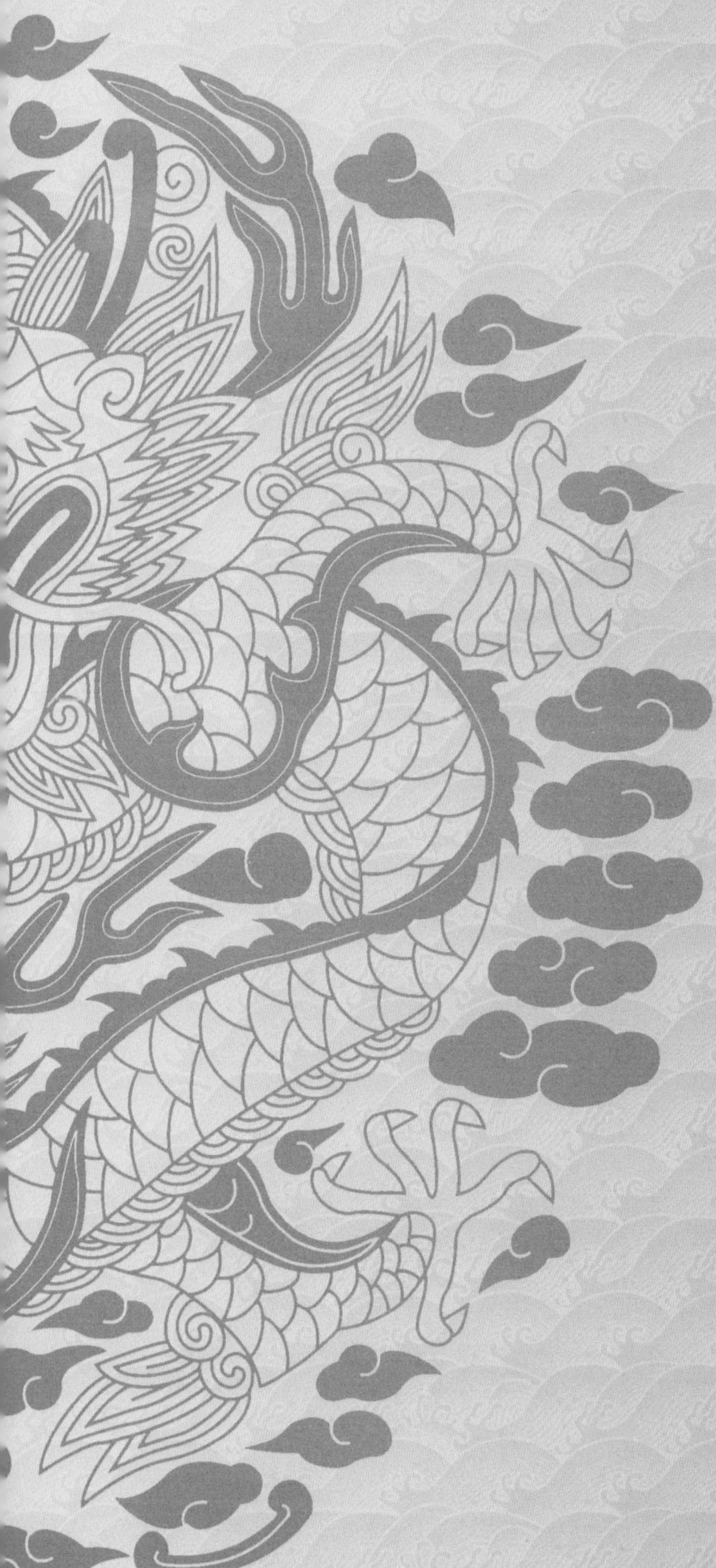

土单方

李叶　编著

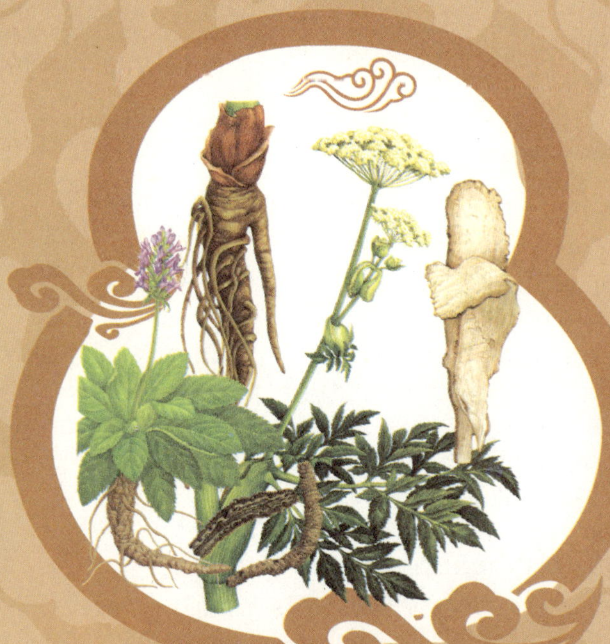

吉林科学技术出版社

图书在版编目（CIP）数据

土单方 / 李叶编著. -- 长春 : 吉林科学技术出版社, 2025. 7（2025. 10 重印）.
ISBN 978-7-5744-0979-8

Ⅰ. ①土… Ⅱ. ①李… Ⅲ. ①单方（中药）—汇编 Ⅳ. ① R289.5

中国国家版本馆 CIP 数据核字（2023）第 214493 号

土单方

TU DANFANG

编　　著　李　叶
出 版 人　宛　霞
责任编辑　宿迪超
助理编辑　徐海韬
封面设计　冬　凡
幅面尺寸　173 mm × 244 mm
开　　本　16
印　　张　15
字　　数　228 千字
印　　数　10 001~15 000 册
版　　次　2025 年 7 月第 1 版
印　　次　2025 年 10 月第 2 次印刷

出　　版　吉林科学技术出版社
发　　行　吉林科学技术出版社
地　　址　长春市福祉大路 5788 号
邮　　编　130118
发行部电话 / 传真　0431–81629529　81629530　81629531
　　　　　　　　　81629532　81629533　81629534
储运部电话　0431–86059116
编辑部电话　0431–81629518
印　　刷　三河市兴博印务有限公司

书　　号　ISBN 978–7–5744–0979–8
定　　价　69.00 元

前言

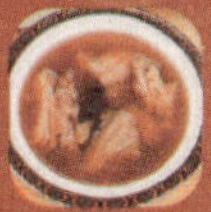

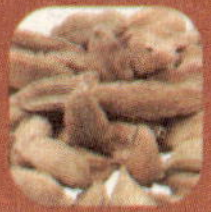

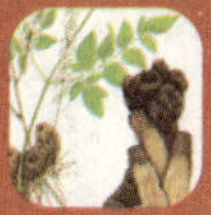

土单方是历代医家和广大民众不断摸索、积累得来的经验方，不仅能治疗各种多发病、常见病，在关键时刻还能帮上大忙，能缓解、治疗各种突发性疾病，救人于危难之际。利用单方治病，经济实惠。

即使是在医疗技术较为发达的现代社会，土单方仍然具有巨大的实用价值，因为它材料易得、操作简便、经济实惠，又有实效，更适合百姓应用。为了使读者能够正确利用土单方治病，我们搜集了散见于古今医籍、文献和报刊中的民间疗法，遍寻民间广泛流传的土单方，广罗各民族独特的治病方，取其精华，弃其糟粕，精选出有效、简便、经济、实用的单方。

本书分为三篇，分别为上篇“中药土单方”、中篇“外用土单方”以及下篇“不同人群本草调养方”。上篇多采自中医经常使用的简易疗方，药性平和，见效迅速。中篇则体现中医“内病外治”之精髓，外用方同样见效迅速，安全可靠。下篇针对女性、男性、孕产妇、老年人、儿童五类人群，详细阐述了相应的饮食注意事项，提供了不同的本草调养秘方，方便读者根据自己的需求，快速查找适合自己的本草调养方。

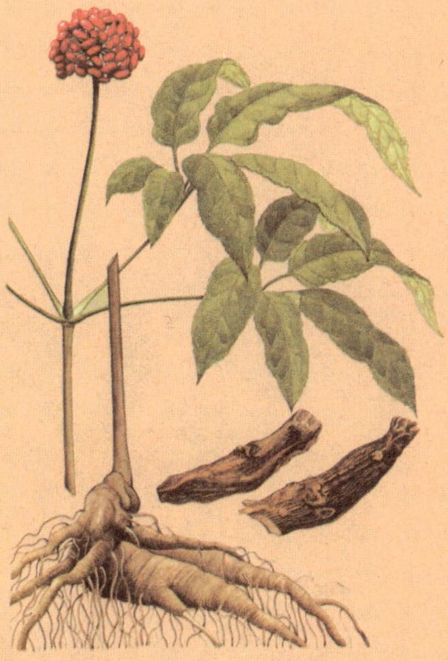

就来源而言，本书所收录的单方部分选自古代医典，部分选自现代医家的临床验方，其余则是散落于民间的验方，都是久经考验、效果不凡的有效方；就单方的用料而言，大多是生活中常见之品。其中涉及的一些中草药，在普通药店即可购得，使用起来十分方便。

在具体编排方面，本书采取“以病统方”的原则，收录现代常见病症。为便于使用，本书按内

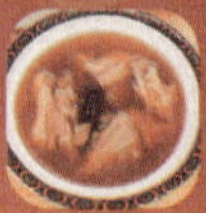
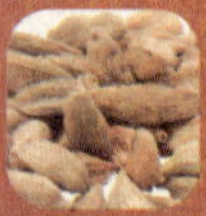
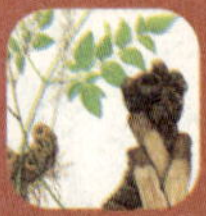

科、外科、皮肤科、妇产科、男科及泌尿科、五官科等次序排列。鉴于中西医疾病命名方法之差异，本书所采用的病名不尽一致，从实际应用的角度出发，以西医病名为主，参用中医病名，以供读者应用时参考。每一方剂之下，皆分“用料”“用法”“功效”三项内容。部分单方的功效，在“药材介绍”中详细说明。

需要说明的是，本书所辑录的单方仅供广大读者参考，不能取代医院的专业治疗。尤其是患有骨折、流行性乙型脑炎、呕血、惊厥、霍乱、肠梗阻等危重疾病的朋友，要及时就医，在医生指导下使用相关单方，以取得更好的治疗效果，早日康复。

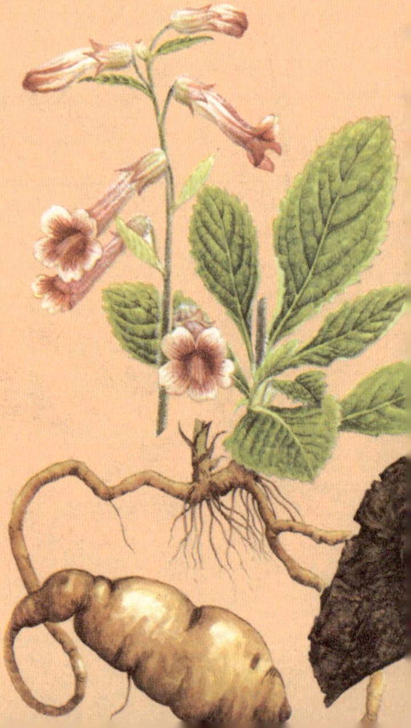

目录

上篇　中药土单方

内科

外科

皮肤科

妇产科

男科及泌尿科

五官科

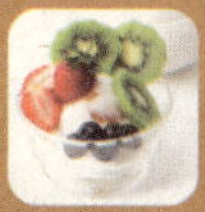
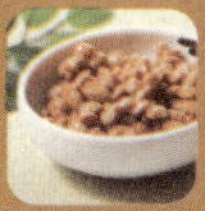
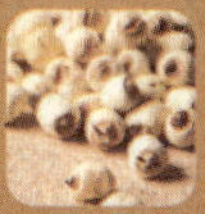

目录

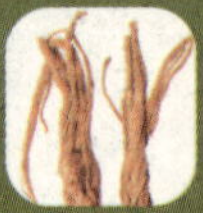

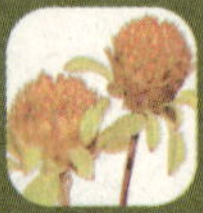

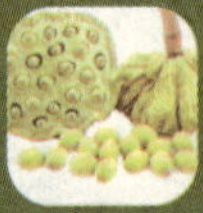

中篇 外用土单方

内科

外科

皮肤科

妇产科

男科及泌尿科

五官科

下篇 不同人群本草调养方

适合女性的本草养生方

适合男性的本草养生方

适合孕产妇的本草养生方

目录

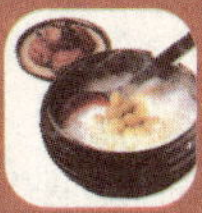

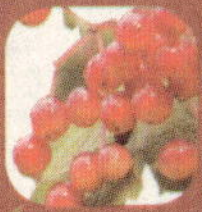

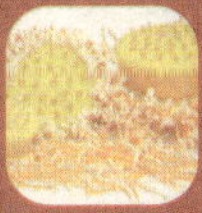

目录

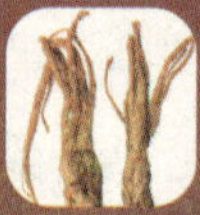
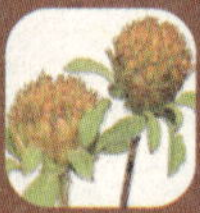
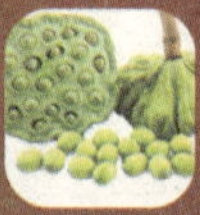

上篇

中药土单方

土单方是指人们在长期临床实践中总结出来的经验之方，这些古代民间流传已久的传统方，汇聚了古今诸多名方、妙方、秘术，其用药独特，组方巧妙，运用于某些病症，每每会收到意想不到的神奇效果。除了采用各类食材之外，运用较多的材料还是各种中草药。这些中药方剂，包含中医药的智慧，很多单方都能起到去除病根的效果。下面就为大家介绍这些能治病固本的中药土单方。

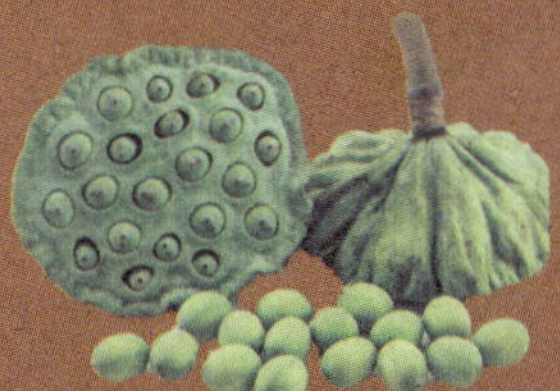

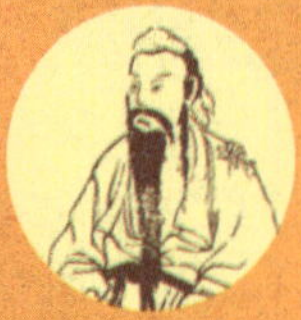

中药单方

内科

高血压>>

高血压是一种以动脉压升高为特征，伴有心脏、血管、脑和肾脏等器官功能性或器质性改变的全身性疾病。高血压的临床表现有情志失调、肝阳上亢、肾精不足、气血亏虚、痰浊中阻等。中医上常用天麻、钩藤、罗布麻、夏枯草、决明子等药材来调理本病症。

单方01 平肝降压汤

【用料】天麻、杜仲、桑寄生、黄芩、益母草、山栀、朱茯神、夜交藤各10克，钩藤、川牛膝各12克，生石决明18克。

【用法】水煎服，每日1剂，每日3次。

【功效】平肝潜阳。治疗肝阳上亢型高血压引起的头涨头痛，眩晕，急中易怒，面红目赤，尿黄便结，舌红，苔少苔黄。

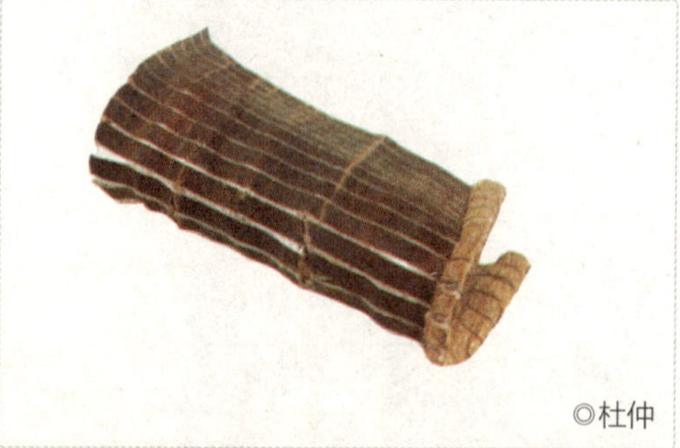

◎杜仲

药材介绍

杜仲性温，味甘，归肝、肾经。杜仲为杜仲科植物杜仲的干燥树皮，具有补肝肾、强筋骨、降血压、安胎等诸多功效。杜仲的降压作用是经过多年临床实践证实的。此外，近年的研究认为杜仲对血压具有化学降压药没有的“双向调节”功能，即高血压患者服后可降压，低血压患者服后可升压。

单方02 健脾化痰汤

【用料】天麻、制半夏、白蒺藜、枳壳、陈皮各10克，炒白术、竹茹各12克，钩藤、茯苓各15克，炒薏苡仁20克。

【用法】水煎服，每日1剂，每日3次。

【功效】健脾化痰。治疗痰浊中阻型高血压，症见头晕目眩、头涨如蒙、恶心呕吐、胸闷脘痞、纳食不佳、舌苔薄白。

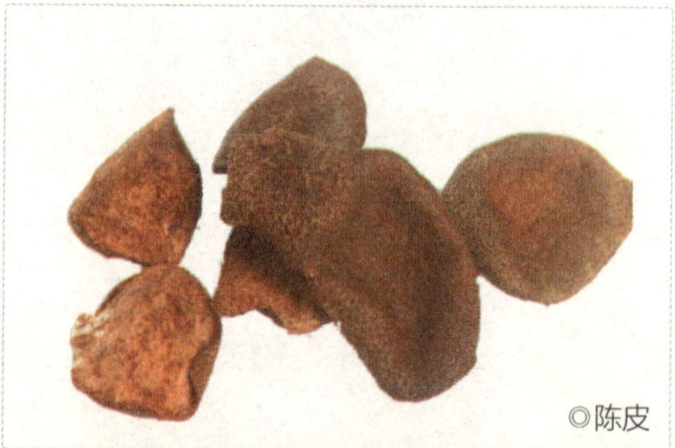

◎陈皮

药材介绍

陈皮性温，味辛、苦，归脾、肺经，有理气调中、燥湿化痰的功效，可用于治疗脾胃气滞，呕吐或湿浊中阻所致的胸闷、纳呆、便溏。近代研究认为，陈皮的挥发油有祛痰和扩张支气管的作用，同时，能促进消化液的分泌和消除胃肠道积气。

单方03 荠菜车前草汤

【用料】荠菜、车前草各 15 克。

【用法】切碎，水煎服。

【功效】对高血压有治疗作用。

单方05 滋肝补肾汤

【用料】熟地黄 24 克，山药、山茱萸各 12 克，茯苓、牡丹皮、泽泻各 9 克，枸杞子、龟板各 10 克，炙甘草 6 克。

【用法】水煎服，每日 1 剂，每日 3 次。

【功效】滋补肝肾。治肝肾阴虚型高血压引起的腰膝酸软、头晕、盗汗等。

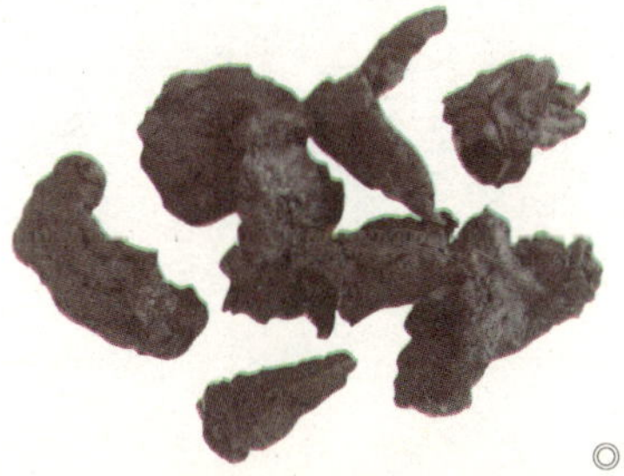

◎熟地黄

药材介绍

熟地黄性微温，味甘，归肝、肾经，功效为养血滋阴、填精益髓。凡真阴不足、精髓亏虚者，皆可用之。熟地黄常与山药、山茱萸等同用，治疗肝肾阴虚所致的遗精、盗汗、耳鸣、耳聋及消渴等，可补肝肾、益精髓。

单方04 毛冬青钩藤方

【用料】毛冬青 90 克，钩藤 60 克，牛膝 20 克，葛根 30 克。

【用法】上 4 味，水煎服，每日 1 剂，分 2 次服，10 日为 1 个疗程。

【功效】活血化瘀，祛风，主治高血压。

单方06 夏枯草降压方

【用料】夏枯草 15 克，白芍 10 克，杜仲 12 克，黄芩 6 克。

【用法】先将夏枯草、白芍、杜仲以开水 500 毫升煎煮 30 分钟，再加入黄芩煎煮 10 分钟即可。每日 1 剂，每日 3 次。

【功效】本方降压作用慢而持久，适合老年人服用。

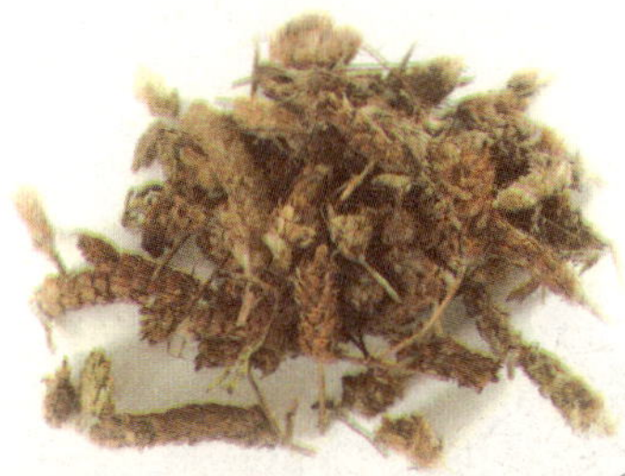

◎夏枯草

药材介绍

夏枯草的茎、叶、穗及全草均有降压作用，穗的作用较弱。夏枯草性寒，味苦、辛，归肝、胆经，能清肝、散结、利尿，治瘟病、乳痈、目痛、黄疸、淋病、高血压等。叶可代茶饮。

中药单方

内科

低血压>>

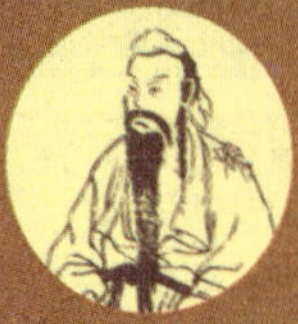

中医认为，低血压多与先天不足、后天失养、劳倦伤正、失血耗气等有关。本病病机主要为脾肾两亏，清阳不升，髓海空虚，治疗上应注重温脾肾、升阳气。中医常运用人参、党参、黄芪、白术、当归等药材来调理本病症。

单方01 黄芪官桂汤

【用料】黄芪、党参各15克，肉桂10克，黄精20克，大枣10枚，甘草6克。

【用法】将上药水煎3次后合并药液，分早、中、晚3次口服，每日1剂。20日为1个疗程。可连服2～3个疗程，直至痊愈为止。

【功效】补气养血。治疗低血压，伴有头晕、自汗、心悸、失眠、烦躁等症状。

◎黄精

药材介绍

黄精性平，味甘，归肺、脾、肾经，能滋肾润肺、补脾益气，主治阴虚劳嗽、肺燥咳嗽、脾虚乏力、食少口干、消渴，以及肾亏所致的腰膝酸软、阳痿遗精、耳鸣目暗、须发早白、体虚羸瘦、风癞癣疾等。同时，黄精也具有降血压、降血糖、降血脂、防止动脉粥样硬化、延缓衰老和抗菌等作用。

单方02 人参黄芪熟地黄枸杞子

【用料】人参6克（或党参15克），黄芪、熟地黄、淮山药各25克，山茱萸、枸杞子各20克，牡丹皮、泽泻、麦冬、茯苓、五味子各10克，甘草6克。

【用法】将上药水煎，每日1剂，分3～4次口服，半个月为1个疗程。

【功效】补气滋阴，治低血压。

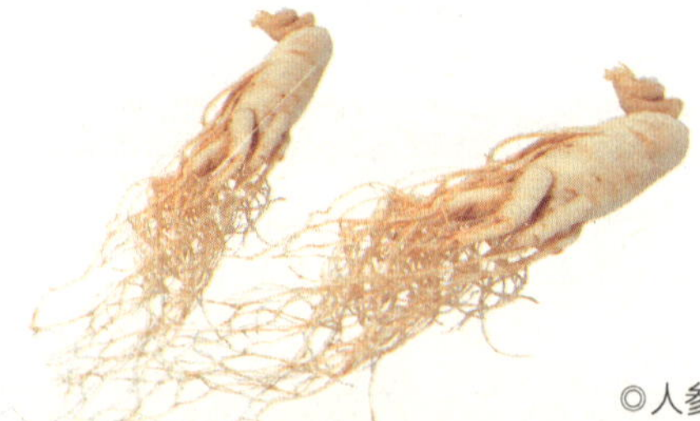

◎人参

药材介绍

人参性微温，味甘、微苦，归脾、肺、心、肾经，具有大补元气、复脉固脱、补脾益肺、生津止渴、安神益智的功效。人参主治劳伤虚损、食少、倦怠、反胃吐食、大便滑泄、虚咳喘促、自汗暴脱、惊悸、健忘、眩晕头痛、阳痿、尿频、消渴、妇女崩漏、小儿慢惊风及久虚不复，以及一切气血津液不足之症。人参对低血压者有补益效果。

单方03 党参黄精甘草汤

【用料】党参、黄精各30克，甘草10克。

【用法】将上药水煎，顿服，每日1剂。

【功效】补气升压。治低血压引起的头晕、气短、自汗、倦怠等症状。

单方05 补心益脾方

【用料】黄芪10克，党参9克，白术10克，炙甘草9克，当归12克，熟地黄9克，陈皮10克，葛根9克。

【用法】水煎服，每日1剂，分2次服。

【功效】对心脾两虚所致的低血压，症见神疲气短、食少等有治疗作用。

单方07 高丽参炙甘草汤

【用料】高丽参10克，炙甘草5克。

【用法】小火水煎2小时，顿服。

【功效】补气。适用于久立久卧突然动身时出现眼前发黑的直立性低血压。

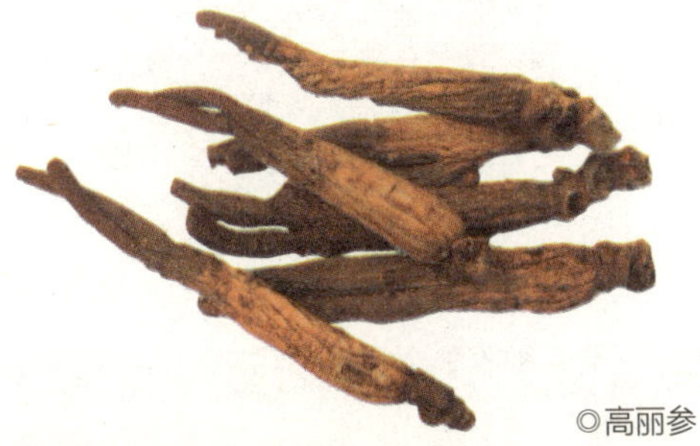

◎高丽参

药材介绍

高丽参性温，味甘、微苦，归肺、脾、心经，具有大补元气、生津安神等作用，可治疗失眠、低血压等病症。

单方04 补肾益气方

【用料】制附子10克，肉桂、淫羊藿各9克，补骨脂12克，熟地黄、山茱萸各10克，枸杞子9克，黄精12克。

【用法】水煎服，每日1剂，分2次服。

【功效】对肾精亏损所致的低血压，症见头晕耳鸣、健忘、嗜睡等有治疗效果。

单方06 西洋参茯苓汤

【用料】西洋参6克，茯苓12克，麦冬15克，五味子6克，精瘦肉100克。

【用法】将药物放入砂锅，加水浸泡20分钟，武火煮沸后入精瘦肉，文火炖煮30分钟，调味即可。每日1剂，分2次喝汤食肉。

【功效】对肾精亏损所致的低血压有效。

单方08 山药天花粉煎剂

【用料】山药、天花粉各30克。

【用法】每日水煎2次，混合药液，分2次服。

【功效】气阴双补。治疗因低血压所致的乏力、口渴。

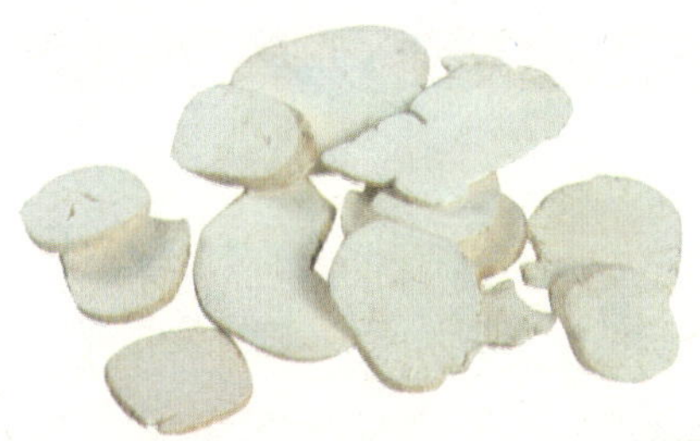

◎天花粉

药材介绍

天花粉性微寒，味甘、微苦，归肺、胃经，清热生津、润肺止燥。

中药单方

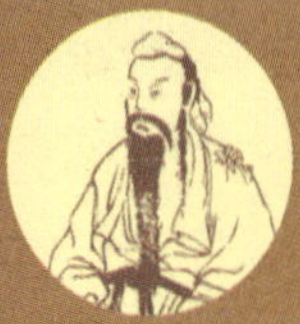

内科

肝炎 >>

肝炎是指肝脏的炎症。它通常是由多种致病因素，如病毒、细菌、寄生虫、化学毒物、药物和酒精等，侵害肝脏，使得肝脏细胞被破坏，肝功能受到损害所致。肝炎可以引起身体内一系列不适症状，使肝功能指标异常。

单方01 茵栀大黄汤

【用料】茵陈 30 克，栀子 10 克，大黄 30 克，车前子 5 克。

【用法】以上 4 味药水煎服，每日 2 次。

【功效】对黄疸性肝炎有治疗作用，用于黄疸鲜明、目黄身黄、口苦喉干者。

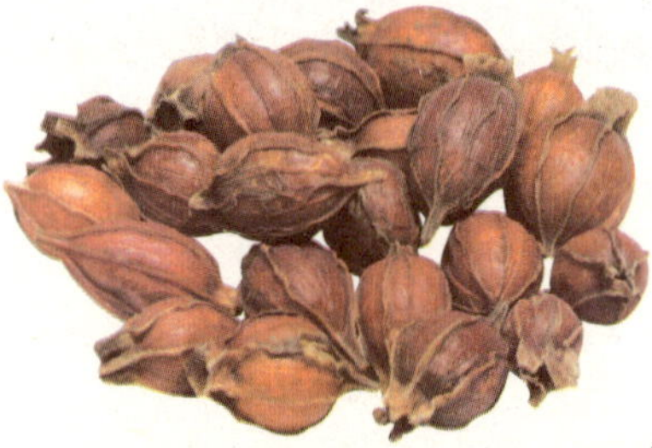

◎栀子

药材介绍

栀子性寒，味苦，归心、肺、三焦经，具有护肝、利胆、降压、镇静、止血、消肿等作用，在中医临床常用于治疗黄疸性肝炎、扭挫伤、高血压等。

单方02 龙胆草鸡苦胆

【用料】龙胆草 30 克，鲜雄鸡苦胆 1 个。

【用法】将龙胆草水煎汁，和鲜雄鸡苦胆汁同服，每日 2 次。

【功效】清热利湿。治肝胆湿热型肝炎，常见症状有口苦、胸闷纳呆、恶心呕吐等。

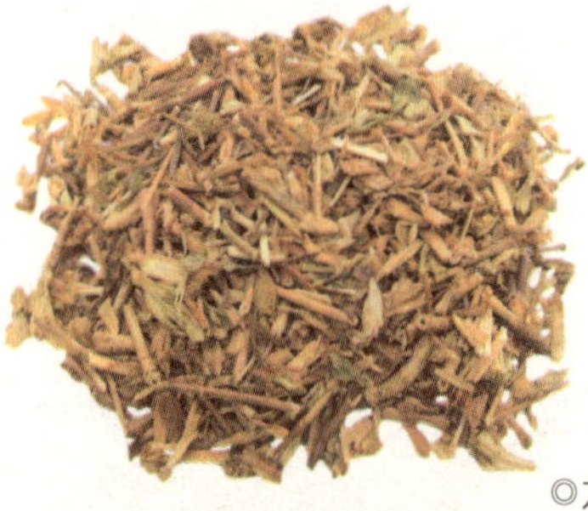

◎龙胆草

药材介绍

龙胆草为龙胆科植物龙胆、尾叶龙胆、三花龙胆和滇龙胆的根和根茎。前3种习称“龙胆”，后一种习称“坚龙胆”。龙胆草性寒，味苦，归肝、胆经，具有清热燥湿、泻肝定惊的功效。可用于治疗湿热黄疸、小便淋痛、阴肿阴痒、湿热带下、目赤肿痛、耳聋耳肿、胁痛口苦、热病惊风抽搐等。

中药单方

内科

肝硬化 >>

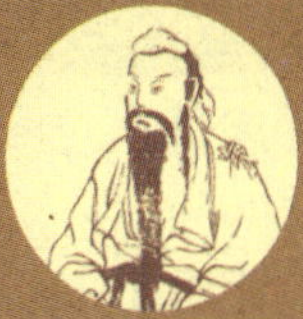

肝硬化在中医中属于“胁痛”“积聚”“膨胀”等范畴，主要症状有恶心、呕吐、水肿、腹水、胃肠道出血、消化性溃疡、肌肉软弱、大便失常等。治疗上应注意疏肝理气、活血化瘀、温肾扶阳。中药常运用柴胡、当归、苍术、丹参、黄芪等药材来调理本病症。

单方01 疏肝活血汤

【用料】柴胡、枳壳、香附、川芎、白术、白芍各10克，茯苓、太子参、黄芪各15克，炙甘草6克。

【用法】以上10味水煎服，每日1剂。

【功效】疏肝健脾，佐以活血。治肝郁脾虚型肝硬化，早期患者服用效果佳，对肝硬化引起的大多数症状有一定疗效。

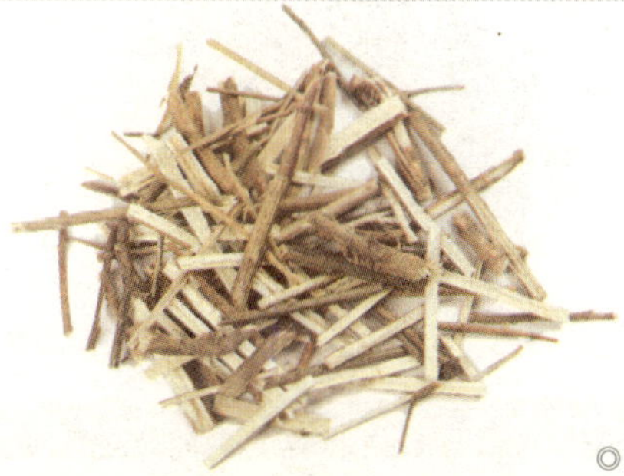

◎柴胡

药材介绍

柴胡性微寒，味苦、辛，归肝、胆经，具有透表泄热、疏肝解郁、升阳举陷的功效，主治感冒发热、肝郁气滞、胸胁胀痛等。柴胡注射液具有抗肝损伤、治疗病毒性肝炎的功效，对改善症状、回缩肝脾、恢复肝功能及提高乙肝抗原转阴率均有较好作用。与川芎、香附等配伍，疏肝解郁作用更好。

单方02 健脾利湿汤

【用料】苍术、白术、厚朴、泽泻、陈皮各10克，茯苓、车前子各20克，陈葫芦瓢60克。

【用法】水煎服，每日1剂。

【功效】健脾利湿，理气行水。治水湿内阻型肝硬化，对肝硬化失代偿期腹水，症见腹胀如鼓、恶心、舌质红等有疗效。

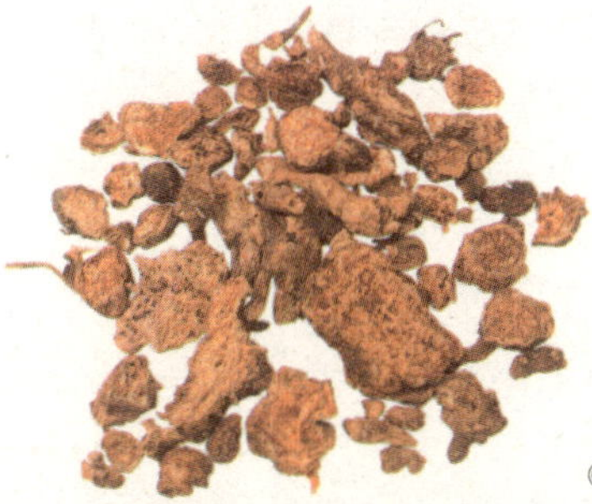

◎苍术

药材介绍

苍术性温，味辛、苦，归脾、胃、肝经，具有燥湿健脾、辟秽化浊、祛风散寒、明目的功效，主治湿困脾胃、脘痞腹胀、呕恶泄泻、风湿外感、寒湿着痹、脚气、夜盲症等。苍术主要有效成分是以β-桉叶油醇及茅术醇为代表的挥发油。与燥湿健脾功效相关的药理作用为调整胃肠道运动功能、抗溃疡、保肝、抑菌等。

单方03 泡桐树皮汤

【用料】泡桐树皮10克，厚朴10克，川芎8克，胡椒6克。

【用法】水煎服，每日2次。

【功效】对水湿内阻型肝硬化腹水有治疗作用，对因肝硬化引起的腹膨如鼓、脘闷纳呆、恶心呕吐、小便短少等症状有一定疗效。

单方04 甘遂大戟酒

【用料】甘遂12克，大戟12克，肉豆蔻12克，白酒500毫升，猪膀胱1只。

【用法】将3味药捣烂，与白酒拌匀，放入猪膀胱内。纱布覆盖，胶布固定，将猪膀胱固定于患者脐部2～3日。

【功效】对因肝硬化而产生的恶心呕吐、小便短少等病症有治疗作用。

单方05 香橼消胀汤

【用料】大腹皮30克，香橼、莱菔子、神曲各20克，川厚朴、鸡内金各15克，砂仁、干蝼蛄各10克，益母草100克，鳖甲30克。

【用法】上药共水煎至300毫升，每日1剂，分2次服。

【功效】对肝硬化腹水有治疗作用。

单方06 益气化积汤

【用料】黄芪、丹参、泽兰、黑豆皮各20克，赤芍、败酱草各15克，白术、茯苓、泽泻、郁金、当归、莱菔子各12克。

【用法】水煎服，并送羊胎盘粉、水牛角粉各3克，三七粉6克，二丑粉9克。每日3剂。

【功效】对肝硬化腹水有治疗作用。

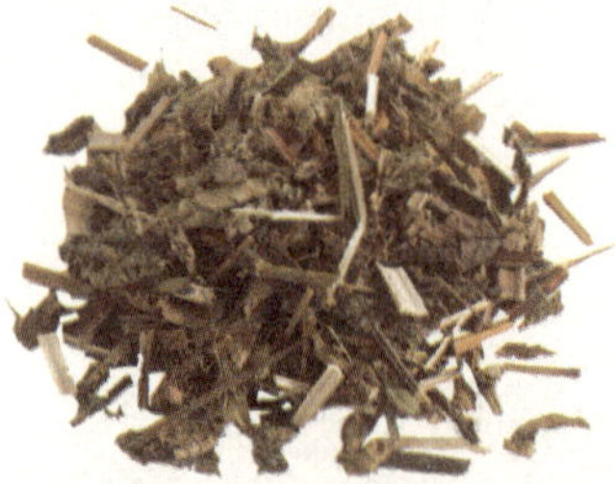

◎泽兰

药材介绍

泽兰性微温，味苦、辛，归肝、脾经，具有活血化瘀、行水消肿的功效，用于治疗月经不调、闭经、痛经、产后瘀血腹痛、水肿等，对肝硬化腹水有一定的疗效。

单方07 半枝莲汤

【用料】白花蛇舌草、半枝莲、黄芪各30克，党参、丹参、白术、当归、赤芍、白芍、鸡内金、熟地黄、枳实、枳壳、车前子、香附各10克，三棱、桃仁、红花、甘草各5克。

【用法】水煎服，每日1剂。

【功效】对肝硬化有治疗作用。

中药单方

内科

脂肪肝 >>

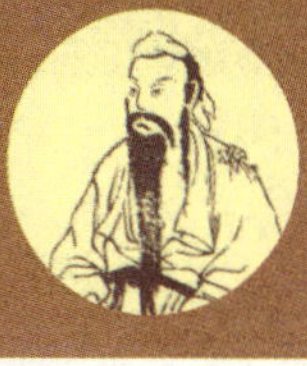

脂肪肝以患者右胁疼痛不适、倦怠乏力等为主要临床特征，由脂肪在肝内堆积所致。本病多因饮食失调、肝气郁结、湿热蕴结而起，如酗酒、糖尿病、肝炎患者吃糖过多等都会引起本病症。

单方01 丹红黄豆汁

【用料】丹参 100 克，红花 50 克，黄豆 1000 克，黄酒、冰糖各适量。

【用法】丹参、红花冷水泡 1 小时，水煎 2 次，滤汁备用。黄豆泡 1 小时，加水和黄酒煮，滤汁。两汁混合，加冰糖蒸 2 小时，冷却装瓶。每日 2 次，每次 15 毫升，饭后服用。

【功效】适用于瘀血阻络型脂肪肝。

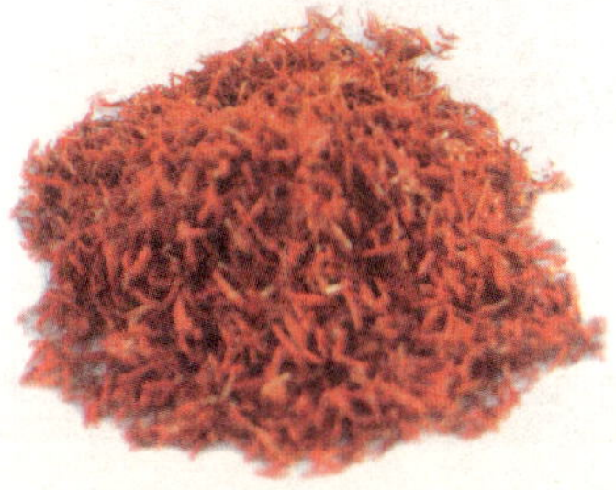

◎红花

药材介绍

红花性温，味辛，归心、肝经。气香行散，入血，具有活血通经、祛瘀止痛的功效，主治痛经、经闭、产后血晕、瘀滞腹痛、胸痹心痛、血积等。但孕妇慎用此方。

单方02 疏肝化瘀汤

【用料】枳实、茯苓、三棱、赤芍、丹参、虎杖各 10 克，白术、党参、黄芪各 15 克，柴胡 12 克，三七粉 30 克，山楂 30 克。

【用法】水煎服，每日 2 次。

【功效】健脾益气，疏肝化瘀。治气虚血瘀型脂肪肝，改善因脂肪肝而引起的胁下刺痛、气短乏力等症状。

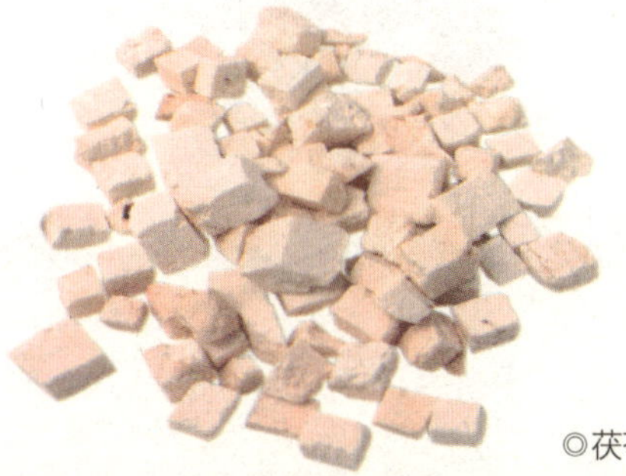

◎茯苓

药材介绍

茯苓性平，味甘、淡，归心、肺、肾经，具有利水渗湿、益脾和胃、宁心安神之功用。茯苓的功效非常广泛，不分四季，将它与相应药物配伍，在祛除寒、风、湿诸邪方面，具有独特功效。现代医学研究证明，茯苓能增强机体免疫功能，其中的茯苓多糖有明显的抗肿瘤及保肝作用。

单方03 茵陈玉米须

【用料】玉米须 100 克，茵陈 50 克，山栀子 25 克，广郁金 25 克。

【用法】水煎服，去掉药渣。每日分 2~3 次服。

【功效】清利湿热。治黄疸性肝炎、脂肪肝，有降低血脂之作用。

单方04 柴胡理气汤

【用料】柴胡、白芍、山楂各 12 克，枳壳、香附、虎杖、陈皮、川楝子、郁金、莱菔子各 10 克，甘草 6 克。

【用法】水煎服，每日 2 次。

【功效】疏肝理气，健脾和胃。治肝郁气滞型脂肪肝。

单方05 佛手香橼汤

【用料】佛手、香橼各 6 克，白糖少量。

【用法】前两味共水煎，取汁，加少量白糖。分 2 次服，每日 1 剂。

【功效】疏肝解郁、理气化痰，对肝郁气滞型脂肪肝，有一定的食疗功效。

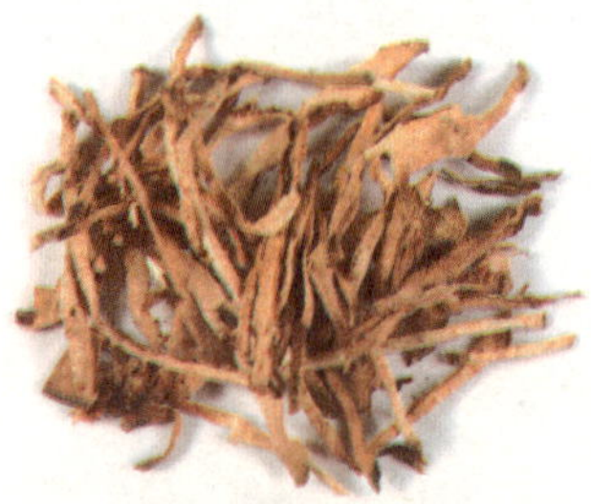

◎香橼

药材介绍

香橼性温，味辛、苦，归肝、肺、脾经，具有理气宽中、消胀降痰的功效。香橼味中的“辛”能行散，“苦”能疏泄，入肝经而能疏理肝气而止痛。常配柴胡、郁金、佛手等同用。

单方06 丹参陈皮膏

【用料】丹参 100 克，陈皮 30 克，蜂蜜 100 克。

【用法】将丹参、陈皮加水煎煮，去渣取浓汁，加蜂蜜收膏。每次服 20 毫升，每日 2 次。

【功效】可活血化瘀、行气祛痰，对脂肪肝有一定的疗效。

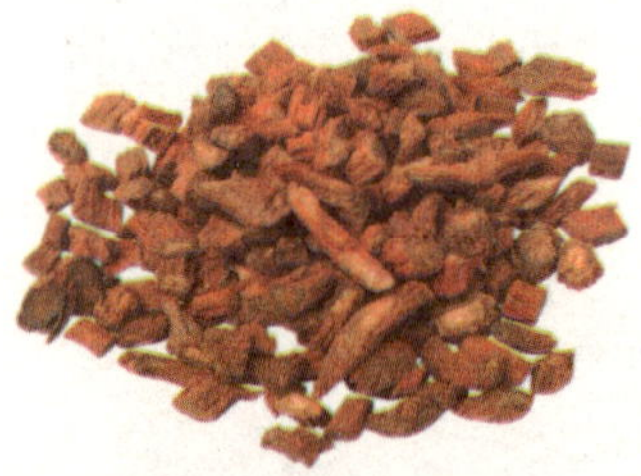

◎丹参

药材介绍

丹参性凉，味苦，归心、肝经，具有活血化瘀、清心除烦的功效，常用于治疗心血瘀滞所致的胸痹心痛、烦躁不安等症状。同时，它对于肝脏功能的调节也有积极作用，能够辅助治疗由肝郁气滞导致的情绪波动和身体不适。

中药单方

内科

感冒>>

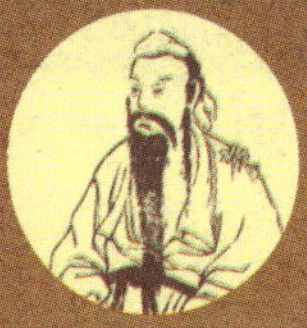

中医认为，风寒引发的感冒为风寒感冒；风热侵袭引起的感冒为风热感冒；夏季常见的由湿邪造成的感冒为暑湿感冒。针对不同类型的感冒，治疗上应各有侧重。风寒感冒应辛温解表；风热感冒应辛凉解表；而暑湿感冒绝非单纯的阳证、热证、实证，常伴有气虚、阴伤。

单方01 清暑利湿汤

【用料】青蒿20克，杏仁10克，薏苡仁30克，佩兰10克，石膏20克，滑石粉20克，陈皮8克，甘草5克，黄芩10克，茯苓20克，车前子10克，羚羊角粉2克（冲服）。

【用法】水煎服，每日1剂，分2次服，连服3剂。

【功效】解表，清暑，祛湿。

单方02 香薷饮

【用料】香薷10克，厚朴5克，白扁豆5克，白糖适量。

【用法】香薷、厚朴剪碎，白扁豆炒黄捣碎，以沸水冲泡，盖严温泡1小时。代茶频饮。

【功效】解表清暑。适用于夏季暑湿感冒。

单方03 五神汤

【用料】荆芥、苏叶各10克，茶叶6克，鲜姜10克，红糖30克。

【用法】先以小火煎煮荆芥、苏叶、茶叶、鲜姜，20分钟后，加入红糖，待红糖溶化即成。每日2次，量不拘多少。

【功效】发散风寒，祛风止痛。

单方04 清热感冒茶

【用料】板蓝根、大青叶各50克，野菊花、金银花各30克。

【用法】以上4味同放入大茶缸中，用沸水冲泡，片刻后代茶饮用。

【功效】清热解毒，治疗风热感冒发热、咽痛。

药材介绍

板蓝根性寒，味苦，无毒，归肝、胃经，具有清热解毒、凉血利咽的作用，主治高热头痛、烂喉丹痧、疔疮、痈肿、水痘、麻疹、肝炎、流行性感冒、流行性乙型脑炎、肺炎、咽肿。

单方05 苍术贯众方

【用料】苍术、贯众各15克。

【用法】以上2味共水煎3次，代茶饮用。

【功效】可预防流行性感冒。

单方06 感冒茶

【用料】 贯众、板蓝根各30克，甘草3克。

【用法】 以上3味开水冲泡，代茶饮。每日1剂。

【功效】 清热利咽，用于治疗风热感冒及咽喉肿痛。

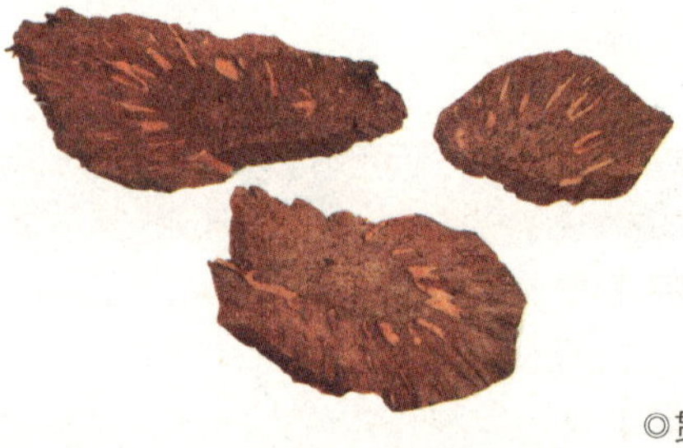

◎贯众

药材介绍

贯众性寒，味辛、苦，归肺经，有清热解毒、凉血止血的功效，用于治疗时邪外感偏热者（症见发热重、恶寒轻、头痛、咽红、咽肿、口干而渴、舌质红、苔薄白、脉浮）。

单方07 宣肺散寒汤

【用料】 柴胡5克，茯苓10克，陈皮5克，桔梗10克，甘草5克，荆芥3克，防风10克，黄芩15克，杏仁10克，麻黄4克，苏子10克。

【用法】 水煎服，每日1剂，分2次服，连服3剂。

【功效】 辛温解表，宣肺散寒。治风寒感冒，能改善鼻塞、流清涕、咳嗽、恶寒重、头痛、肢体酸、脉浮紧等症状。

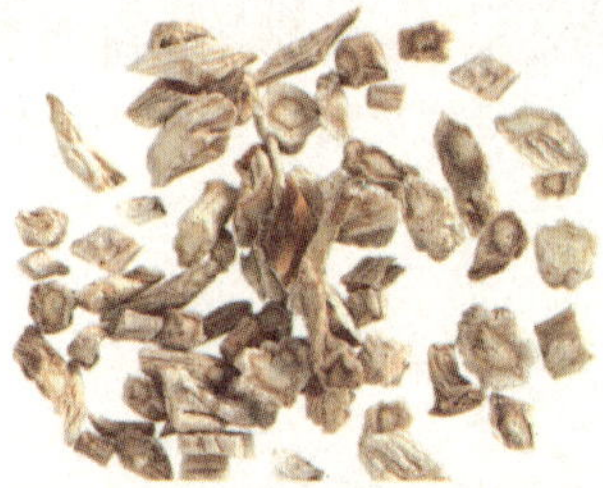

◎桔梗

药材介绍

桔梗性微温，味苦、辛，归肺经，为桔梗科植物桔梗的干燥根部，能宣肺、祛痰、镇咳、利咽、抗炎、排脓、利五脏、补气血、补五劳。桔梗用于治疗外感咳嗽、咳痰多、咽喉肿痛、肺痈吐脓、胸满胁痛、痢疾腹痛、口舌生疮、目赤肿痛等。阴虚久嗽、气逆及咯血者忌服。

中药单方

内科

咳嗽>>

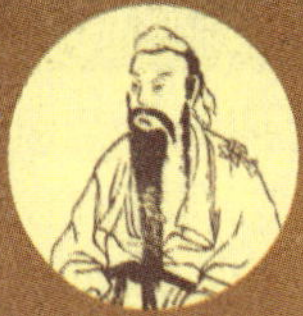

咳嗽较典型的证型有风寒型、风热型、燥热伤肺型、痰湿蕴肺型、痰热壅肺型等，治疗时需根据不同的证型进行调理。风寒咳嗽治疗宜疏风散寒，宣肺止咳；风热咳嗽治疗宜疏风清热，宣肺化痰；燥热伤肺咳嗽治疗宜疏风清肺，润燥止咳；痰湿蕴肺咳嗽治疗宜健脾燥湿，化痰止咳；痰热壅肺咳嗽治疗宜清热化痰。

单方01 温肾散寒汤

【用料】熟地黄、淮山药各30克，党参15克，当归、鹿角霜、杏仁、川贝母、桑白皮、陈皮、黄芩、茯苓、僵蚕、甘草各10克，鸡内金、炙麻黄、蝉蜕、炒葶苈子各6克。

【用法】水煎服，每日1剂，分2次服。

【功效】温肾、散寒、化痰，治咳嗽气短、吐痰清稀、面白微浮、汗出肢冷等。

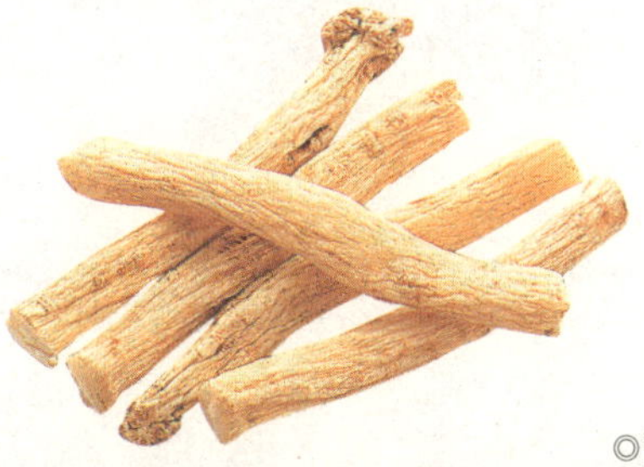

◎党参

药材介绍

党参性平，味甘，归脾、肺经，具有补中益气、健脾益肺、和脾胃、除烦渴的功效，用于治疗脾肺虚弱、气短心悸、食少便溏、虚喘咳嗽、内热消渴等。党参为临床常用的补气药，适用于治疗各种气虚不足者，常与黄芪、白术、山药等配伍应用。

单方02 益肺化痰汤

【用料】茜草9克（鲜品加倍），橙皮18克。

【用法】水煎服，每日1剂，分2次服。

【功效】补益肺气，燥湿化痰，对肺气不足所致的咳嗽声低无力、气短、痰多清稀、神疲、自汗、易于感冒、脉弱等有疗效。

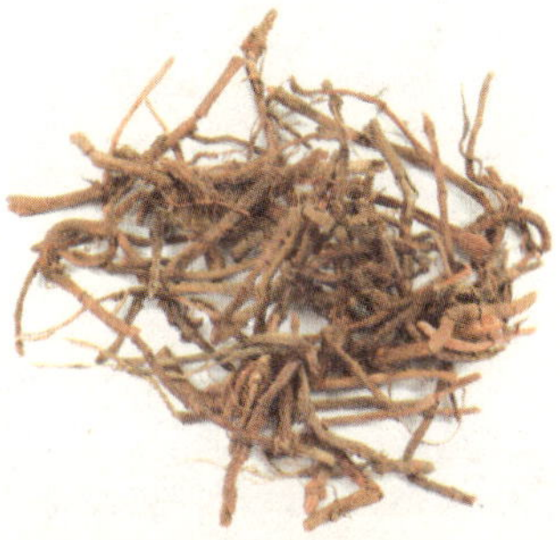

◎茜草

药材介绍

茜草性寒，味苦，归肝经，具有凉血止血、祛瘀通经、镇咳祛痰的作用，用于治疗吐血、衄血、崩漏、外伤出血、经闭瘀阻、关节痹痛、跌仆肿痛，对严重咳嗽所致的咯血也有疗效。橙皮即黄果皮，性温，味辛、微苦，归脾、肺经，也能治咳嗽、化痰。两者结合，能化痰止咳。

单方03 化痰止咳汤

【用料】葛根 30 克，红花 6 克，杏仁 10 克，鱼腥草 15 克，川贝母、百部、款冬花各 10 克。

【用法】水煎服，每日 1 剂，分 2 次服。

【功效】化痰止咳，解痉活血，对肺阴亏耗所致的咳嗽、气短、痰多、精神疲软、动则气急、头昏腰酸、苔薄腻等问题有疗效。

单方05 浙贝母丸

【用料】浙贝母 45 克，杏仁 45 克、甘草 9 克。

【用法】捣碎研末，炼蜜为丸，如梧桐子大，每次含 2~3 丸。

【功效】含化咽津，可清肺热、化痰。治肺热咳嗽痰多、咽干。

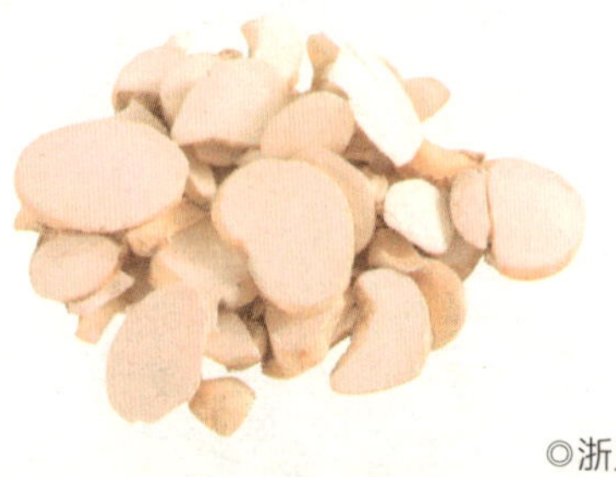

◎浙贝母

药材介绍

浙贝母性寒，味苦，归心、肺经，能清热化痰、散结解毒，主治咽喉肿痛，支气管炎，肺脓肿，肺热咳嗽、痰多，胃及十二指肠溃疡，乳腺炎，甲状腺肿大，痈疖肿毒。

单方04 冰糖黄精

【用料】黄精 30 克，冰糖 50 克。

【用法】将黄精洗净，用冷水泡发，置砂锅内，再放入冰糖，加水适量，以大火煎煮，后用小火煨熬，直至黄精烂熟。每日 2 次，吃黄精，饮汤。

【功效】清肺，理脾，益精。

单方06 百部汤

【用料】百部 25 克，白及 20 克，瓜蒌 25 克，蜂蜜 20 克。

【用法】先将上 3 味药共水煎，去渣取汁，再调入蜂蜜搅匀。每日 1 剂，分 2 次服。

【功效】润肺止咳，清热止血，用于治疗痰中带血及肺痨久咳。

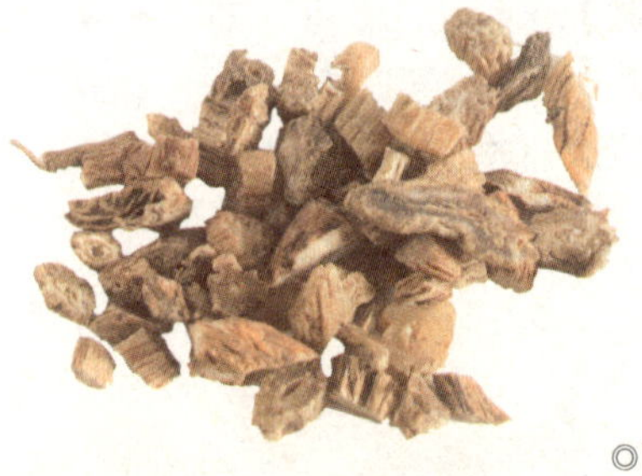

◎百部

药材介绍

百部性微温，味甘、苦，归肺经，能润肺、止咳、下气、杀虫，用于治疗肺痨咳嗽、百日咳，可配合紫菀、款冬花、黄芩、白及等同用。百部还可外用于治疗头虱、体虱、蛲虫病、阴部瘙痒等。

中药单方

内科

肺炎>>

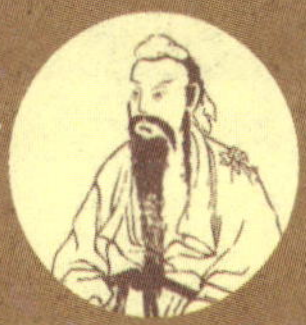

肺炎是指终末气道、肺泡和肺间质的炎症，为内科、儿科常见病之一。其症状为发热、呼吸急促，深呼吸和咳嗽时胸痛，有少量痰或大量痰，痰见血丝。本病患者多数起病急骤，常有受凉淋雨、劳累、病毒感染等诱因，约 1/3 患者患病前有上呼吸道感染。一旦怀疑自己患了肺炎，应及时去医院做进一步检查，以明确诊断并及时治疗，避免延误病情。

单方01 麻黄汤

【用料】甘草、麻黄各 3 克，杏仁 6 克，石膏 9 克（先煎）。

【用法】水煎服，分多次服，每日 1 剂，连服 2 ~ 3 日。

【功效】对因肺炎而引起的烦渴、发绀、气促、鼻翼扇动等有疗效，适用于小儿高热无汗或微汗、肺炎症状明显者。

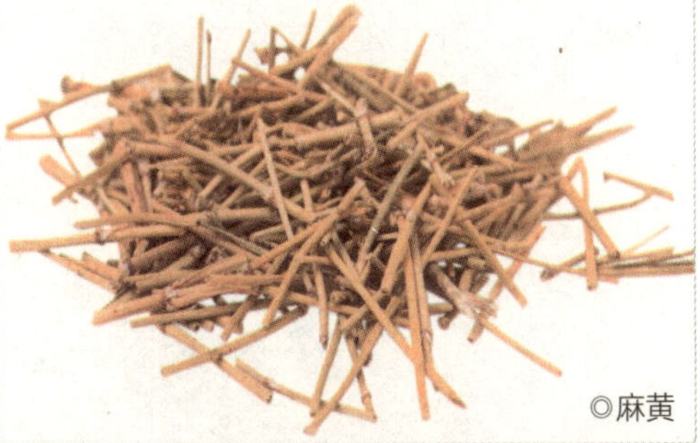

◎麻黄

药材介绍

麻黄性温，味辛、微苦，归肺、膀胱经，能发汗散寒、宣肺平喘、利水消肿，对肺炎有疗效，用于治疗风寒外束、肺气壅遏所致的喘咳证。麻黄可开宣肺气，散风寒而平喘，与杏仁、甘草配伍，即“三拗汤”，可增强平喘功效；若属热邪壅肺而致喘咳者，可与石膏、杏仁、甘草等配伍，以清肺平喘。

单方02 桔梗甘草方

【用料】桔梗 50 克，甘草 50 克，重楼 50 克，红曲 50 克。

【用法】以上 4 味药，分别粉碎成细粉，过筛，混匀，即得。每日 3 ~ 4 次，每次取 2 ~ 4 克。用水 50 ~ 100 毫升，煎 30 分钟，待凉服用。

【功效】止咳，祛痰。

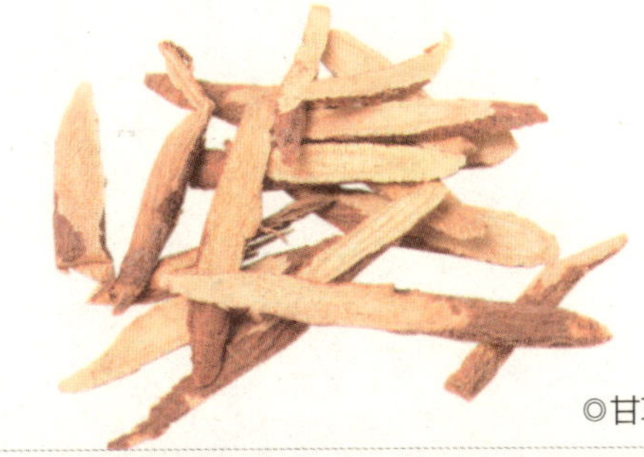

◎甘草

药材介绍

甘草性平，味甘，归心、脾、肺、胃经，能补脾益气，清热解毒，祛痰止咳，缓急止痛，调和诸药，用于治疗脾胃虚弱，倦怠乏力，心悸气短，咳嗽痰多，脘腹、四肢挛急疼痛，痈肿疮毒，以及缓解药物的毒性、烈性。甘草还能用于治疗气喘咳嗽。可单用，亦可与其他药物配伍。

单方03 白茅根鱼腥草

【用料】白茅根 30 克，鱼腥草 30 克，金银花 15 克，连翘 10 克。

【用法】水煎服，每日 1 剂，分 3 次服，连服 3 日。

【功效】清热、解毒、消炎。治肺炎。

单方05 昆布海带根汤

【用料】昆布、海带根各 30 克，知母 15 克，桔梗、浙贝母各 10 克。

【用法】上药连煎 2 次，2 次煎液混合后服用。每日 1 剂，分 2 次服。

【功效】清热、化痰、止咳。治疗肺炎、支气管炎。

单方07 石膏朱砂散

【用料】石膏、川贝母各 9 克，天竺黄、朱砂各 6 克，麝香、牛黄各 0.6 克。

【用法】研末冲服。

【功效】对细菌性肺炎有治疗作用。

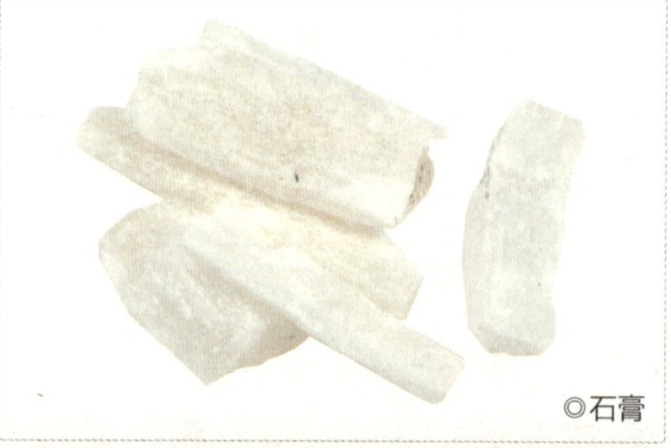

◎石膏

药材介绍

石膏性大寒，味辛、甘，归肺、胃经，能清热泻火、除烦止渴、收敛生肌，用于治疗肺热喘咳、心烦口渴。石膏内服后经胃酸作用，一部分变成可溶性钙盐，有解热、镇痉、消炎等作用。

单方04 文蛤粉汤

【用料】文蛤粉、麒麟菜、芦根、薏苡仁各 30 克，桃仁 10 克，冬瓜仁 15 克。

【用法】上 6 味药放入砂锅，加水煎煮，连煎 2 次，将 2 次药液混合。每日 1 剂，分 2 次服。

【功效】清肺解毒，化痰止咳。治肺炎。

单方06 马勃白矾丸

【用料】马勃粉 200 克，白矾粉 20 克，蜂蜜适量。

【用法】将前 2 味混合，加蜂蜜调制为丸服用。

【功效】对支气管肺炎有治疗作用。

单方08 大青叶芦根汤

【用料】大青叶 60 克，芦根 30 克，猪胆汁适量。

【用法】将前 2 味药水煎，取汁。用煎汁冲服猪胆汁 5 克，每日 2 次。

【功效】对大叶性肺炎有治疗作用。

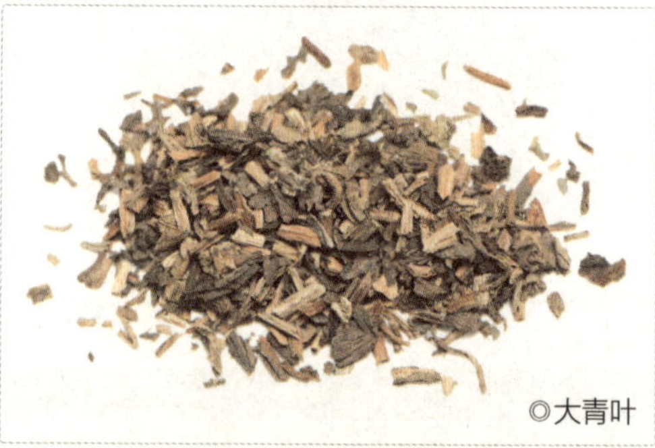

◎大青叶

药材介绍

大青叶性寒，味苦，归心、胃经，有清热解毒、凉血止血之功效，能治温病热盛烦渴、流行性感冒、传染性肝炎、胃肠炎、丹毒、吐血、黄疸、喉痹、口疮等。

中药单方

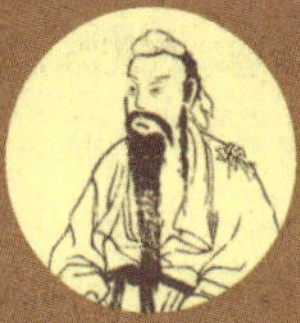

内科

肺气肿 >>

肺气肿是慢性支气管炎最常见的并发症。其实由于支气管长期发炎，致管腔狭窄、阻碍呼吸，从而使肺泡过度充气膨胀、破裂，损伤肺功能。其主要症状有咳嗽、痰多、气急、发绀，持续发展可导致肺源性心脏病（以下简称“肺心病”）。中医认为，本病属于咳嗽、喘息、痰饮的范畴。

单方01 补骨脂熟地黄方

【用料】补骨脂、莱菔子各16克，熟地黄24克，炒山药18克，山茱萸、茯苓、枸杞子、党参、炒白术、陈皮、炙款冬花、炙紫菀各12克，冬虫夏草6克。

【用法】以上材料水煎服。

【功效】治肺气肿晚期，对肺气肿导致的痰多、咳嗽气短、呼吸困难等有疗效。

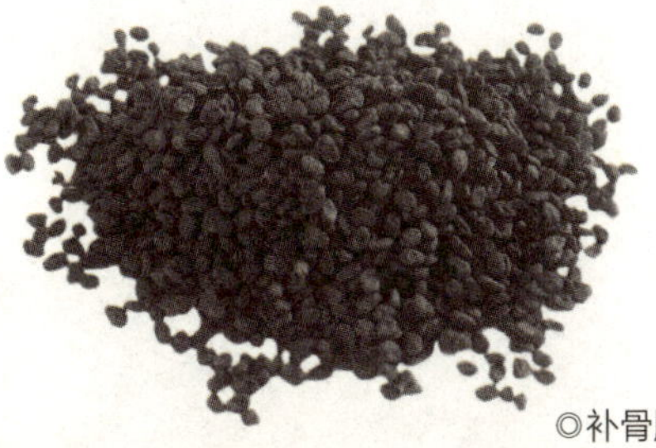

◎补骨脂

药材介绍

补骨脂性温，味辛、苦，归肾、脾经，能补肾助阳、纳气平喘、温脾止泻，主治肾阳不足、下元虚冷、肾不纳气所致的虚喘不止，脾肾两虚所致的大便久泻腹痛、斑秃、银屑病等。

单方02 党参茯苓汤

【用料】党参、茯苓各15克，白术、法半夏各9克，炙甘草、陈皮各6克。

【用法】水煎服。每日1剂，上、下午各服1次。

【功效】益气补肺。治肺气肿、肺气虚弱型慢性气管炎、病后虚弱、气短喘促、乏力自汗、咳嗽无力、痰稀白等。

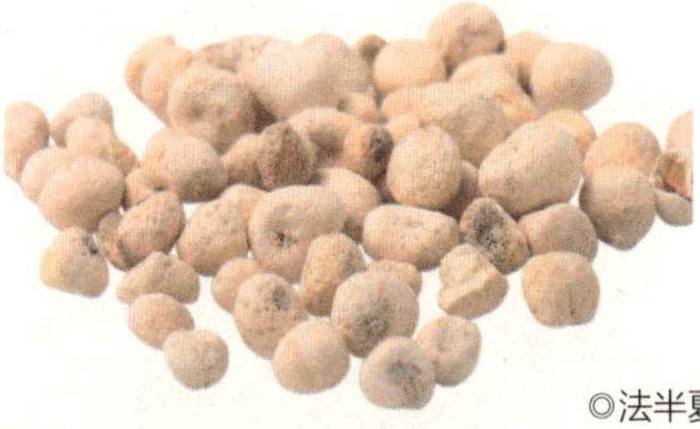

◎法半夏

药材介绍

法半夏为天南星科植物半夏的块茎，块茎入药，有毒，性温，味辛，归脾、胃、肺经，能燥湿化痰、降逆止呕，生用消疖肿，用于治疗痰多咳喘、痰饮眩悸、风痰眩晕、痰厥头痛。结合党参、茯苓等使用，能益气补肺，对肺气肿有一定的治疗作用。

单方03 麻黄乌梅膏

【用料】麻黄30克，乌梅60克，款冬花40克，地龙20克，冰糖适量。

【用法】水煎成浓汁后，加适量冰糖浓缩成膏状。每次服6～9克，每日3次。

【功效】治肺气肿。

单方04 苏子白芥子方

【用料】苏子10克，白芥子9克，莱菔子10克，山药60克，人参30克。

【用法】水煎服，每日1剂，分2次服。

【功效】扶正祛邪，降气化痰。适用于痰涎壅盛所致的肺气肿。

单方05 桑白皮汤

【用料】桑白皮6克，麻黄、桂枝各4.5克，杏仁14粒（去皮），细辛、干姜各4.5克。

【用法】上药加水共煎服。

【功效】治水饮停肺、胀满喘急，对肺气肿有一定疗效。

单方06 沙参补气方

【用料】沙参12克，麦冬、五味子、杏仁、玉竹、贝母各9克。

【用法】水煎服，每日1剂，分2次服。

【功效】补气生津。适用于气津两伤所致的肺气肿。

单方07 麦冬人参方

【用料】人参、沉香各6克，麦冬、五味子、补骨脂、枳实各9克，山茱萸、陈皮各10克，核桃仁15克。

【用法】以上9味加水煎服。

【功效】治肺气肿、肺心病引起的虚喘、自汗、精神疲乏、无力等。

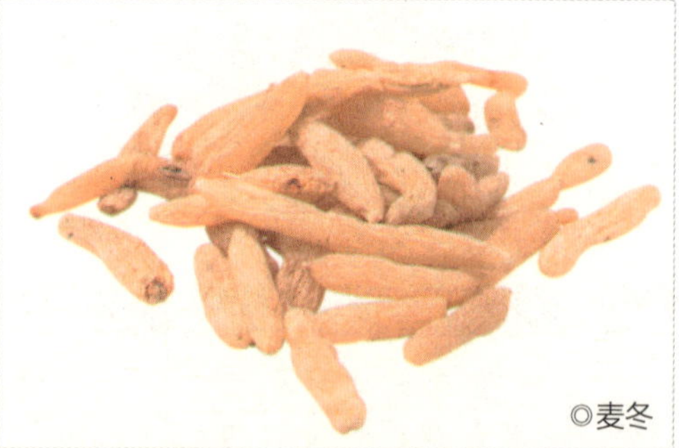

◎麦冬

药材介绍

麦冬性寒，味甘、微苦，归心、肺、胃经，能养阴清热，治疗阴虚内热或热病伤津、心烦口渴，还能润肺止咳，治疗燥热伤肺所致的咳嗽、痰稠、气逆，对肺气肿也有一定疗效。

单方08 黄芩瓜蒌仁煎剂

【用料】黄芩、瓜蒌仁、半夏、胆南星、陈皮、杏仁泥、枳实、姜竹茹各9克。

【用法】水煎服，每日1剂，早、晚分服。

【功效】清肺化痰。适用于痰热壅盛所致的肺气肿。

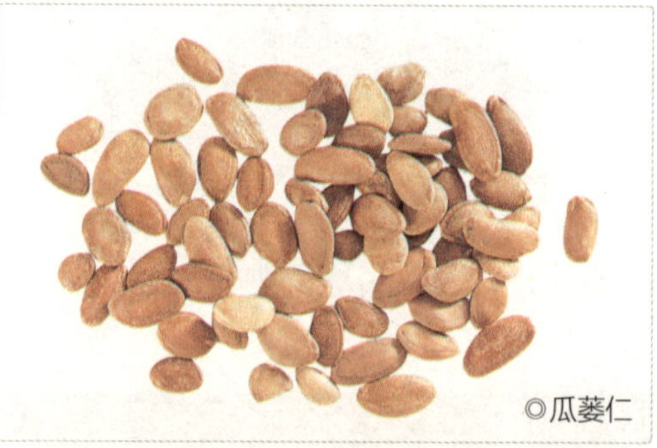

◎瓜蒌仁

药材介绍

瓜蒌仁性寒，味甘，归肺、胃、大肠经。瓜蒌仁是化痰止咳平喘药，具有清化热痰、宽胸散结、润肠通便的功效，用于治疗痰热咳嗽、肺痈吐脓、胸痹胁痛、肺气肿、乳痈、肠燥便秘等。

中药单方

内科

黄疸 >>

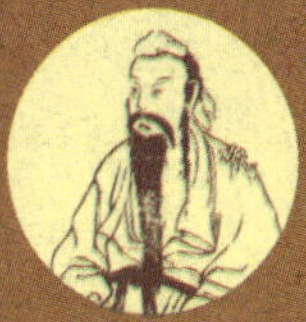

黄疸，俗称“黄病”，中医辨证可分为阳黄和阴黄两类。阳黄可视情况，热重于湿者需清利湿热以退黄；湿重于热者需利湿化浊佐以清热。阴黄也有寒湿困脾和脾虚湿滞之分，寒湿困脾者需温阳健脾，化湿退黄；脾虚湿滞者需健脾养血，利湿退黄。

单方01 利湿活血汤

【用料】茵陈、郁金、溪黄草各20克，栀子、黄柏、车前草各10克，黄连4克，生地黄、金钱草各15克，甘草、大黄各3克。

【用法】水煎服，每日1剂，分2次服，连服3剂。

【功效】清热利湿。治身目俱黄、口干而苦、小便短少黄赤、大便秘结。

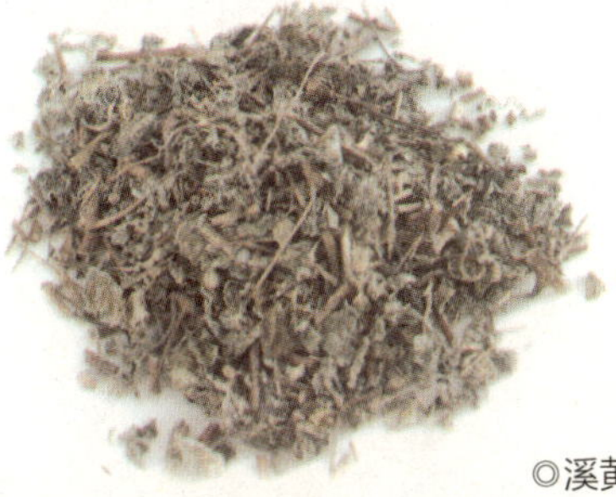

◎溪黄草

药材介绍

溪黄草性寒，味苦，归肝、胆、大肠经，具有清热利湿、退黄祛湿、凉血散瘀的功效，用于治疗黄疸性肝炎、胆囊炎、痢疾、肠炎、跌打瘀痛等病症。溪黄草并不是专门治疗慢性肝炎的，若是感染性黄疸型乙型肝炎，则可以用溪黄草进行紧急治疗。

单方02 清热解毒汤

【用料】知母、青蒿、郁金各15克，玄参、金银花、车前草各10克，石膏30克，甘草5克，板蓝根、生地黄、白花蛇舌草各20克，牡丹皮5克，水牛角2克，什胆4丸（送服）。

【用法】水煎，每日1剂，分2次服，连服3剂。

【功效】对黄疸色如浮金、高热烦渴等有治疗作用。

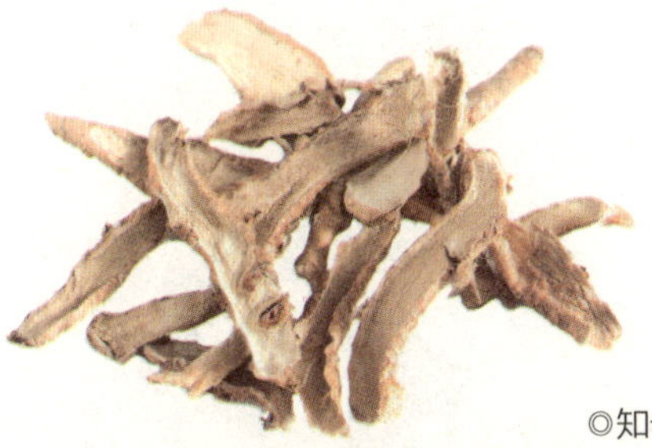

◎知母

药材介绍

知母性寒，味苦、甘，归肺、胃、肾经，属清热泻火药，具有清热泻火、生津润燥的功效。其与其他中药配伍，能治疗因黄疸引发的高热烦渴、胁痛腹满、躁动不安等。

中药单方

内科

慢性胆囊炎 >>

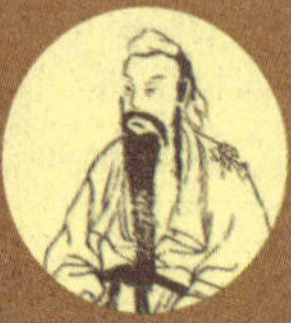

慢性胆囊炎是胆囊疾病中最常见的疾病，一般患者有轻重不同的腹胀、上腹部或右上腹不适感、持续性疼痛或右肩胛区放射性疼痛、胃中有灼热感、嗳气、酸，特别是在饱餐后或进食油煎及高脂肪食物后加重。中医认为，本病是由饮食不节、进食油腻食物、寒温不调、情志不畅等因素引起，进而导致肝胆气滞、湿热壅阻、通降失常而成。

单方01 乌梅茵陈蜜露

【用料】 乌梅肉60克，茵陈30克，蜂蜜250克。

【用法】 乌梅肉、茵陈洗净水煎，渣添水复煎，去渣，把2次煎出液和匀。在药液中加蜂蜜，搅匀，放入瓷盆内，加盖，小火隔水炖2小时，冷却备用。饭后开水送服，每次1～2匙，每日2次。

【功效】 利胆祛湿。适用于慢性胆囊炎。

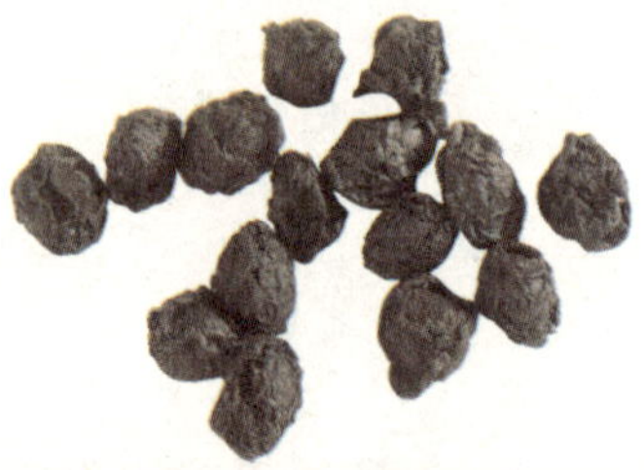

◎乌梅

药材介绍

乌梅性平，味酸、涩，归肝、脾、肺、大肠经，具有敛肺、涩肠、生津、安蛔的作用，用于治疗肺虚久咳、虚热烦渴、久疟、久泻、尿血、蛔厥腹痛、呕吐。乌梅也可用于治疗胆囊炎、胆结石等病。

单方02 柴胡白芍方

【用料】 柴胡12克，白芍15克，党参10克，白术12克，黄芪19克，黄连6克，半夏10克，陈皮、茯苓、泽泻各12克，防风10克，羌活、独活各8克，炙甘草、生姜、大枣各10克。

【用法】 水煎服，每日1剂，分2次服。

【功效】 利胆和胃。适用于慢性胆囊炎。

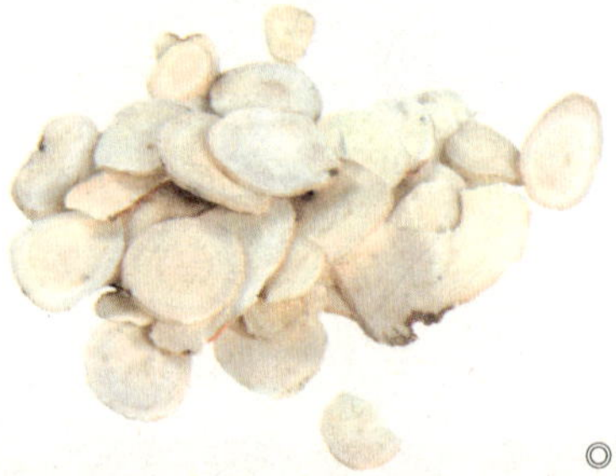

◎白芍

药材介绍

白芍性微寒，味苦、酸，归肝、脾经，具有养血敛阴、柔肝止痛、平抑肝阳的作用。

单方03 黑豆牛胆散

【用料】鲜牛胆2枚，黑豆100克，郁金、半夏、枳壳、白术各30克。

【用法】将药物装入鲜牛胆，待胆汁渗完，焙干，研为末。每次冲服5克，每日3～4次。

【功效】对慢性胆囊炎有治疗作用。

单方05 茵陈栀子剂

【用料】茵陈30克，栀子15克，广郁金15克。

【用法】水煎去渣。每日2～3次分服。

【功效】清热、解郁、利胆。治疗慢性胆囊炎及胃脘不适或隐痛、痛连肩背、呃逆嗳气、四肢怠倦等症状。

单方07 蒲公英汤

【用料】鲜蒲公英100克。

【用法】水煎服，连续服用3日。

【功效】对慢性胆囊炎恢复期有辅助治疗作用。

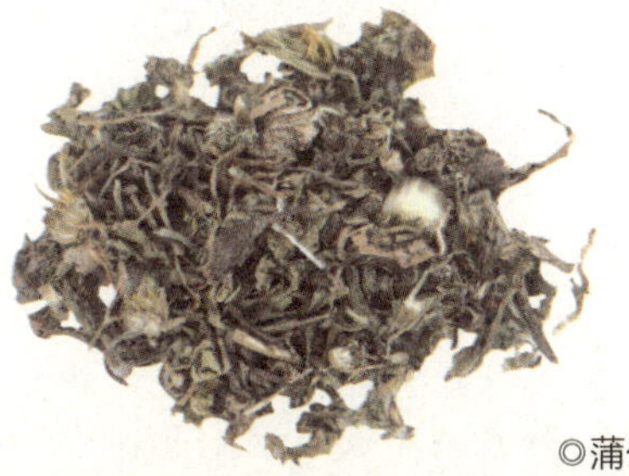

◎蒲公英

药材介绍

蒲公英性寒，味苦、甘，归肝、胃经。蒲公英植物体中含有蒲公英醇、蒲公英素、胆碱、有机酸、菊糖等多种营养物质，有利尿、缓泻、退黄疸、利胆等功效，对胆囊炎有治疗作用。

单方04 野荞麦核桃方

【用料】野荞麦块根10克，核桃3个。

【用法】将野荞麦块根洗净，与3个核桃仁一起嚼服。每日2次，饭后服。

【功效】对急、慢性胆囊炎有治疗作用。

单方06 连翘白豆蔻方

【用料】连翘、白豆蔻各10克，板蓝根20克。

【用法】水煎服。

【功效】对慢性胆囊炎有治疗作用。

单方08 柴胡青蒿煎剂

【用料】柴胡、青蒿、枳实、茯苓、郁金、陈皮、法半夏各10克，白芍6～10克，威灵仙15～30克，甘草3克。

【用法】水煎服，每日1剂，分2次服。

【功效】疏肝、利胆、和胃。治疗慢性胆囊炎。

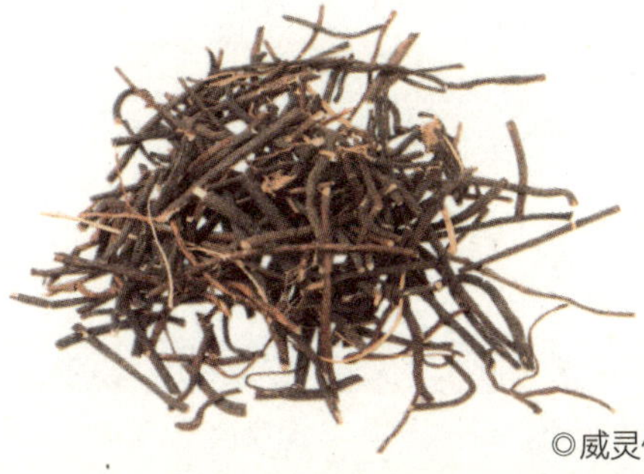

◎威灵仙

药材介绍

威灵仙性温，味辛、咸，归肺、肾经，具有祛风湿、通经络、消骨鲠之功效。在现代临床实践中还发现其能治疗胆结石、跟骨骨刺、足跟痛、食管癌等。气血亏虚者及孕妇慎服威灵仙。

中药单方

内科

便秘 >>

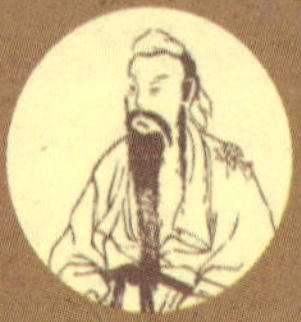

便秘即大便秘结不通，也就是排便困难。有的人大便并不干燥，但排便很费力；有的人并非每天都有便意，要好几天才大便一次，由于粪便在肠腔内滞留时间过长，水分被肠壁吸收，引起粪便干燥、坚硬，更加不易解出。以上即是便秘的表现。

便秘患者应注意饮食调理，多进食纤维素含量丰富的食物，如蔬菜、水果，多饮水。养成定时排便的习惯，即使无便意，也应坚持定时去蹲坐 10 分钟左右。

单方01 芦荟叶方

【用料】芦荟鲜叶 3 ~ 5 克。

【用法】饭后生食，或根据个人爱好煎服、泡茶、榨汁兑饮料、泡酒等。每日 3 次。

【功效】芦荟鲜叶内含有大量的芦荟苷，可健胃、通便、消炎。

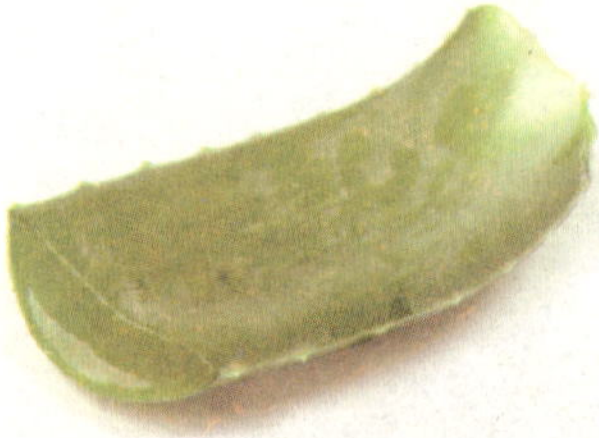

◎芦荟

药材介绍

芦荟叶片簇生，肥厚多汁，条状披针形，粉绿色，边缘有刺状小齿。芦荟性寒，味苦，归大肠经、胃经、肝经，能清肝热、通便、杀虫疗疳，用于治疗便秘、小儿疳积、惊风；外治湿癣。芦荟含有多种生物活性物质，如蒽醌类化合物，多种酶、活性多糖物质等，具有健胃、理肠、清热、解毒、促进细胞再生和伤口愈合的作用。孕妇忌服，凡脾胃虚寒作泻及不思饮食者禁用。

单方02 香油拌菠菜

【用料】鲜菠菜 250 克，香油 15 克。

【用法】将菠菜洗净放沸水中烫 3 分钟取出，用香油拌食。每日 2 次，连服数日。

【功效】本方清热润肠，主治热性便秘，症见大便干结、数日不通、口臭、小便黄少等。

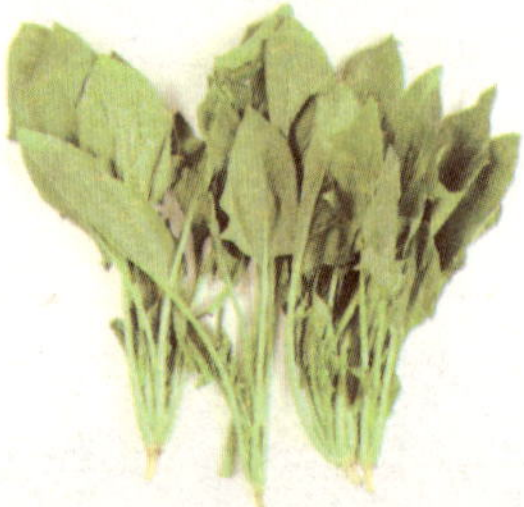

◎菠菜

药材介绍

菠菜为藜科植物菠菜的新鲜全草或茎叶。菠菜根呈圆锥状，带红色，较少为白色，叶呈戟形至卵形，鲜绿色，全缘或有少数齿状裂片。菠菜性凉，味甘，归胃经、小肠经、肝经、大肠经，能养血、止血、平肝、润燥，用于治疗衄血、头痛、目眩、目赤、夜盲症、消渴引饮、便闭、痔疮等。

单方03 决明润肠茶

【用料】决明子 30 克。

【用法】将决明子炒至适度，碾碎，沸水冲泡 5 ~ 10 分钟，代茶饮。每日 1 剂，不拘时温服。

【功效】本方顺气行滞，主治便秘，胸胁满焖。

单方04 香蜜茶

【用料】蜂蜜 65 克，香油 35 毫升。

【用法】将香油兑入蜂蜜中，加沸水调服即可。每日早、晚各服 1 次。

【功效】主治血虚便秘，症见大便干燥、努挣难下、面色无华等。

单方05 葱白阿胶饮

【用料】葱白 2 根，阿胶 10 克。

【用法】水煎葱白，待熟后入阿胶烊化温服。每日 1 次，连服数日。

【功效】主治便秘，症见腹痛，大便艰涩、难以排出等。

单方06 杏桃当归丸

【用料】杏仁、桃仁、当归各 9 克，蜂蜜适量。

【用法】前 3 味共捣碎，炼蜜为丸。每日早、晚各服 1 剂。

【功效】本方养血润燥，主治便秘，症见大便干燥、努挣难下、头眩、心悸等。

单方07 松子酒

【用料】松子仁适量，陈酒 1 盅。

【用法】松子仁去皮捣烂，加入陈酒，用温开水送下。

【功效】主治血虚便秘。

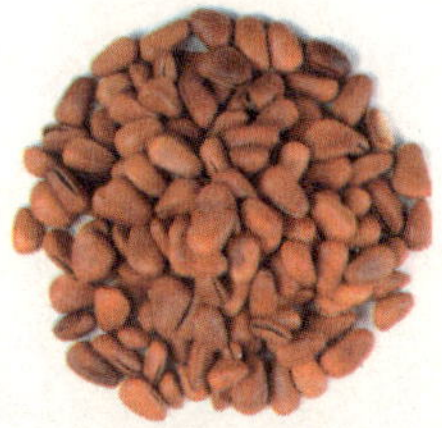

◎松子仁

药材介绍

松子为松科植物红松等的种子，是常见的坚果之一。松子颗粒小，壳光滑，富含脂肪、蛋白质、碳水化合物等。松子性温，味甘，归肝、肺、大肠经，具有养阴、息风、润肺、滑肠等功效，可用于治疗风痹、头眩、燥咳、吐血、便秘等病。凡脾虚便溏、肾亏遗精、湿痰甚者不宜多食。

单方08 菠菜猪血汤

【用料】猪血 150 克，菠菜 100 克，盐少许。

【用法】菠菜洗净，连根切段，猪血洗净切块，二者加水同煮 15 ~ 20 分钟，加盐后饮汤汁。每日 1 ~ 2 次，宜空腹服。

【功效】本方具有润肠通便之功效，主治习惯性便秘。

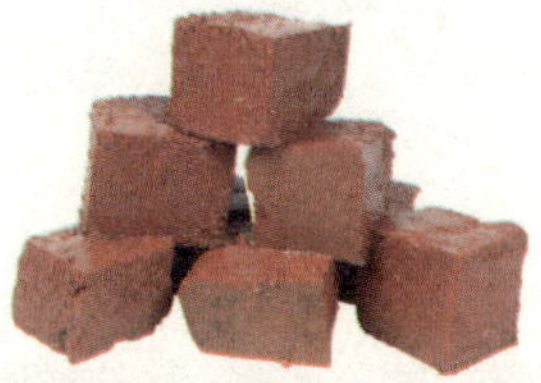

◎猪血

药材介绍

猪血为猪科动物猪的血液经过加工处理后的干燥制品。猪血质柔软，易碎，断面粗糙，颜色为深红色至棕红色，有时可见暗红色。猪血性平，味咸，归心、肝经，能补血养心、息风镇惊、下气止血，用于治疗头风眩晕、癫痫惊风、中满腹胀、淋漏下血等。

中药单方

内科

腹泻>>

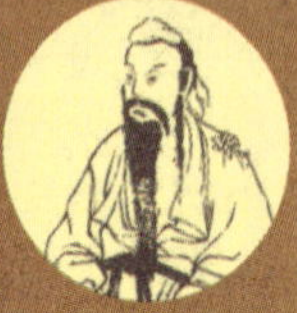

腹泻是一种常见病症，指排便次数明显超过平日，粪质稀薄，水分增多，常伴有腹痛等现象。西医一般采用控制感染、补液等治疗措施，中医在治疗上则注重清热化湿、止泻治痢、消食化滞、理气和胃、散寒回阳等。

单方01 清热止泻汤

【用料】葛根20克，黄芩15克，黄连3克，枳壳15克，厚朴5克，陈皮10克，甘草3克，延胡索10克，升麻3克，白头翁20克。

【用法】水煎服，每日1剂，分2次服，连服3剂。

【功效】对腹痛泄泻、泻下急迫、泻而不爽、肛门灼热、烦热口渴、小便短赤、舌苔黄腻、脉濡数或滑数有治疗作用。

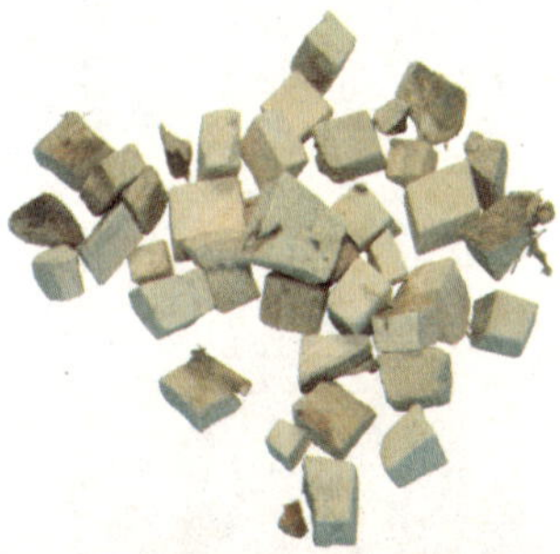

◎葛根

药材介绍

葛根性凉，味甘、辛，归脾、胃、肺经，具有升阳解肌、透疹止泻、除烦止渴的功效。葛根轻清升散，药性升发，升举阳气，鼓舞机体正气上升，津液布行。故常用于治疗内热消渴、麻疹透发不畅、腹泻、痢疾等病症。

单方02 化湿治痢汤

【用料】大黄、枳实、厚朴、地榆、甘草、升麻各5克，白芍20克，黄芩15克，白头翁20克，延胡索10克，陈皮10克，白花蛇舌草20克，黄连6克。

【用法】水煎服，每日1剂，分2次服，连服3剂。

【功效】清热解毒，化湿止泻。治腹痛、里急后重、下痢赤白相杂、肛门灼热、小便短赤等。

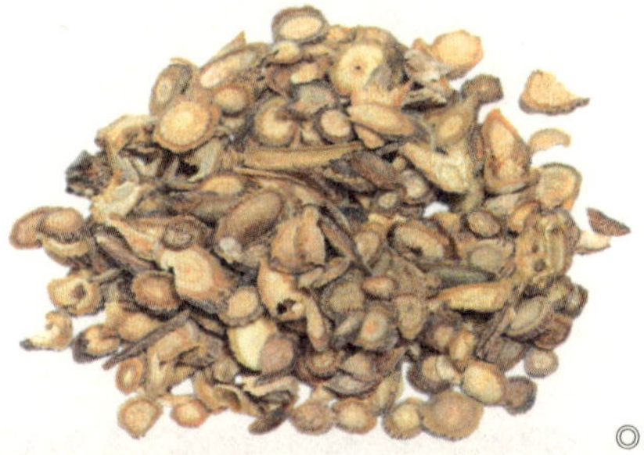

◎黄芩

药材介绍

黄芩性寒，味苦，归肺、胆、脾、大肠、小肠经。黄芩以根入药，有清热燥湿、凉血安胎、泻火解毒、止血、降血压、解毒的功效，主治温热病、肺热咳嗽、湿热黄疸、肺炎、痢疾、咯血、目赤、胎动不安、高血压等。黄芩在临床应用中的抗菌效果比黄连还好。

单方03 散寒化湿汤

【用料】苍术、法半夏各10克，厚朴、陈皮、白术各5克，枳壳、白芍、黄芩各15克，葛根、白头翁各20克。

【用法】水煎服，每日1剂，分2次服，连服3剂。

【功效】对泄泻清稀、腹痛肠鸣、脘闷食少、恶寒、头痛、肢体酸楚有治疗作用。

单方04 回阳救急汤

【用料】党参15克，边尾参10克，白术5克，陈皮10克，炙甘草3克，茯苓15克，肉桂3克（焗），焙附子10克，干姜5克，五味子4克，白芍15克。

【用法】水煎，每日1剂，分2次服，连服3剂。

【功效】对吐泻过甚、厥冷有治疗作用。

单方05 朱蕉赪桐方

【用料】朱蕉赪、桐根、朱槿根各适量。

【用法】以上3味药各取10～15克，水煎服。每日1剂，分3次温服。

【功效】对各种原因引起的腹泻、腹胀、腹痛、痢下红白、里急后重等有治疗作用。

单方06 红糖无花果叶

【用料】无花果鲜叶100克，红糖适量。

【用法】将无花果鲜叶切碎，加入红糖同炒研末。以开水送服，一次性喝下。

【功效】对经年腹泻不愈有明显治疗作用。

单方07 赤石脂方

【用料】赤石脂18克，炒白术9克，干姜3克，麦芽15克。

【用法】水煎服，每日1剂，分2次服。

【功效】对虚寒型久泻有治疗作用。

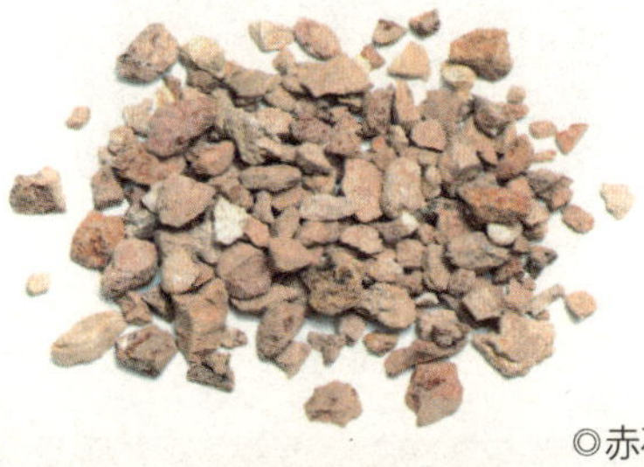

◎赤石脂

药材介绍

赤石脂性温，味甘、涩、酸，归胃、大肠经，具有涩肠、收敛止血、收湿敛疮、生肌的功效，主治久泻、久痢、便血、脱肛、遗精、崩漏、带下异常、外伤出血等。

单方08 生姜黄连

【用料】生姜160克，黄连40克。

【用法】上2味切成黄豆粒大小的块，用小火烤，待生姜烤透时，去生姜，只将黄连研末。每次4克，空腹频服。

【功效】治慢性腹泻。

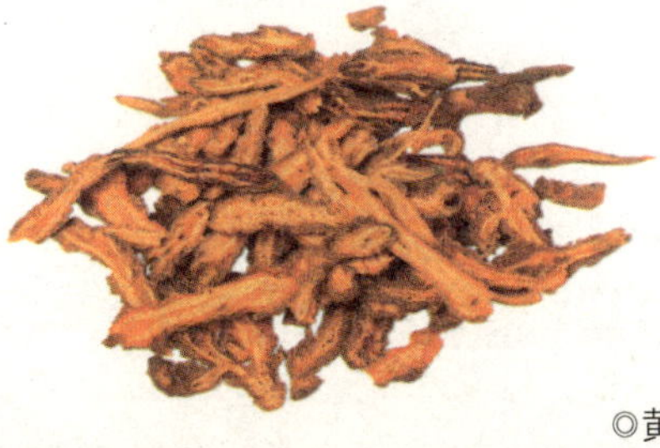

◎黄连

药材介绍

黄连性寒，味苦，归心、脾、胃、肝、胆、大肠经，具有清热燥湿、泻火解毒的功效，用于治疗湿热痞满、呕吐、黄疸、心火亢盛、心烦不寐、牙痛、消渴、痈肿疔疮、湿疹、耳道流脓等。

中药单方

内科

中风>>

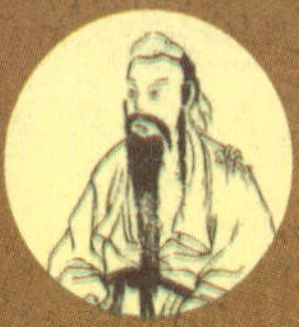

中风因发病急骤，症见多端，病情变化迅速，与风之善行而数变特点相似，也称卒中。本病常留有后遗症，发病年龄也趋向年轻化，因此，是威胁人类生命和生活质量的重大疾病。中医认为，中风为本虚标实之证，在本为阴阳偏胜，气机逆乱；在标为风火相煽，痰浊壅塞，瘀血内阻。

单方01 活血祛瘀汤

【用料】白芍、牡蛎、龙骨、牛膝、龟板、石决明、钩藤各15克，麦冬10克，代赭石20克，山羊角丝6克，生地黄20克。

【用法】水煎服，每日1剂，分2次服，连服3剂。见效后，每隔3日服1剂。

【功效】滋肾养肝，平息内风。治头晕头痛、耳鸣目眩、失眠多梦等。

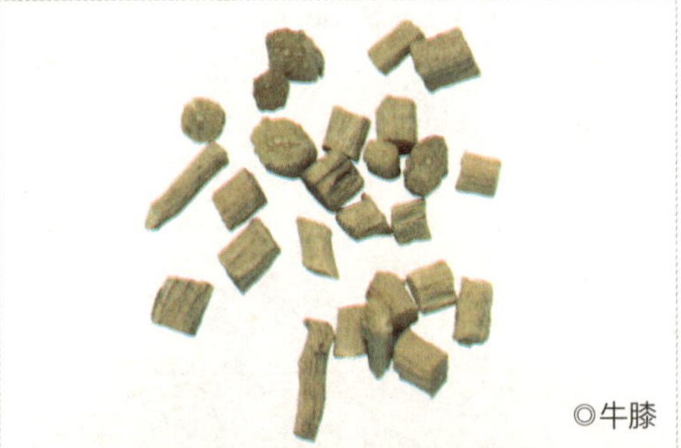

◎牛膝

药材介绍

牛膝性平，味苦、酸、甘，归肝、肾经。牛膝具有活血通经、利尿通淋、清热解毒的功效，主治腰膝酸痛、下肢痿软、血滞经闭、产后血瘀腹痛、跌打损伤、痈肿恶疮。

单方02 益气活络汤

【用料】丹参10克，当归10克，没药6克，乳香6克，黄芪20克，桃仁15克，红花8克，王不留行4克，地龙10克，边尾参10克，生地黄20克，制附子10克。

【用法】水煎服，每日1剂，分2次服，连服2周。

【功效】益气、活血、通络。治一侧肢体不能自主活动、全身麻木、感觉丧失等。

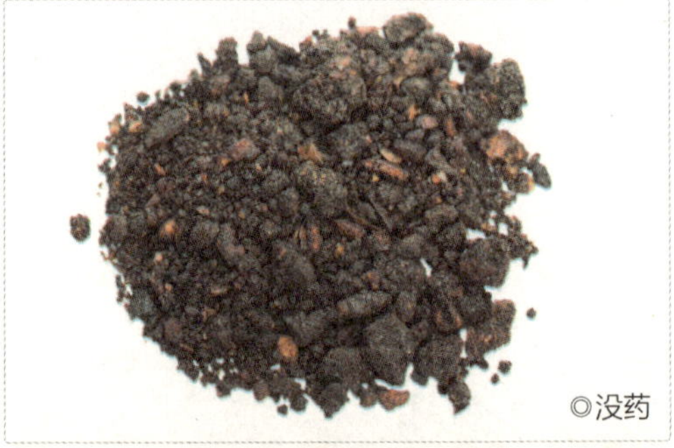

◎没药

药材介绍

没药性平，味苦、辛，归肝、脾、心、肾经，有活血止痛、消肿生肌等功效，主治跌打损伤、金疮、心腹诸痛、症瘕、痈疽肿痛等。

中药单方

内科

头痛>>

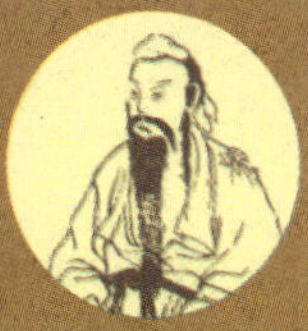

头痛是指额、顶、颞及枕部的疼痛，是一种常见的症状，在许多疾病进程中都可以出现，大多无特异性，且痛过如常，但有些头痛症状却是严重疾病的信号。疼痛的性质有昏痛、隐痛、胀痛、刺痛等。中医认为，本病也称“头风”，多因外邪侵袭，或内伤诸疾，使气血逆乱，瘀阻脑络，脑失所养所致。

单方01 清热止痛汤

【用料】苍耳子 10 克，升麻 5 克，细辛 3 克，生地黄 20 克，牛膝 15 克，代赭石 20 克，菊花 15 克，黄芪 15 克，延胡索 10 克。

【用法】水煎服，每日 1 剂，分 2 次服完，连服 3 剂。

【功效】宣化湿浊、清热止痛。治疗头痛昏沉、头重如裹、肢体重着等。

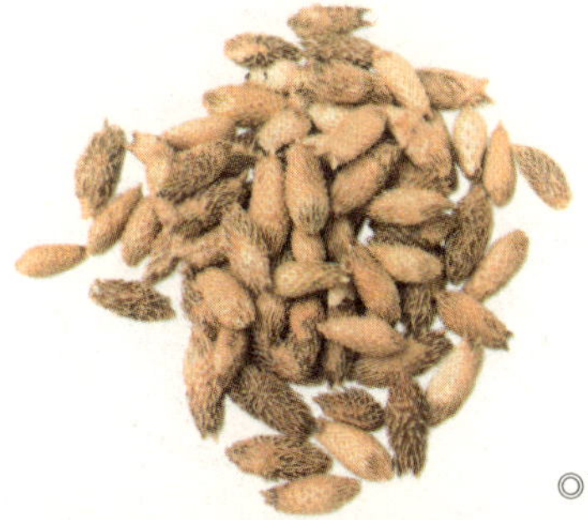

◎苍耳子

药材介绍

苍耳子性温，味苦、辛，有毒，归肺经，具有散风寒、通鼻窍、祛风湿、止痒的功效，主治鼻渊、风寒头痛、风湿痹痛、风疹、湿疹、疥癣。

单方02 芎芷麻汤

【用料】川芎 9 克，白芷 9 克，升麻 9 克，麻黄 9 克，天麻 10 克，荆芥穗 10 克，陈皮 12 克，茯苓 12 克，甘草 6 克，蜈蚣 2 条。

【用法】每日 1 剂，早、晚各服 1 次，小儿量酌减。

【功效】祛风解表，除湿化痰，疏通经络。治风寒外感所致的痰湿内停引起的头痛。

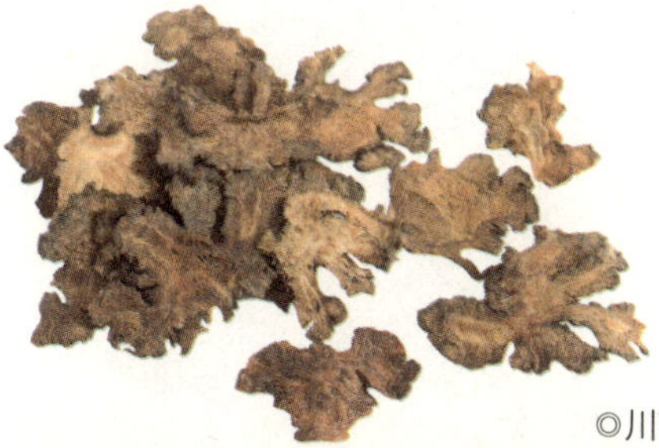

◎川芎

药材介绍

川芎性温，味辛，归肝、胆、心经。川芎具有行气开郁、祛风止痛的功效，是治疗头痛之首选药物。川芎辛温香燥，走而不守，既能行散，上行可达巅顶；又入血分，下行可达血海。川芎适于治疗瘀血阻滞所致的各种病症，祛风止痛效用甚佳。

中药单方

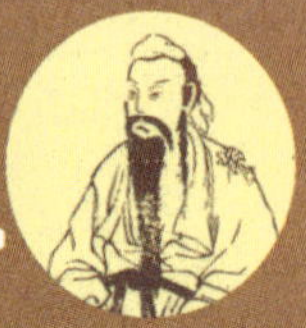

内科

风湿性关节炎>>

风湿性关节炎是一种常见的急性或慢性结缔组织炎症。临床以关节和肌肉游走性酸楚、重着、疼痛为特征，属变态反应性疾病，也是风湿热的主要表现之一。

单方01 青风藤菝葜汁

【用料】 青风藤 15 克，菝葜 50 克。

【用法】 将上药加水 500 毫升，煎煮 30 分钟，取药汁置保温瓶中；再加水 500 毫升，煎煮 30 分钟。取药汁与之前煎的药汁混匀，代茶饮。1 日内分数次饮完。每日 1 剂。

【功效】 对风湿性关节炎或类风湿性关节炎有治疗作用。痛势较剧者饮其可缓解症状。

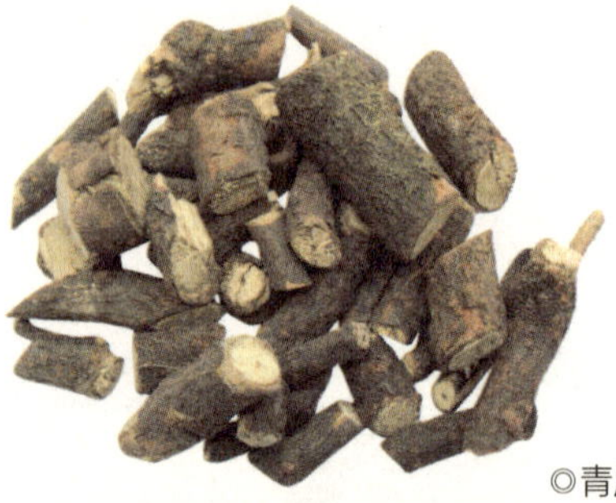

◎青风藤

药材介绍

青风藤为防己科植物青藤或毛青藤等的藤茎，6—7月割取藤茎，除去细茎、枝叶，晒干；或用水润透，切段，晒干。青风藤性平，味苦，归肝、脾经，具有祛风湿、通经络、利小便的功效，用于治疗风湿痹痛、关节肿胀、麻痹瘙痒等。

单方02 枸骨叶茶

【用料】 枸骨叶 500 克，茶叶 500 克。

【用法】 上 2 味晒干共研粗末，和匀，加入适量面粉糊作黏合剂，用模具压制成方块状。每块重约 4 克，烘干，用瓷罐密贮备用。每日 2 次，每次 1 块，以沸水冲泡 10 分钟，温服。

【功效】 对风湿性关节炎引起的关节疼痛、局部红肿灼热、舌苔黄燥有治疗作用。

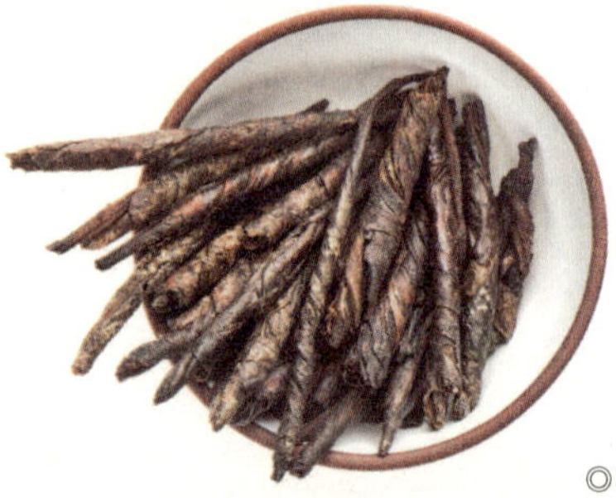

◎枸骨叶

药材介绍

枸骨叶为冬青科植物枸骨的叶。枸骨叶性凉，味苦，归肝、肾经，具有清热养阴、平肝益肾的功效。枸骨叶能补肝肾，养气血，祛风湿，通经络，用于治疗风湿痹痛、跌打损伤、腰膝痿弱等病症。脾胃虚弱者使用枸骨叶时需配伍健胃药使用。

单方03 温经除湿汤

【用料】鸡血藤 150 克，川芎 60 克，当归、赤芍、白芍各 50 克，冰糖适量。

【用法】以上水煎取药汁，加入适量冰糖，熬成浓膏。每次 8 ~ 15 克，每日 3 次。

【功效】祛风除湿，温经通络。治疗风湿性关节炎。

单方04 巨胜薏苡仁酒

【用料】黑芝麻（巨胜子的一种）300 克，薏苡仁 300 克，生地黄 480 克，白酒 1500 毫升。

【用法】上 3 味袋盛，加白酒浸 10 ~ 15 日，取上清液。每次服 30 毫升，每日 2 次。

【功效】对肝肾亏损型风湿性关节炎有治疗作用。

单方05 龟板杜仲酒

【用料】龟板、杜仲、白酒各适量。

【用法】将前 2 味浸入白酒内，40 日后可服用。

【功效】祛湿宣痹。治风湿性关节炎引起的疼痛。

单方06 独活茶

【用料】独活 20 克。

【用法】将上药以水煎煮，代茶饮。

【功效】对风湿性关节炎，伴有腰膝酸痛、手脚挛痛等有治疗作用。

单方07 臭梧桐方

【用料】豨莶草 200 克，臭梧桐 500 克。

【用法】上 2 味共研细末，炼蜜为丸如梧子大，每日早、晚各服 6 克，开水送下。也可用豨莶草、臭梧桐各等分，共研细末后水泛为丸，如梧子大，用黄酒送服 4.5 克。

【功效】对风湿性关节炎有治疗作用。

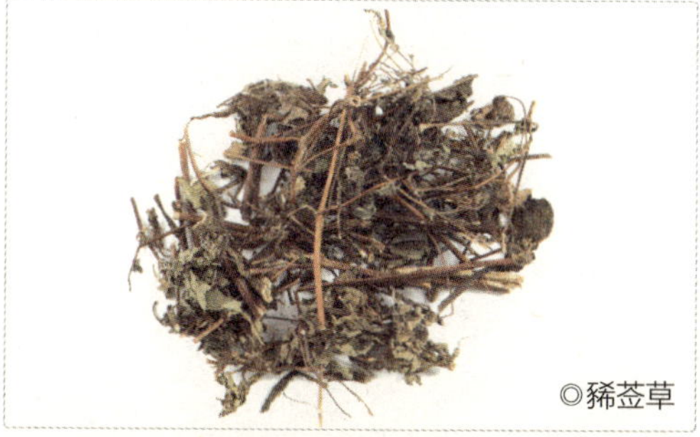

◎豨莶草

药材介绍

豨莶草性寒，味苦、辛，归肝、肾经，具有祛风湿、利关节、解毒的功效，可用于治疗风湿痹痛、筋骨无力、腰膝酸软、四肢麻痹、半身不遂、风疹湿疮等。

单方08 淫羊藿饮

【用料】淫羊藿 15 克，川木瓜 12 克，甘草 9 克。

【用法】上 3 味加适量水煎汁，或将上 3 味制成粗末，装入热水瓶内，开水泡透，饮之。每日 1 剂，不拘时服。

【功效】对风寒湿型风湿性关节炎引起的关节疼痛、四肢麻木有治疗作用。

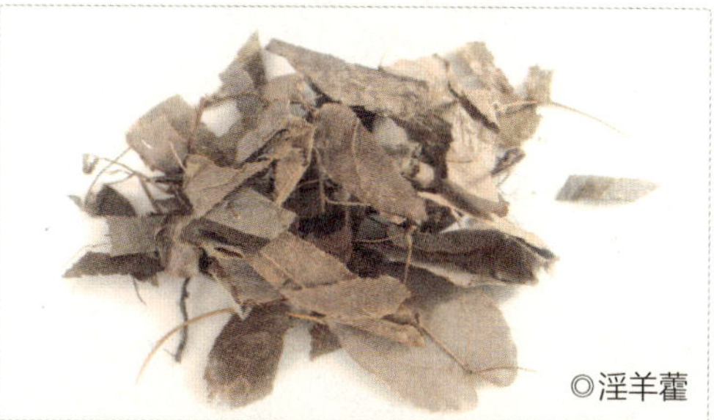

◎淫羊藿

药材介绍

淫羊藿性温，味辛、甘，归肝、肾经，具有补肾阳、强筋骨、祛风湿的功效，可用于治疗阳痿遗精、筋骨痿软、风湿痹痛、麻木拘挛等。

单方09 祛湿通络丸

【用料】 鹿衔草120克，海桐皮100克，生地黄、熟地黄各60克，生姜汁适量。

【用法】 共研细末，加入生姜汁做成小丸，每日8～15克，每日3次。

【功效】 祛湿通络。治疗风湿性关节炎。

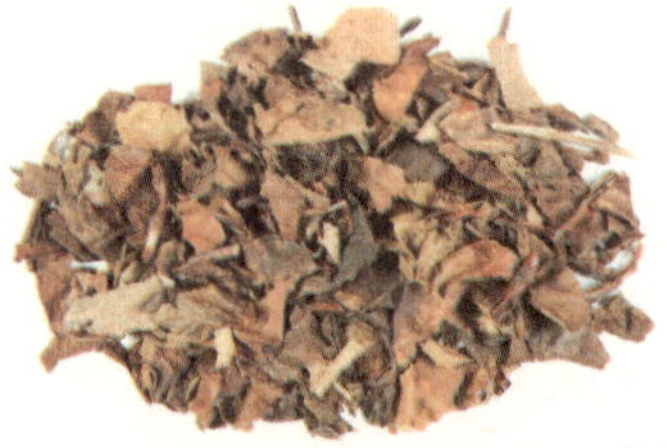

◎鹿衔草

药材介绍

鹿衔草性温，味甘、苦，归肺、胃、肝、肾经，能补虚、益肾、祛风除湿、活血调经、补肾强骨、止血，主治肾虚腰痛、风湿痹痛、筋骨痿软、新久咳嗽、吐血、衄血、外伤出血等。

单方10 松子四味汤

【用料】 松子10～15克，当归、桂枝、羌活各6克，黄酒适量。

【用法】 将松子及3味中药放入水中，再加与水等量的黄酒共煎。每日2次，分服。

【功效】 活血、通络、祛风，治疗风湿性关节痛。

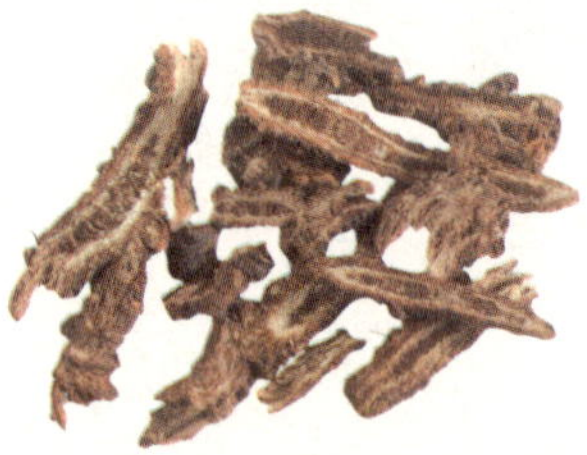

◎羌活

药材介绍

羌活性温，味辛、苦，归膀胱、肾经，能散表寒、祛风湿、利关节、止痛，主治外感风寒、头痛无汗、疮疡肿毒等。羌活祛风湿的作用甚为显著，为祛风胜湿常用之品。

单方11 僵蚕良姜茶

【用料】 白僵蚕、高良姜各等分，绿茶叶适量。

【用法】 将白僵蚕、高良姜共研细末，和匀，用瓷罐密贮备用。每日2次，每次取上末3克，以绿茶叶3～5克煎汤或沸水冲泡茶叶，调服。

【功效】 对风湿性关节炎有治疗作用。适用于平时患有四肢关节冷痛，或每遇阴雨寒湿气候而作痹痛者。

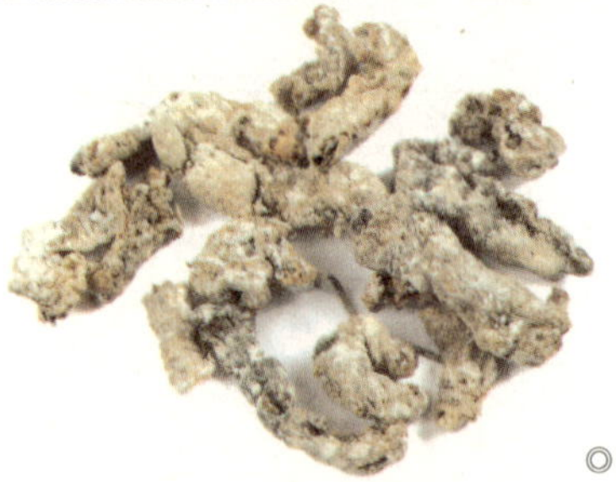

◎白僵蚕

药材介绍

白僵蚕性平，味咸、辛，归肝、肺、胃经，具有祛风解痉、化痰散结、清热解毒燥湿的功效，临床多用于治疗热咳痰喘、跌打损伤、风湿骨痛等。

中药单方

内科

癫痫 >>

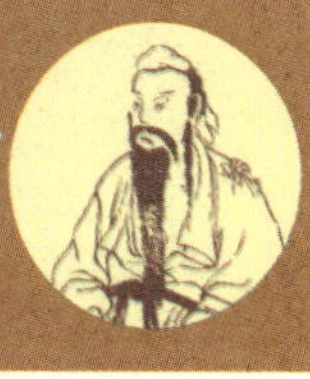

癫痫，民间俗称“羊癫疯”，是一种大脑神经元突发性异常放电，导致短暂的大脑功能障碍的一种慢性疾病。癫痫发作是脑神经元异常和过度超同步化放电所造成的临床现象。其特征是突然和一过性症状，由于异常放电的神经元在大脑中的部位不同，所以会有不同的表现。

单方01 橄榄郁金煎剂

【用料】橄榄 500 克，郁金 250 克，明矾 250 克。

【用法】橄榄捣烂，同郁金加适量水煮成浓汁，去渣后再以小火浓煎 2 次，过滤后加明矾，收成膏。每次 1 匙，温水送服，每日服 2~3 次。

【功效】行气解郁。治疗小儿癫痫。

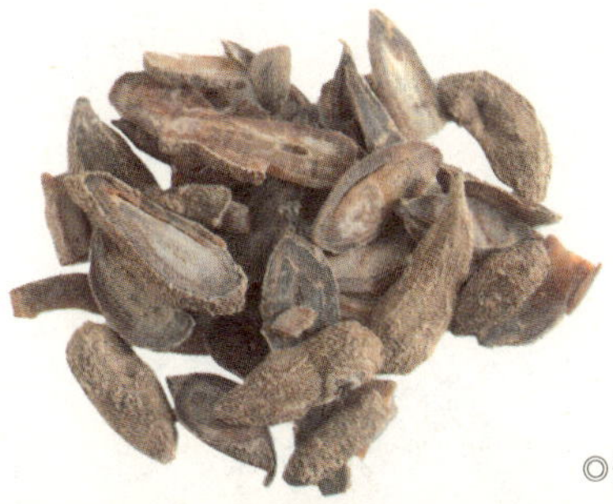

◎郁金

药材介绍

郁金性寒，味辛、苦，归肝、心、肺经，能活血止痛，行气解郁，清心凉血，利胆退黄，用于治疗经闭痛经，胸腹胀痛、刺痛，热病神昏，癫痫发狂，黄疸尿赤，等等。

单方02 红茶明矾丸

【用料】红茶 500 克，明矾 500 克，糯米 100 克。

【用法】先将糯米加水少许煎煮，待米开花后取汁，备用。红茶及明矾捣碎，研为细末，用糯米汁调匀，捏成丸，如黄豆般大。发病前服 49 粒，浓茶水送下。

【功效】清肝胆，除烦躁。

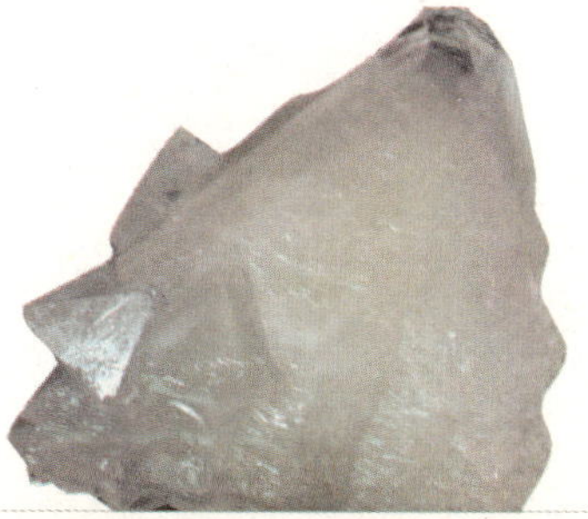

◎明矾

药材介绍

明矾又名十二水合硫酸铝钾，是含有结晶水的硫酸钾和硫酸铝的复盐。明矾性寒，味酸、涩，有毒，故具有较强的抗菌、收敛作用，可用作中药。明矾外用能解毒杀虫，燥湿止痒；内用止血、止泻、化痰，主治中风、癫痫、喉痹、疥癣湿疮、痈疽肿毒、水火烫伤、口舌生疮、痔疮疼痛、带下阴痒、脱肛等。

中药单方

外科

痔疮 >>

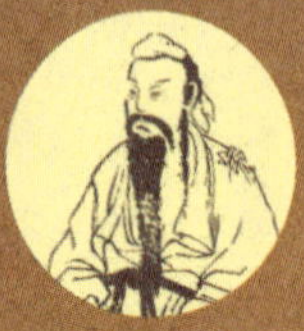

医学所指痔疮包括内痔、外痔和混合痔 3 种，是肛门直肠底部及肛门黏膜的静脉丛发生曲张而形成的一个或多个柔软静脉团的一种慢性疾病。治疗痔疮的中药大都具有清热解毒、凉血止痛、疏风润燥的功效，但具体药物须根据具体症状选择。大便干燥、出血者需润肠通便、活血止血；出血较多者可配合止血药物，如三七粉、云南白药等。

单方01 补血消痔汤

【用料】白术、当归、槐花、赤芍、地榆各 12 克，党参、何首乌各 20 克，黄芪 25 克，炙甘草 5 克，茯苓 15 克，桂圆肉 18 克，红花 6 克，桑白皮 30 克。

【用法】水煎服，每日 1 剂，早、晚 2 次分服。

【功效】补气养血。主治内痔之虚证出血。

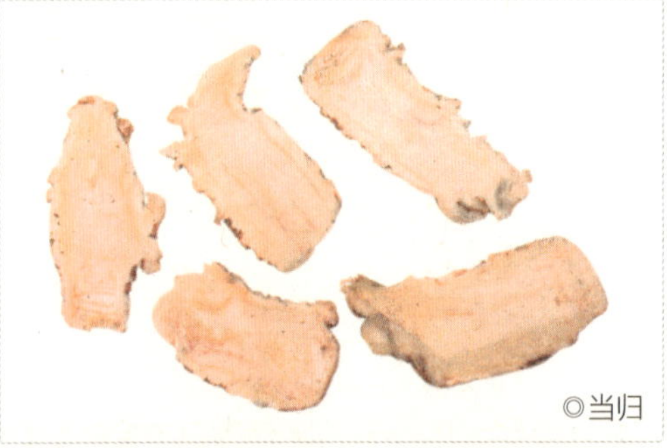

◎当归

药材介绍

当归性温，味甘、辛，归肝、心、脾经。当归以根入药，表面呈浅棕色至棕褐色，断面呈黄白色或淡黄色，具油性，气芳香，具有补血活血、调经止痛、润肠通便的功效，用于治疗血虚萎黄、眩晕心悸、月经不调、经闭痛经、虚寒腹痛、肠燥便秘、风湿痹痛、跌仆损伤、痈疽疮疡等。

单方02 蝎蚕蛋

【用料】全蝎6克，僵蚕6克，鸡蛋适量。

【用法】全蝎、僵蚕研成细末，分为 15 份。取鸡蛋 1 枚，在蛋壳上打 1 个小孔，将 1 份全蝎僵蚕粉从小孔内装入鸡蛋，搅匀；用面粉将小孔糊上，放入锅内蒸熟。服用时鸡蛋去皮吃下。每日 1 个，连吃 15 日为 1 个疗程。

【功效】理气血，除热毒。治痔疮。

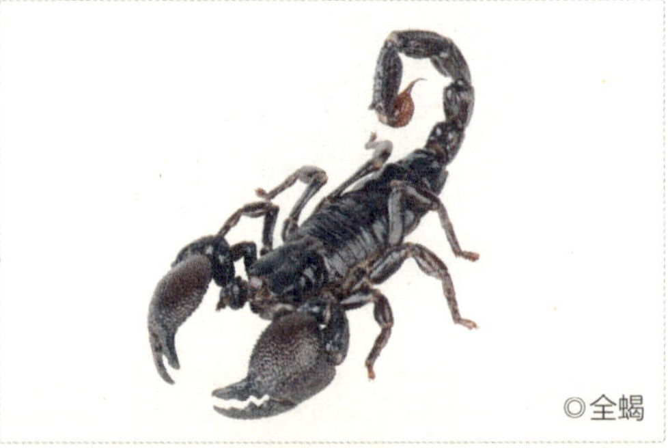

◎全蝎

药材介绍

全蝎又名钳蝎、蝎子，为钳蝎科动物东亚钳蝎的干燥体。全蝎性平，味辛，有毒，归肝经，具有息风镇痉、攻毒散结、通络止痛的功效，用于治疗小儿惊风、抽搐痉挛、中风口㖞、半身不遂、破伤风、风湿顽痹、头痛、疮疡、瘰疬等。

单方03 槐花地榆饮

【用料】槐花15克，地榆15克，苦参15克，赤芍10克。

【用法】水煎服，每日1剂，分2次服。

【功效】对内痔引起的便时无痛性出血、肛门灼热有治疗作用。

单方04 祛湿清热汤

【用料】生地黄30克，苦参30克，大黄15克，槐花15克。

【用法】水煎服，每日1剂，分2次服。

【功效】对内痔引起的便时无痛性出血、血鲜红、肛门灼热有治疗作用。

单方05 木耳贝母苦参煎

【用料】木耳10克，贝母15克，苦参15克。

【用法】水煎服，每日1剂，分2次服。

【功效】对内痔引起的便时无痛性出血有治疗作用。

单方06 槐米黄芪枸杞子汤

【用料】槐米10克，黄芪15克，鱼腥草20克，枸杞子根20克。

【用法】水煎服，每日1剂，分2次服。

【功效】对内痔引起的便血日久、眩晕耳鸣、心悸乏力等症状有治疗作用。

单方07 归赤榆槐汤

【用料】当归10克，赤小豆10克，地榆10克，槐花5克。

【用法】水煎服，每日1剂，分2次服。

【功效】对血虚型内痔引起的便血日久、眩晕耳鸣、心悸乏力等症状有治疗作用。

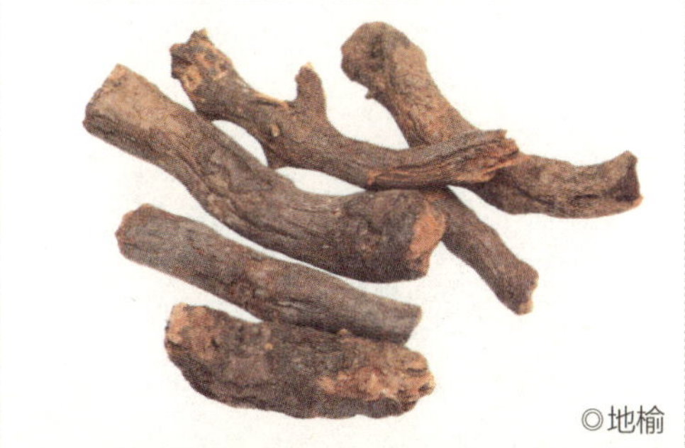

◎地榆

药材介绍

地榆性微寒，味苦、酸、涩，归肝、大肠经，具有凉血止血、清热解毒、消肿敛疮的功效，是凉血止血药，主治吐血、尿血、血痢、崩漏、疮痈肿痛、湿疹、阴痒、蛇虫咬伤等。

单方08 祛风润燥汤

【用料】槐角、赤芍、泽泻、地榆、制大黄各10克，生地黄12克，黄柏、苍术各6克，牡丹皮5克。

【用法】水煎服。

【功效】清热利湿、祛风润燥。主治内痔之实证出血或疼痛继发感染等。

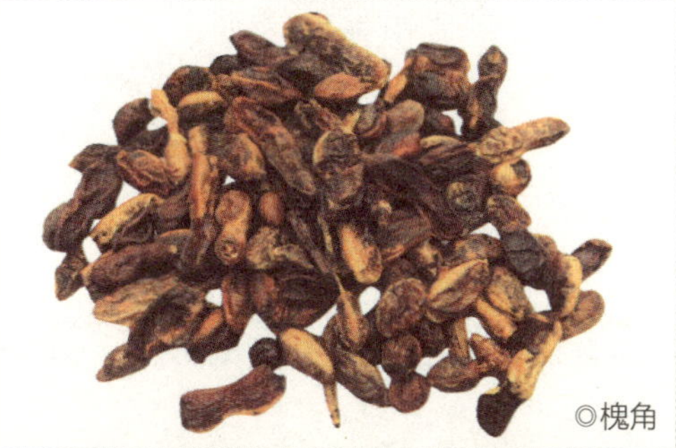

◎槐角

药材介绍

槐角性寒，味苦，归肝、大肠经，槐角具有清热泻火、凉血止血的功效，用于治疗肠热便血、痔肿出血、肝热头痛、眩晕目赤等。

中药单方

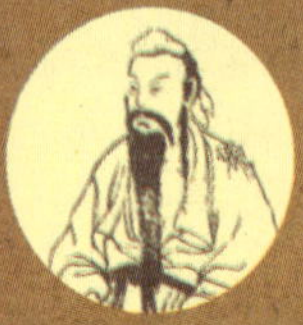

外科
脉管炎>>

脉管炎全称为“血栓闭塞性脉管炎”，中医学将其归于“脱疽”范畴，传统中医治疗此病，以敷贴黑膏药之法最为有效。其阴寒型治疗以温经散寒为主，佐以活血化瘀法；湿热型治疗以清热利湿为主，佐以凉血化瘀法；热毒型治疗以清热解毒为主，佐以活血化瘀法；气血两亏型以补气养血活血法治疗。

单方01 活血化瘀方

【用料】茜草、丹参各12克，地鳖虫6克，王不留行12克，木瓜9克，薏苡仁20克，青风藤、川牛膝各9克，茯苓12克，黄柏6克。

【用法】水煎服，每日1剂，每日服2次。

【功效】通络利湿、活血化瘀。适用于血栓闭塞性脉管炎。

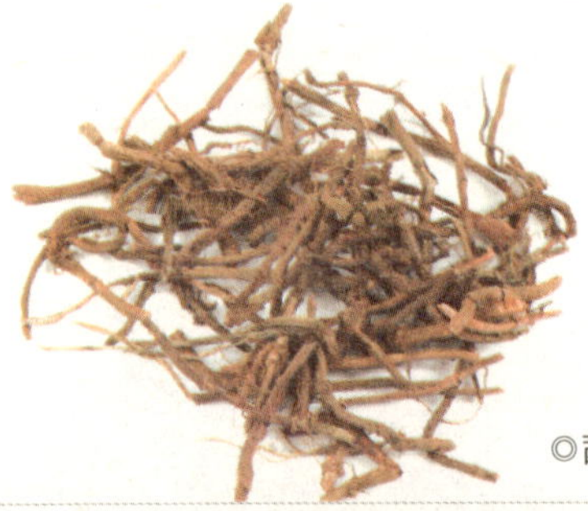

◎茜草

药材介绍

茜草性寒，味苦，归肝经，具有凉血止血、活血化瘀的功效，用于治疗吐血、衄血、崩漏、外伤出血、经闭瘀阻、关节痹痛、跌仆肿痛，临床适用于血栓闭塞性脉管炎。现代医学临床研究证明，茜草可以治疗出血性疾病、慢性气管炎、慢性腹泻、风湿性关节炎、软组织损伤、白细胞减少症等。

单方02 茵陈赤小豆方剂

【用料】茵陈34克，赤小豆18克，薏苡仁30克，炒苍术、黄柏各10克，防己、泽泻、炒地龙、苦参各12克，佩兰、滑石各10克。

【用法】以上11味浸泡30分钟，水煎2次，煎汁混合约500毫升，早、晚各服250毫升。

【功效】利湿清热、芳香化瘀、行血消肿。主治血栓闭塞性脉管炎等疾病。

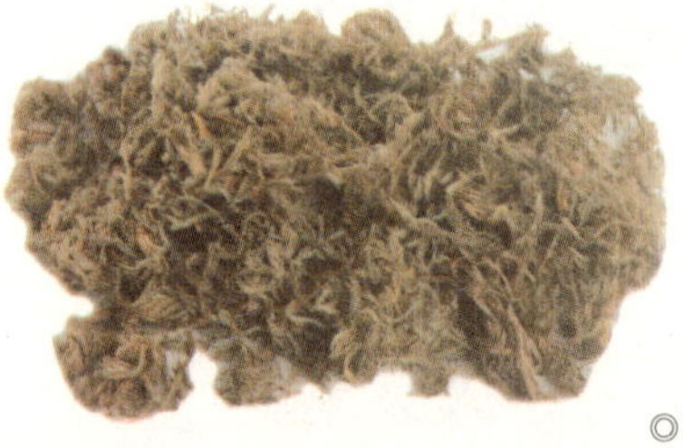

◎茵陈

药材介绍

茵陈性微寒，味苦、辛，归脾、胃、肝、胆经，能清热、利湿、退黄。茵陈能增加冠状动脉血流量，改善微循环，并有降血压、降血脂、抗凝血、利尿、解热、平喘的作用。

单方03 冬青当归金钱草汤

【用料】 毛冬青、当归各100克，金钱草150克，甘草50克。

【用法】 水煎服，每日1剂，分2次服。

【功效】 清热解毒、活血止痛。治疗血栓闭塞性脉管炎。

单方05 鹿角胶

【用料】 鹿角胶15克，熟地黄50克，肉桂5克，麻黄2克，白芥子10克，姜炭2克，甘草5克。

【用法】 水煎服，每日1剂。

【功效】 补肾虚、强骨髓。治血栓闭塞性脉管炎、阴疽。

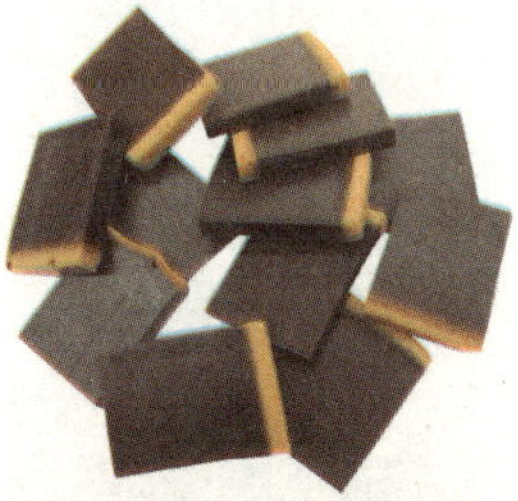

◎鹿角胶

药材介绍

鹿角胶为鹿角煎熬浓缩而成的胶状物。鹿角胶性平，味甘、咸，归肝、肾经，能温补肝肾、益精血、止血，用于治疗肾阳虚衰、精血不足、虚弱消瘦、虚寒性吐血、崩漏、尿血等。

单方04 玄参丹参煎剂

【用料】 玄参30克，丹参30克，毛冬青30克，忍冬藤15克。

【用法】 水煎2次，混合药液后分2次服用，每日1剂。

【功效】 清热解毒、凉血通络。治疗血栓闭塞性脉管炎伴病变局部溃烂流脓水者。

单方06 牛黄清络粉

【用料】 水牛角30克，人工牛黄3克，三七15克，血竭15克。

【用法】 共研细末，每次取2克冲服，每日2次。

【功效】 凉血、活血、解毒。治疗血栓闭塞性脉管炎。

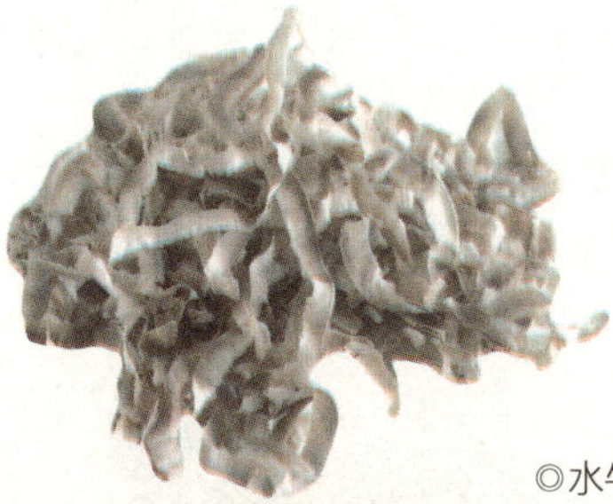

◎水牛角

药材介绍

水牛角性寒，味苦、咸，归心、肝、脾、胃经，是清热凉血药，具有清热、凉血、解毒等功效，用于治疗热病头痛、壮热神昏、小儿惊风、喉痹咽肿等，对血栓闭塞性脉管炎有一定的治疗作用。

中药单方

外科

腰痛 >>

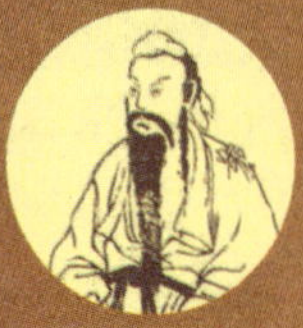

腰痛是以腰部一侧或两侧疼痛为主要症状的一种疾病。西医学中的肾脏疾病、风湿病、腰肌劳损、脊椎及脊髓疾病均可致腰痛。中医学中，缠腰疼痛多由肾阳不足，寒凝带脉，或肝经湿热侵及带脉，经行之际，阳虚气弱，以致带脉气结不通而出现疼痛；或冲任气血充盛，以致带脉壅滞，湿热滞留而出现疼痛。

单方01 温经散寒汤

【用料】 当归、熟地黄、白芍、牛膝、秦艽、茯苓各10克，川芎、木瓜、肉桂、防风、独活各5克，浮小麦、炙甘草各3克，生姜1片。

【用法】 水煎后，兑入黄酒适量服用，每日1剂。

【功效】 祛风胜湿、温经散寒。主治老年风湿腰痛，症状表现为腰痛起病或急或缓，遇阴雨冷湿天气加重。

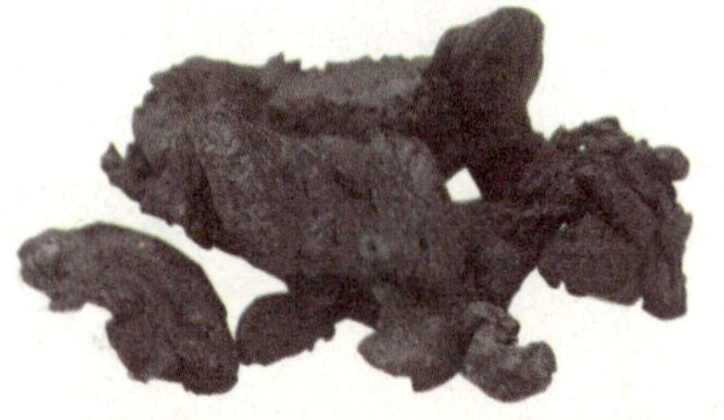

◎熟地黄

药材介绍

熟地黄由玄参科植物地黄的块根经加工炮制而成，通常以酒、砂仁、陈皮为辅料经反复蒸晒，至内外色黑油润，质地柔软黏腻，可切片用，或炒炭用。熟地黄性微温，味甘，归肝、肾经，养血滋阴，填精益髓，可用于治疗血虚萎黄，眩晕，心悸失眠，月经不调，崩漏等。

单方02 益髓强腰汤

【用料】 续断、川牛膝、杜仲各10克。

【用法】 水煎服，每日1剂，7日为1个疗程。

【功效】 温补肾阳、益髓强腰。主治阳虚型腰痛，症见腰痛绵绵不休，不耐劳作，休息后可暂时减轻，稍遇劳累则疼痛加重，可兼见小腹拘急、腰背寒冷、尿频、夜尿多、滑精阳痿、舌淡等。

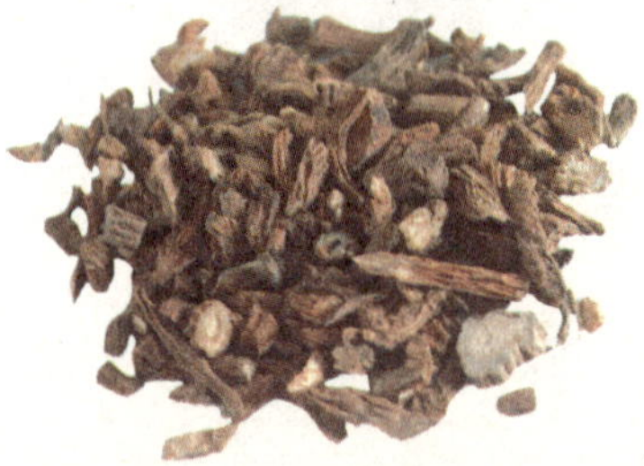

◎续断

药材介绍

续断性微温，味苦、辛，归肝、肾经。续断为川续断科多年生草本植物川续断的根，能补肝肾，强筋骨，调血脉，续折伤，止崩漏，用于治疗腰背酸痛、肢节痿痹、跌仆创伤、损筋折骨、胎动漏红、血崩、遗精、带下异常、痈疽疮肿。酒续断多用于治疗风湿痹痛、跌仆损伤等。

单方03 干姜茯苓汤

【用料】干姜、茯苓各 6 克，甘草、白术各 3 克。

【用法】水煎服，每日 1 剂，分 2 次服。

【功效】对慢性腰痛，症见腰部隐隐作痛、气短、四肢乏力有治疗作用。

单方04 当归牛膝腰痛方

【用料】炙黄芪、当归、川牛膝各 30 克，防风 15 克。

【用法】水煎服，分 2 次服

【功效】对风湿所致的腰背疼痛有治疗作用。

单方05 千年健九节茶

【用料】千年健 20 克，九节茶 15 克。

【用法】用原方药量 6 倍，共研细末，置杯中，冲入适量沸水，闷泡 20 分钟，代茶饮用。每日 1 ~ 2 剂。

【功效】对跌打损伤所致的腰痛、慢性腰肌劳损有治疗作用。

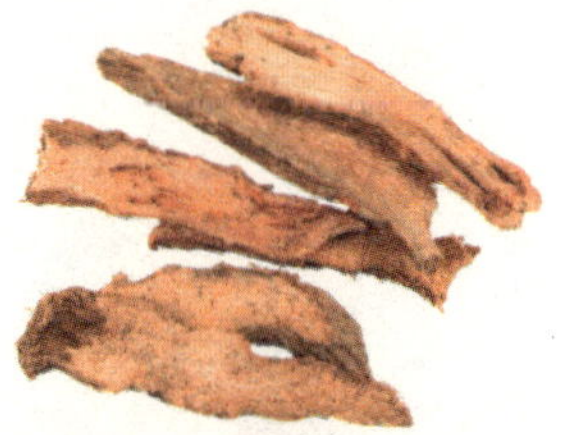

◎千年健

药材介绍

千年健为天南星科平丝芋属植物千年健的干燥根茎，性温，味苦、辛，归肝、肾经，具有祛风湿、舒筋活络、止痛、消肿等功效，主治风湿痹痛、肢节酸痛、筋骨痿软、跌打损伤、胃痛、痈疽疮肿等。

单方06 骨碎补茶

【用料】骨碎补 50 克，桂枝 15 克。

【用法】将上药同煎煮，代茶饮。

【功效】对闪挫肾虚腰痛，症见腰部不慎挫伤、酸软无力，天气转冷时加剧有治疗作用。

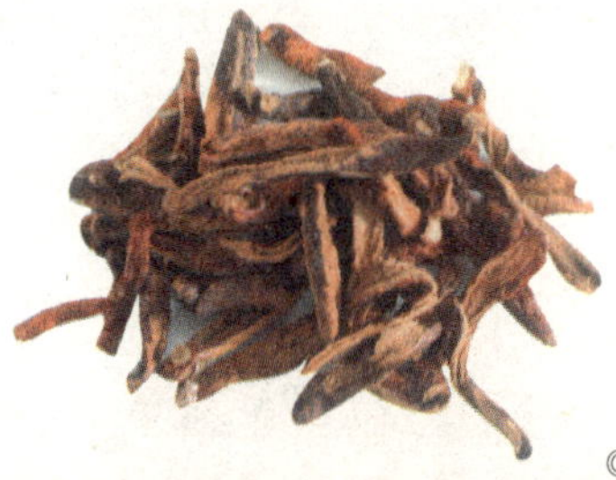

◎骨碎补

药材介绍

骨碎补又名猴姜，性温，味苦，归肝、肾经，能补肾活血，治疗肾虚久泻及腰痛、风湿痹痛、齿痛、耳鸣、跌打闪挫、骨伤等。

中药单方

外科

骨折、跌打损伤 >>

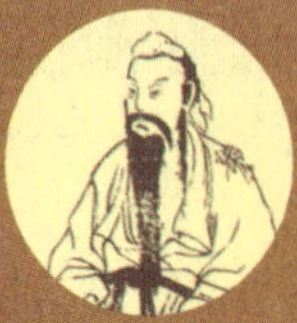

骨折是指由于外伤或病理等原因致使骨骼骨质部分或完全断裂的一种病症。其主要临床表现为：骨折部位有局限性疼痛和压痛，局部肿胀和瘀斑，肢体功能部分或完全丧失，完全性骨折者亦可出现肢体畸形及异常活动。

单方01 红花苏归饮

【用料】红花、苏木、当归各 10 克，红糖、白酒各适量。

【用法】先煎红花、苏木，后入当归、白酒再煎，去渣取汁，兑入红糖。食前温服，每日 2 ~ 3 次，连服 3 ~ 4 周。

【功效】对骨折血肿疼痛之症有治疗作用。

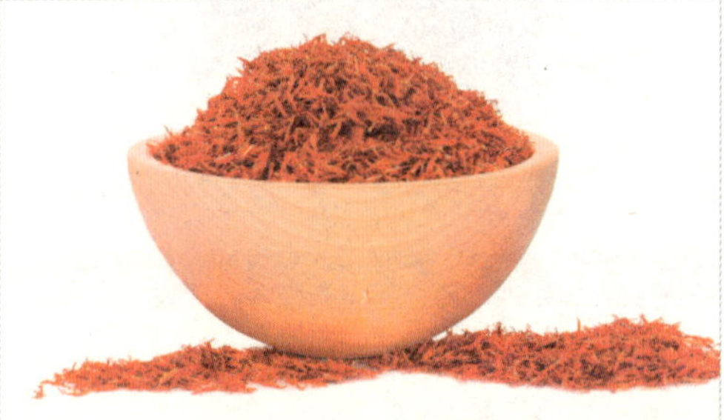

◎红花

药材介绍

红花为菊科植物红花的干燥花，性温，味辛，归心、肝经，具有活血通经、散瘀止痛、调通经脉的作用，用于治疗经闭、痛经、恶露不行、症瘕痞块、跌打损伤、疮疡肿痛等。因红花能活血行气，故孕妇慎用。

单方02 四味壮骨酒

【用料】川芎 50 克，丹参 50 克，鱼骨 20 克，红花 15 克，白酒 250 毫升。

【用法】先将鱼骨用菜油煎至色黄酥脆，与其余药物共研粗末，泡入白酒中，7 日后即可服用。每次服 25 毫升，连服 10 ~ 15 日。

【功效】活血化瘀、消肿止痛。适用于骨折初期的治疗，症见伤处肿痛、有瘀斑。

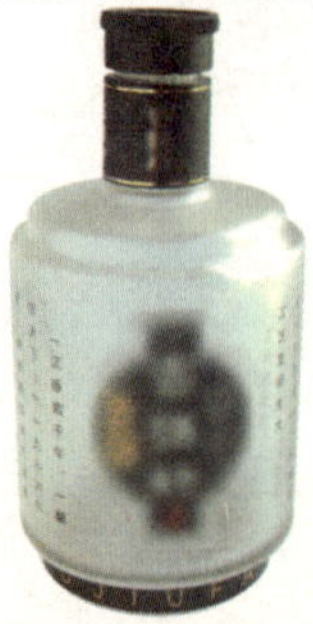

◎白酒

药材介绍

白酒性温，味苦、甘、辛，归心、肝、肺、胃经。白酒可通血脉、御寒气、温脾胃、行药势，主治风寒痹痛、筋挛急、胸痹、心腹冷痛等。

单方03 壮骨散

【用料】 麻皮、糯米、黑豆、栗子各等分，白酒适量。

【用法】 前4味烧灰为末，以白酒调服。

【功效】 活血止痛。适用于骨折初期。

单方05 生地黄桃仁酒

【用料】 桃仁（炒）5克，牡丹（去心）5克，桂枝（去粗皮）5克，生地黄汁250毫升，黄酒500毫升。

【用法】 前3味共研细末，与后2味同煎，去渣温饮1盏。不拘时，未愈再饮。

【功效】 对跌打损伤、瘀血在腹有治疗作用。

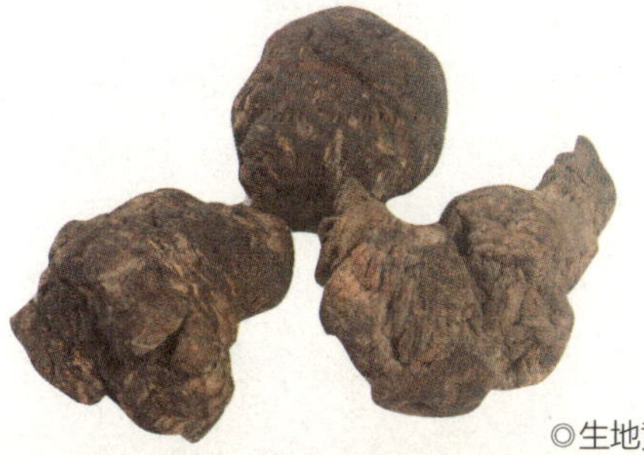

◎生地黄

药材介绍

生地黄性寒，味甘、苦，归心、肝、肾经，具有清热生津、滋阴养血的功效，主治阴虚发热、消渴、衄血、月经不调、阴伤便秘等。脾虚泄泻、胃虚食少、胸膈多痰者慎服生地黄。

单方04 三七酒

【用料】 三七30克，白酒500毫升。

【用法】 泡7日后服。每次5～10毫升，每日2～3次。

【功效】 对跌打伤筋、疼痛有治疗作用。

单方06 祛瘀酒

【用料】 刘寄奴、延胡索、骨碎补各30克、酒100毫升。

【用法】 前3味切细，以1000毫升水煮至剩700毫升，加入酒，温热顿服。

【功效】 治跌打伤破、腹中有瘀血。

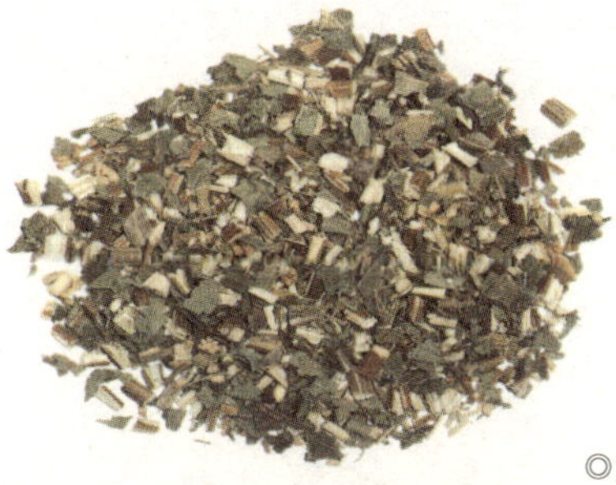

◎刘寄奴

药材介绍

刘寄奴性温，味苦，归心、脾经，具有疗伤止血、破血通经的功效，可用于治疗牙痛、慢性气管炎、咽喉炎、扁桃体炎。刘寄奴外用治结膜炎、中耳炎、疮疡、湿疹、外伤出血，对跌打损伤也有一定的治疗作用。

中药单方

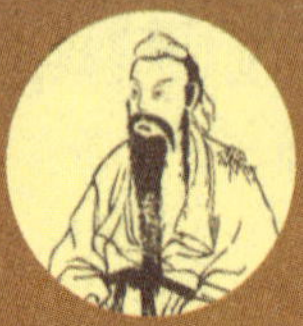

外科

颈椎病 >>

中医将颈椎病分为三型：筋骨虚寒、风寒湿邪乘虚而入为痹痛型，以上肢窜痛、麻木为特征；肝阳上亢、气血亏虚或痰湿中阻为眩晕型，以眩晕为特征；肝肾亏虚、筋脉失养为痉证型，以手足拘挛为特征。

单方01 舒筋散寒汤

【用料】 桂枝12克，葛根15克，白芍15克，炙甘草6克，生姜4片，大枣5枚，防风12克，威灵仙12克。

【用法】 水煎服，每日2次。

【功效】 祛风散寒、调和营卫。主治风寒袭表所致的痹痛型颈椎病，症见头痛头重、颈项僵硬、颈肌发僵或拘挛、肩背及四肢疼痛等。

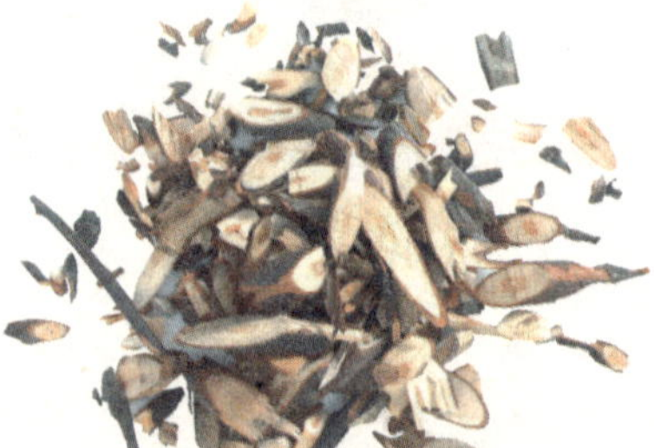

◎桂枝

药材介绍

桂枝为樟科常绿乔木肉桂的干燥嫩枝，性温，味辛、甘，归心、肺、膀胱经，具有发汗解肌、温经通脉、助阳化气、散寒止痛的功效。

单方02 祛湿通络汤

【用料】 半夏、川芎、白芥子、当归、赤芍各10克，陈皮、青皮各8克，枳实8克，茯苓、胆南星、郁金各12克。

【用法】 水煎服，每日2次，6日为1个疗程。

【功效】 祛湿化痰、散瘀通络。主治痰瘀交阻所致的眩晕型颈椎病，症状表现为颈项疼痛连及肩背、眩晕、恶心等。

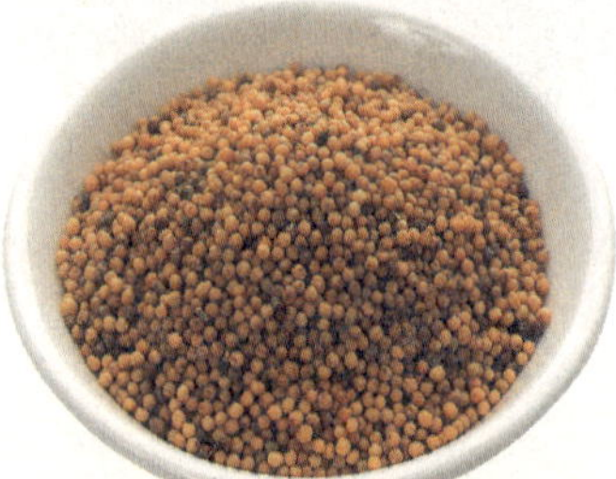

◎白芥子

药材介绍

白芥子为十字花科植物白芥的种子，一般于夏末秋初果实成熟时采割植株，经过晒干、打下种子、除杂质等加工，制成中药。白芥子性热，味辛，归肺经，能温肺利气、散结通络、止痛，用于治疗寒痰喘咳，胸胁胀痛，痰滞经络，关节麻木、疼痛，痰湿流注，阴疽肿毒等。

中药单方

外科

肩周炎>>

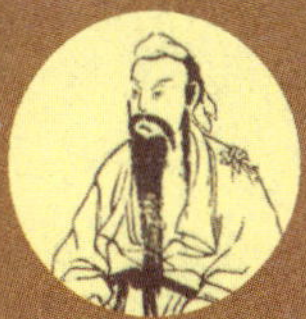

肩周炎又称“肩不举”“漏肩风”等，临床表现为肩关节疼痛，活动受限，上臂不能抬起，且不能触及头颈部，有时夜间疼痛加重，致不能入睡等。其多由风湿寒邪侵袭所致，又因此病多发于老年人，所以也与人体衰老、肩部活动量减少有关。

单方01 通络止痛汤

【用料】柴胡、当归、法半夏、羌活、桂枝、白芥子、附子、秦艽、茯苓各10克，白芍、陈皮各15克，白酒适量。

【用法】以白酒作引，水煎服。每日2次，6日为1个疗程。

【功效】祛风散寒、通络止痛。适用于肩部疼痛较轻、病程较短者。

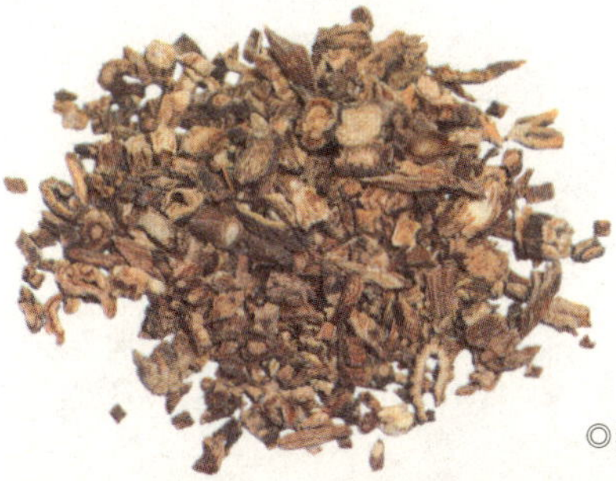

◎秦艽

药材介绍

秦艽为龙胆科植物大叶秦艽、麻花秦艽、粗茎秦艽和小秦艽的干燥根。饮片为近圆形斜厚片，表面呈棕黄色，有扭曲的纵皱纹。秦艽性平，味辛、苦，归胃、肝、胆经，能祛风湿、舒筋络、清虚热，用于治疗风湿痹痛、筋脉拘挛、骨节酸痛、小儿疳积发热等。

单方02 散寒化瘀汤

【用料】生白术30克，制附子15克，生姜3片，大枣3枚。

【用法】水煎服，每日1剂。

【功效】散寒除湿、宣痹止痛、化瘀通络。主治肩臂疼痛剧烈或远端放射痛，症见疼痛昼轻夜重，不能举肩，肩部感寒冷、麻木、沉重，畏寒，苔白腻，脉弦滑。

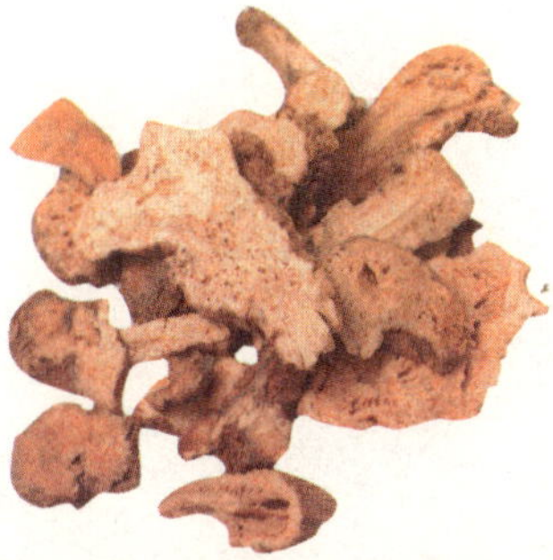

◎白术

药材介绍

白术为菊科植物白术的干燥根茎。白术质坚硬，不易折断，断面不平坦，颜色为黄白色至淡棕色，有棕黄色的点状油室散在。白术性温，味苦、甘，归脾、胃经，能健脾益气、燥湿利水、止汗、安胎，用于治疗脾虚食少、腹胀泄泻、痰饮眩悸、水肿、自汗等。

中药单方

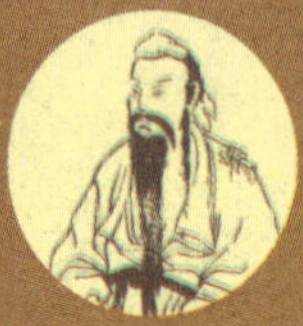

外科

胆结石 >>

胆结石是指发生在胆囊内的结石所引起的疾病，是一种外科常见病。随年龄增长，发病率逐渐升高，女性患者明显多于男性患者。中医认为，胆结石的发生是因为气滞血瘀，胆汁排泄不畅，日积月累，久受煎熬，聚结成石，而结石阻滞，故不通则痛。

单方01 排石止痛汤

【用料】 柴胡10克，白芍15克，枳壳15克，香附15克，延胡索15克，川楝子15克，郁金15克，甘草10克。

【用法】 水煎服，每日1剂，每日服2次。

【功效】 疏肝理气、排石止痛。主治肝郁气滞型胁痛或绞痛时牵掣背部疼痛，症见心烦易怒、不欲饮食。

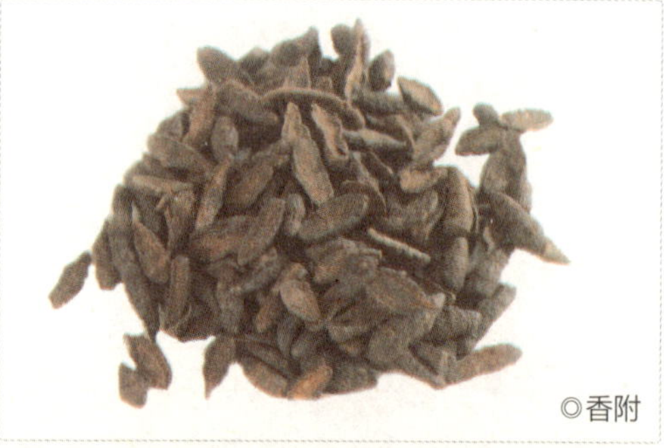

◎香附

药材介绍

香附性平，味辛、微苦、微甘，归肝、脾、三焦经，具有理气解郁、调经止痛的功效，用于治疗肝郁气滞，胸胁、脘腹胀痛，消化不良，月经不调，寒疝腹痛，乳房胀痛等。

单方02 利胆排石汤

【用料】 柴胡15克，枳实15克，黄芩15克，半夏10克，白芍20克，延胡索15克，大黄7.5克，郁金10克，鸡内金10克，金钱草30克，甘草10克。

【用法】 水煎服，每日1剂，每日服2次。

【功效】 清热泻火、利胆排石。主治胆火炽盛型胁痛及脘腹灼热疼痛。

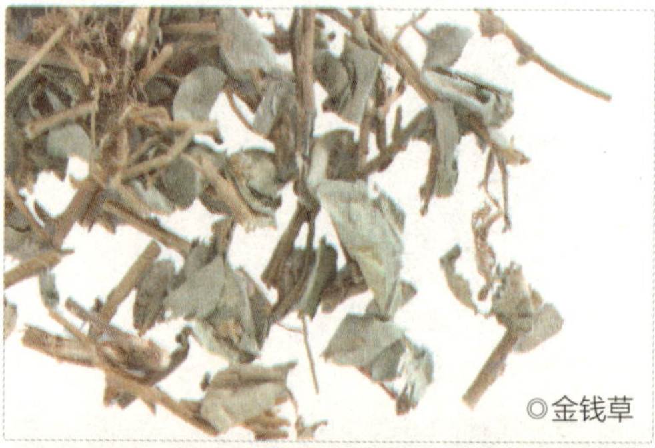

◎金钱草

药材介绍

金钱草性微寒、味甘、咸，归肝、胆、肾、膀胱经，具有清热解毒、散瘀消肿、利湿退黄之功效，可用于治疗热淋、石淋、尿涩作痛、黄疸尿赤、痈肿疔疮、肝胆结石、尿路结石等。

中药单方

皮肤科

湿疹>>

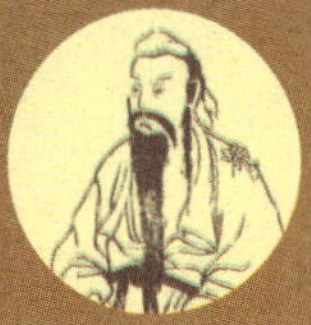

湿疹是一种常见的炎性皮肤病。中药外敷用于治疗无渗出的湿疹，可起到凉血、清热、解毒的作用。土茯苓、天葵子、白鲜皮等中药材具有清热、除湿、解毒的功效，在皮肤病治疗中比较常用。

单方01 清热利湿汤

【用料】龙胆草、山茱萸、牡丹皮各10克，白茅根20克，生地黄15克，金银花10克，车前草20克，生石膏、六一散各30克。

【用法】水煎服，每日2次，6日为1个疗程。

【功效】清热利湿，佐以凉血。主治湿疹。

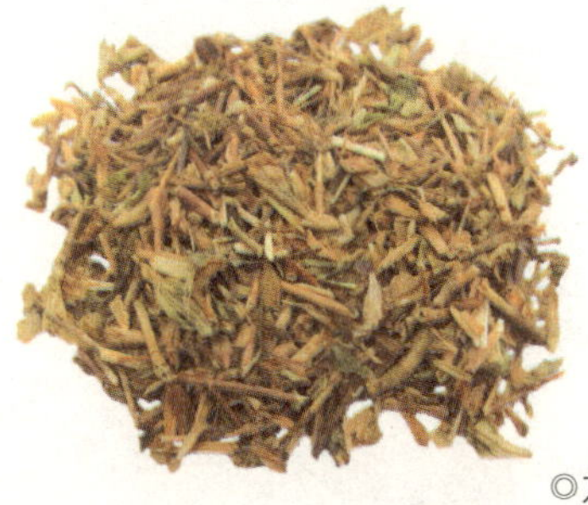

◎龙胆草

药材介绍

龙胆草性寒，味苦，归肝、肺经，具有清热燥湿、泻火解毒、除骨蒸、清虚热的功效，用于治疗湿热泻痢、黄疸、带下、热淋、湿疹瘙痒、目赤、耳聋、胁痛、口苦、惊风抽搐、骨蒸劳热、盗汗、遗精、疮疡肿毒等。结合其他中药，能清热利湿，对湿疹有一定的疗效。

单方02 蝉蜕汤

【用料】蝉蜕5克，苦参10克，土茯苓15克，生薏苡仁10克，白蒺藜10克，地肤子10克，白鲜皮10克，焦山栀10克，甘草5克，苍术10克。

【用法】水煎服，每日1剂。

【功效】清热解毒、祛风化湿。治疗湿疹。

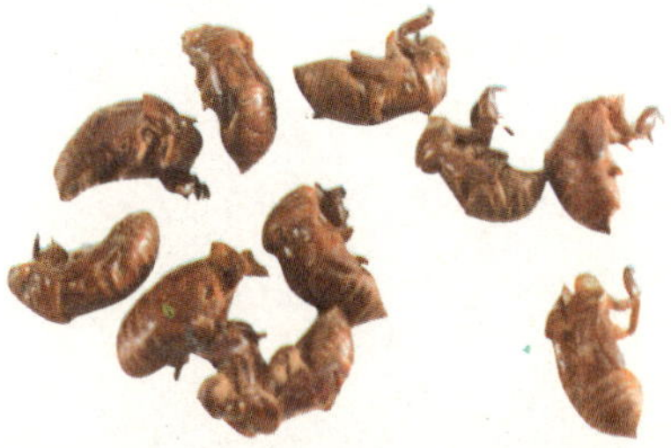

◎蝉蜕

药材介绍

蝉蜕性寒，味甘，归肺、肝经，具有散风除热、利咽透疹、退翳解痉的功效，用于治疗外感风热、发热恶寒、咳嗽，以及风疹、皮肤瘙痒等。蝉蜕因其清热作用主要为疏风热，故还多用于治疗麻疹初起透发不畅，常与牛蒡子、薄荷同用；但如热盛而疹出不畅，又可配伍紫草、连翘等。

中药单方

皮肤科

痤疮 >>

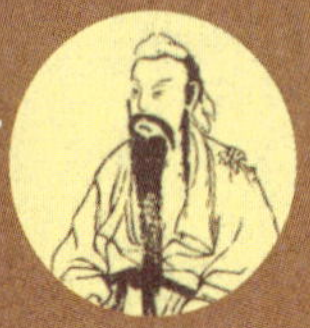

痤疮，俗称青春痘、粉刺、暗疮，是皮肤科常见病、多发病。痤疮常自青春期开始发生，好发于面、胸、肩胛间等皮脂腺发达部位，表现为黑头粉刺、炎性丘疹、继发性脓疱或结节、囊肿等。其多由肺气不宣，兼感风寒、风热、风湿，以致毛窍闭塞，郁久化火，致经络不通，痰凝血瘀所引起。

单方01 薏苡仁方

【用料】 薏苡仁 30 克，苦参 20 克，龙胆草、泽泻、刺蒺藜各 10 克，连翘 15 克，地龙 10 克，金银花 15 克，皂角刺 3 克，甘草 3 克。

【用法】 水煎服，每日 1 剂，连服 8 剂。大便干者加大黄；痤疮红肿者加重金银花、连翘用量，或加紫花地丁；湿热盛者加土茯苓、白鲜皮。

【功效】 对痤疮有一定的治疗作用。

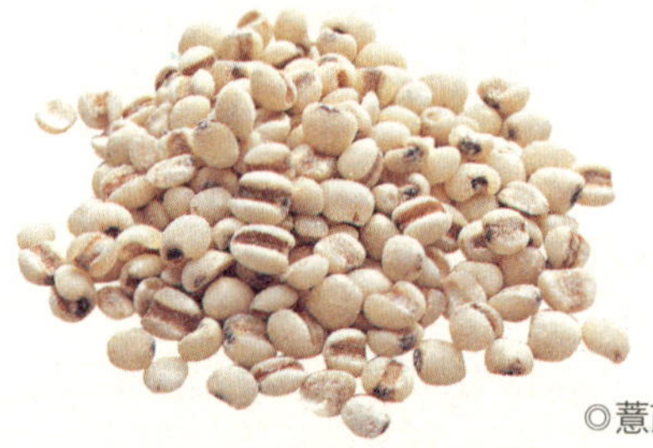

◎薏苡仁

药材介绍

薏苡仁性凉，味甘、淡，归脾、胃、肺经，有利水消肿、健脾祛湿、舒筋除痹、清热排脓等功效，为常用的利水渗湿药。薏苡仁又是一种美容食品，常食可以保持人体皮肤光泽细腻，对消除斑雀、老年斑、妊娠斑、蝴蝶斑具有一定辅助作用，对皮肤脱屑、痤疮、皲裂、粗糙等都有良好疗效。

单方02 大黄方

【用料】 大黄、黄连、黄芩、黄柏、知母各 10 克，夏枯草 15 克，皂角刺、牡丹皮各 10 克，菊花 20 克，连翘 12 克。

【用法】 加水煎沸 15 分钟，滤出药液；再加水煎 20 分钟，去渣；合并两煎药液并搅拌均匀，分服，每日 1 ~ 2 剂。

【功效】 对痤疮有治疗作用。

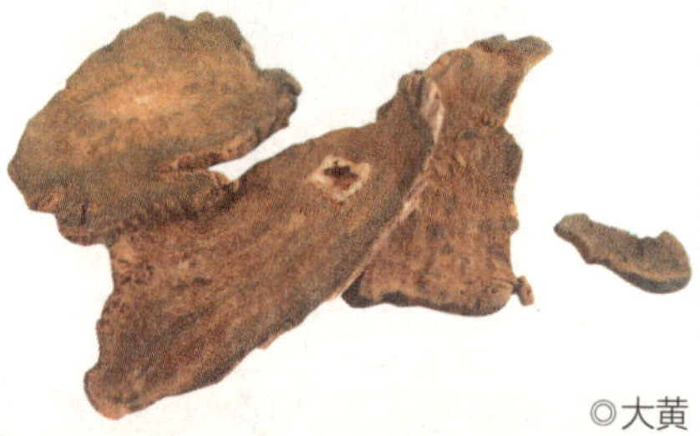

◎大黄

药材介绍

大黄性寒，味苦，归胃、大肠、肝、心包经，具有攻积滞、清湿热、泻实火、凉血解毒的功效，主治实热便秘、热结胸痞、湿热泻痢、淋病、水肿腹满、目赤、口舌生疮、吐血、便血、尿血、经闭、产后瘀滞腹痛、症瘕积聚、跌打损伤、热毒痈疡、丹毒、烫伤等，对痤疮有一定的疗效。

单方03 银花方

【用料】金银花30克，连翘、黄芩、川芎、当归各12克，桔梗、牛膝各9克，野菊花15克。

【用法】水煎服，每日1剂。

【功效】对痤疮有治疗作用。

单方04 白花蛇舌草方

【用料】白花蛇舌草30克，半枝莲30克，薏苡仁20克，苍术20克，板蓝根25克，莪术15克，牡丹皮15克，玄参20克，甘草10克。

【用法】水煎服，每日1剂。

【功效】对痤疮有治疗作用。

单方05 丹参粉

【用料】丹参100克。

【用法】将丹参研成细粉，装瓶备用。每次取3克，每日3次内服。一般服药2周后痤疮开始好转；6～8周痤疮数量开始减少；以后可逐渐减量（每日1次，每次3克）。

【功效】活血化瘀，治疗痤疮。

单方06 土茯苓方

【用料】土茯苓30克，生地黄15克，赤芍10克，黄柏15克，蒲公英、茜草各10克，地肤子、金银花、板蓝根各15克。

【用法】水煎服，每日1剂。

【功效】清热解毒、活血祛湿。适用于痤疮患者。

单方07 生枇杷叶

【用料】生枇杷叶（去毛），霜桑叶、麦冬、天冬、黄芩、杭菊花、生地黄、白茅根、白鲜皮各12克，地肤子、牛蒡子、白芷、桔梗、茵陈、牡丹皮、苍耳子各9克。

【用法】水煎服，每日1剂。

【功效】对痤疮有治疗作用。

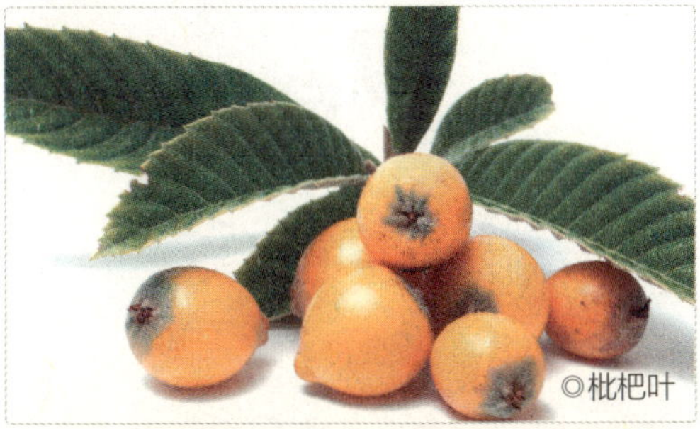

◎枇杷叶

药材介绍

枇杷叶性微寒，味苦，归肺、胃经，具有清肺止咳、和胃降逆、生津止渴的功效，用于治疗肺热咳嗽、气逆喘急、胃热呕吐、哕逆等。结合其他中药服用，对痤疮有一定的治疗作用。

单方08 白芷苦参汤

【用料】白芷10～30克，苦参5～10克，白花蛇舌草10～30克，丹参20～30克，川椒3～5克，淫羊藿5～10克，甘草5～10克。

【用法】水煎服。

【功效】对痤疮有治疗作用。

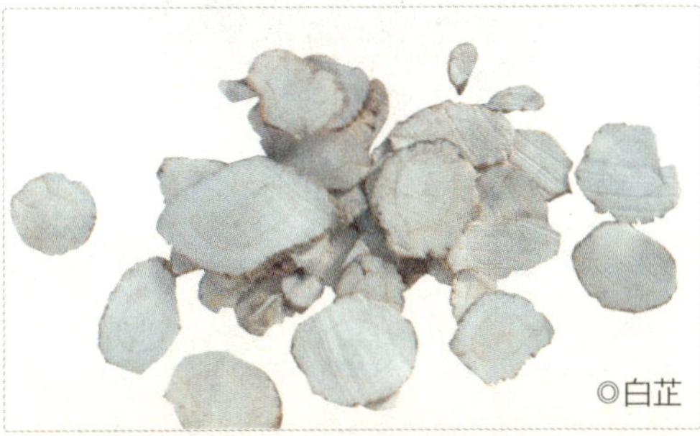

◎白芷

药材介绍

白芷性温，味辛，归肺、大肠、胃经，具有解表散寒、祛风止痛、通鼻窍、消肿排脓、生肌止痛等功效，用于治疗头痛、齿痛、鼻渊、寒湿腹痛、肠风痔漏、赤白带下、痈疽疮疡、痤疮、疥癣等。

单方09 蕺菜汁

【用料】蕺菜叶 20 克。

【用法】加水煎成浓汤，口服，每日数次。同时，将蕺菜叶捣烂，取其汁，涂抹于患处，每日 4 次。

【功效】活血通络。善治痤疮。

单方10 银花连翘方

【用料】金银花、连翘、枇杷叶、桑白皮、黄芩、生地黄、牡丹皮、赤芍、荆芥各 15 克，甘草 5 克。

【用法】水煎服，每日 1 剂。

【功效】对痤疮有治疗作用。

单方11 苦参首乌方

【用料】苦参、生何首乌、土茯苓各 20 克，牛膝 15 克，黄芩、浮萍、牡丹皮、白芷、荆芥、防风、桔梗、皂角刺各 10 克。

【用法】水煎服，每日 1 剂。

【功效】对痤疮有治疗作用。

单方12 清热解毒汤

【用料】金银花、紫花地丁、野菊花、黄芩、知母、白芷、赤芍、连翘、甘草各 10 克。

【用法】水煎服。

【功效】清热解毒。主治以脓疱、丘疹为主的热毒型痤疮。

单方13 薏苡仁穿心莲

【用料】穿心莲、薏苡仁、败酱草各 30 克。

【用法】水煎服，每日 1 剂，分 2 次服。

【功效】清热解毒。善治痤疮。

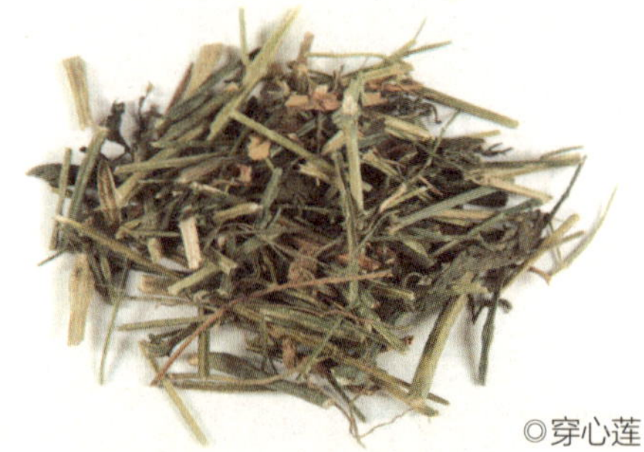

◎穿心莲

药材介绍

穿心莲性寒，味苦，归心、肺、大肠、膀胱经，具有清热解毒、凉血消肿、燥湿等功效，用于治疗感冒发热、咽喉肿痛、口舌生疮、痤疮、顿咳劳嗽、泄泻痢疾、热淋涩痛、痈肿疮疡、毒蛇咬伤等。

单方14 油浸使君子方

【用料】香油、使君子各适量。

【用法】将使君子去壳，取出仁放入铁锅内，用小火炒至微有香味，晾凉，放入香油内浸泡 1 ~ 2 日。每晚睡前吃使君子仁 3 个（成人量），10 日为 1 个疗程。

【功效】润燥，消积，杀虫。善治痤疮。

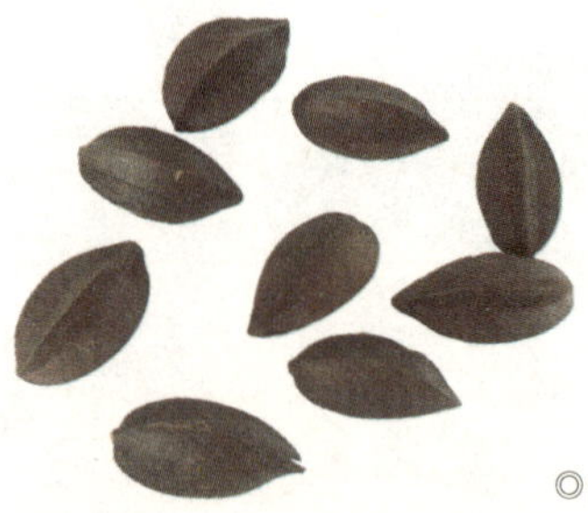

◎使君子

药材介绍

使君子性温，味甘，归脾、胃经，具有健脾胃、消积、驱虫等功效，主治虫积腹痛、小儿疳积、腹胀泻痢、小儿百病疮癣等。使君子用量不宜过大，否则会引起恶心、眩晕等不良反应。

中药单方

皮肤科

疥疮 >>

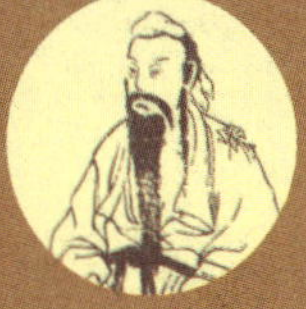

疥疮又称为“虫疥”“癞疥疮”，是一种螨虫寄生在皮肤表面而引起的传染性疾病。一般由手指或手指缝处发生，渐渐蔓延到全身，只有头面不易波及。中医认为，疥疮是外受虫毒、内蕴湿热而生于肌肤。其大多是因个人卫生不良，或接触患有疥疮之人而被传染，也有的是因风、湿、热、虫郁于肌肤引起的。

单方01 苍术苦参末

【用料】 苍术500克，苦参250克，蜂蜜适量。

【用法】 上药共研为末，与蜂蜜做成6克左右的丸药。每次服1丸，每日服2次。

【功效】 适用于疥疮水疱破溃流黄水者。

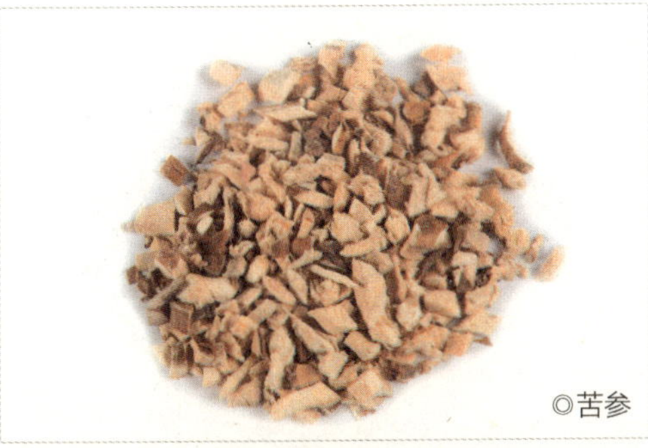

◎苦参

药材介绍

苦参性寒，味苦，归心、肝、胃、大肠、膀胱经，具有清热、燥湿、杀虫、利尿的功效，用于治疗热痢、便血、黄疸尿闭、赤白带下、阴肿阴痒、湿疹、湿疮、疥疮、皮肤瘙痒、疥癣麻风等，外用治疗滴虫性阴道炎。

单方02 清热利湿汤

【用料】 荆芥、桑叶、牡丹皮各6克，苦参、黄柏、连翘、地肤子、茯苓皮各10克，金银花、萆薢各12克。

【用法】 水煎服，每日1剂。

【功效】 清热利湿，对疥疮有治疗作用。

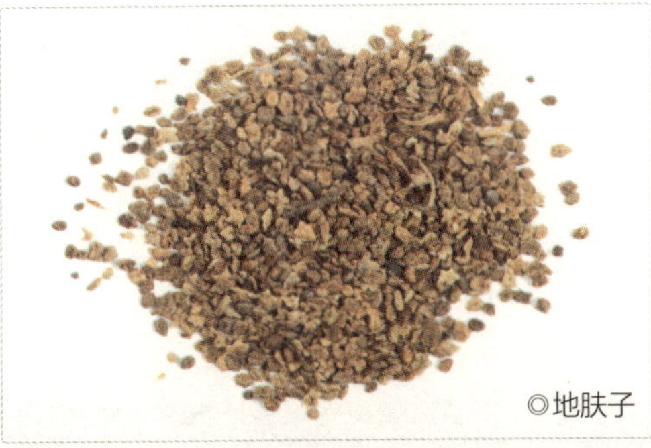

◎地肤子

药材介绍

地肤子为藜科植物地肤的果实，主产于江苏、山东、河南、河北，秋季果实成熟时采收植株，晒干，打下果实。地肤子性寒，味辛、苦，归肾、膀胱经，具有清热利湿、祛风止痒的功效，用于治疗小便涩痛、阴痒带下、风疹、湿疹、皮肤瘙痒等。

中药单方

皮肤科

斑秃 >>

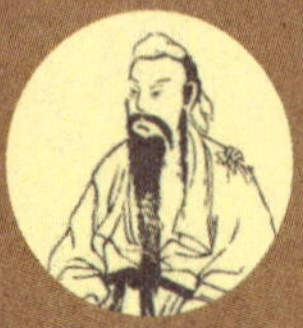

斑秃是脱发的一种，特征是头发呈片状脱落，民间俗称“鬼剃头”。中医认为血虚生风，发失滋荣，久之就会导致斑秃。中医有云“肝藏血”“发为血之余”，故大凡脱发，治疗以养肝补肾、养血活血为主。

单方01 茯苓粉

【用料】茯苓适量。

【用法】将茯苓研成细粉，用温开水送服。每次 10 克，每日 2 次，连续服药，以出新发为度。

【功效】活血、通络、生发。治斑秃。

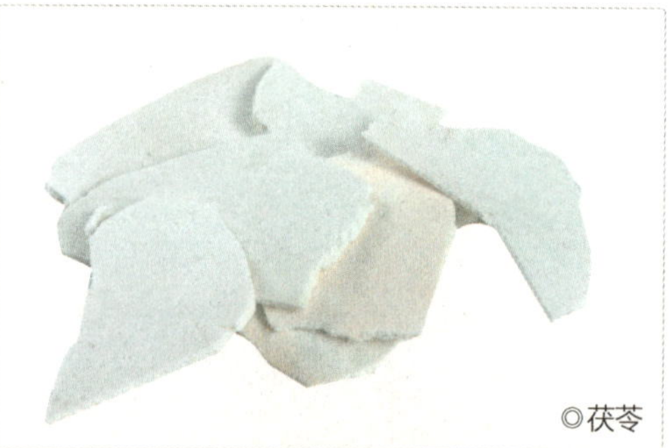

◎茯苓

药材介绍

茯苓性平，味甘、淡，归心、肺、脾、肾经，具有利水渗湿、益脾和胃、宁心安神之功用，用于治疗小便不利、水肿胀满、痰饮咳逆、遗精、淋浊、惊悸、健忘等。茯苓之利水，是通过健运脾肺功能而达到的。茯苓的功效非常广泛，将它与各种药物配伍，不论寒、温、风、湿诸疾，都能发挥独特疗效。

单方02 补血生发汤

【用料】黑芝麻 50 克，何首乌 50 克，蜂蜜 120 克。

【用法】将黑芝麻、何首乌共研末，与蜂蜜共做丸，每丸重 6 克。每次服 1 ~ 2 丸，每日服 2 次。

【功效】补血生发，对斑秃有治疗作用。

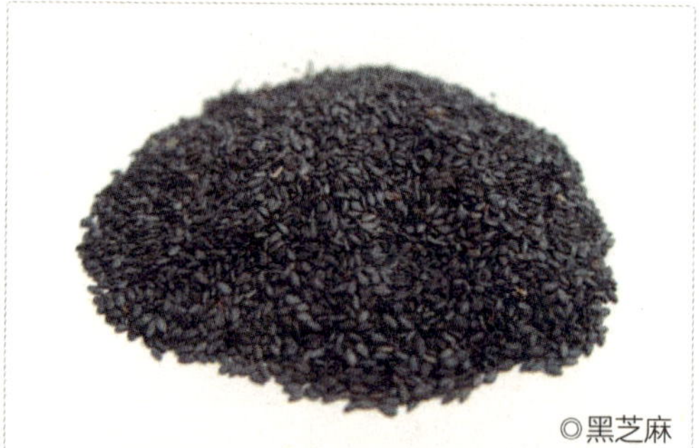

◎黑芝麻

药材介绍

黑芝麻性平，味甘，归肝、肾、大肠经，具有补肝肾、润五脏、益气力、长肌肉、填脑髓的作用，可用于治疗肝肾精血不足所致的眩晕、须发早白、脱发、四肢乏力、五脏虚损、皮燥发枯、肠燥便秘等病症。

中药单方

皮肤科

脱发 >>

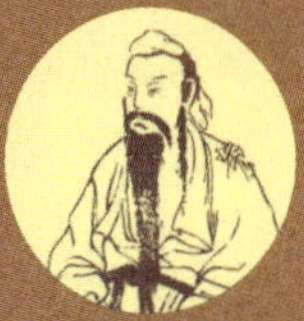

脱发是由多种原因引起的毛发脱落的现象，生理性的原因如妊娠、分娩；病理性的原因如伤寒、肺炎、贫血及癌肿等。另外，用脑过度、营养不良、内分泌失调等也可能引起脱发。其在临床上分为脂溢性脱发、先天性脱发、症状性脱发、斑秃等。中医认为，脱发多由肾虚或血虚，不能上荣于毛发，或血热风燥，湿热上蒸所致。

单方01 白芍当归煎剂

【用料】白芍、当归、何首乌藤、熟地黄、女贞子、蛇床子、旱莲草各15克，黑芝麻30克，川芎12克，牡丹皮12克，红花10克，防风10克，白鲜皮30克。

【用法】水煎服，每日1～2次。

【功效】养血润燥、祛风止痒。治头皮屑多、斑秃、全秃、脂溢性脱发。

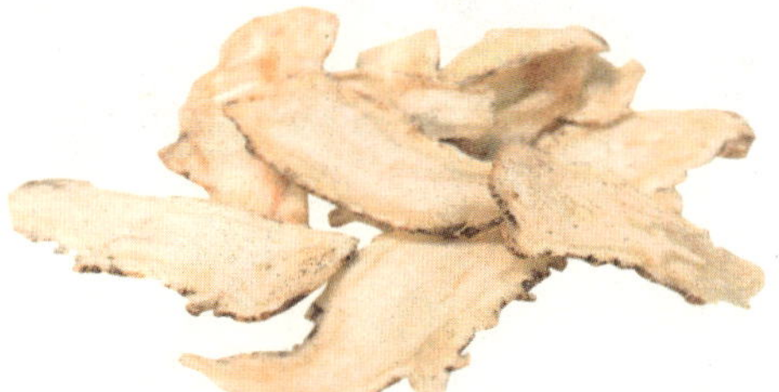

◎当归

药材介绍

当归为多年生草本植物，以根入药。当归性温，味甘、辛，归肝、心、脾经，具有补血活血、调经止痛、润肠通便的功效，用于治疗血虚萎黄、眩晕心悸、月经不调、肠燥便秘、跌仆损伤、痈疽疮疡等。

单方02 柏叶五味丹参方

【用料】侧柏叶30克，五味子、丹参、黄精各20克，生地黄、玉竹、益母草各15克，何首乌、防风、川芎、荆芥、桃仁、牡丹皮各10克。

【用法】上药冷水浸20分钟后煎煮。首煎沸以小火煎30分钟，二煎沸以小火煎20分钟。两煎药液混匀，总量约250毫升，每日1剂，早、晚2次温服。

【功效】活血生发。治各种脱发症。

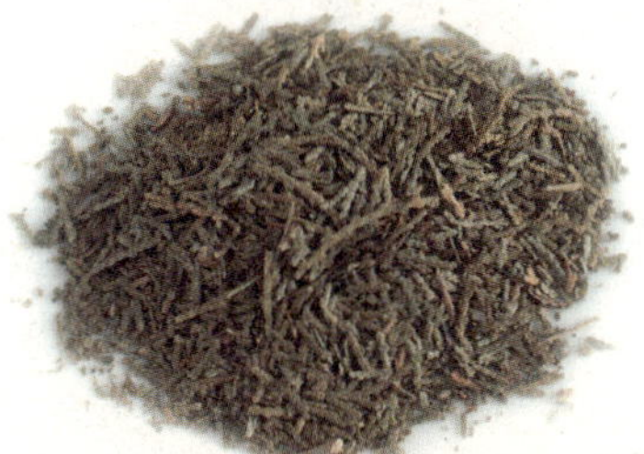

◎侧柏叶

药材介绍

侧柏叶为柏科植物侧柏的嫩枝叶。侧柏叶性寒，味苦、涩，归肺、肝、脾经，具有凉血、止血、祛风湿、散肿毒的功效，用于治疗吐血、尿血、肠风、崩漏、风湿痹痛、细菌性痢疾、高血压、咳嗽、丹毒、痄腮、烫伤等。侧柏叶还有乌须发、止咳喘的功效。

单方03 首乌汤

【用料】制何首乌24克，熟地黄15克，侧柏叶15克，黄精15克，枸杞子12克，骨碎补12克，当归9克，白芍9克，大枣5枚。

【用法】水煎服，每日1次。

【功效】对脱发有治疗作用。

单方05 茵陈地黄煎剂

【用料】茵陈30克，生地黄30克，马齿苋30克，制何首乌30克，金银花30克，白鲜皮20克，防风6克，荆芥10克，连翘15克，当归15克。

【用法】水煎服，每日服2次。

【功效】疏风清热、凉血活血。治脂溢性脱发、头皮瘙痒。

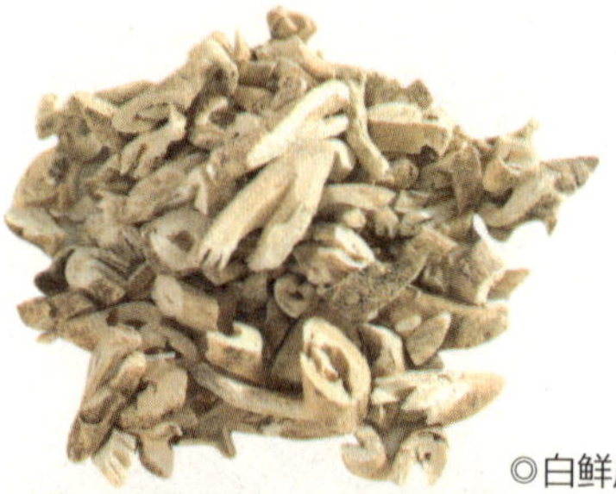

◎白鲜皮

药材介绍

白鲜皮性寒，味苦，归脾、胃、膀胱经，具有清热燥湿、祛风止痒、解毒等功效，用于治疗风热湿毒所致的风疹、湿疹、疥癣、黄疸、湿热痹。结合茵陈、生地黄使用，对脱发、斑秃等有一定的治疗作用。

单方04 首乌黑豆煎剂

【用料】黑豆、何首乌各20克，黄芪、黑芝麻、阿胶（烊化）各15克，白术、桂圆肉各12克，大枣9枚。

【用法】水煎服，每日1剂，同时外用桑白皮300克煎汤涂擦患处，每日2～3次。

【功效】活血，通络。治斑秃脱发。

单方06 芝麻当归煎剂

【用料】黑芝麻30克，当归20克，熟地黄20克，生地黄20克，制何首乌20克，侧柏叶15克，旱莲草20克。

【用法】先将上药用冷水泡1小时，然后用大火煎煮，再改为小火，煎30分钟即可。饭后服用，每日2～3次，每剂药可煎服3次。

【功效】滋阴，补肾，生发。治脱发。

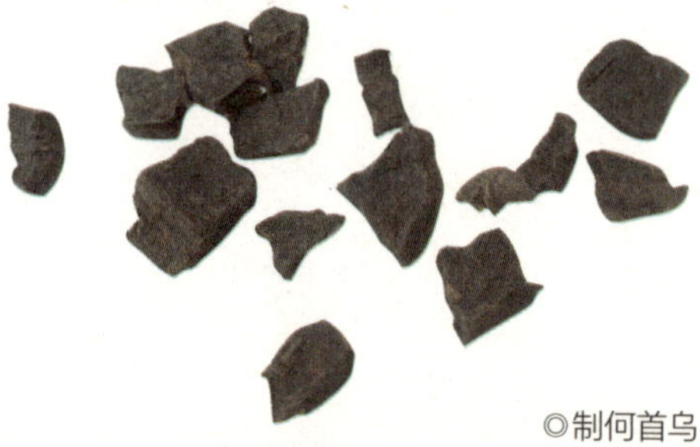

◎制何首乌

药材介绍

制何首乌为蓼科植物何首乌的干燥块根，性微温，味苦、甘、涩，归肝、肾、心经，具有养血祛风、补益精血、乌须发、强筋骨、补肝肾的功效。何首乌加工炮制后可制成制何首乌。

单方07 首乌地黄方

【用料】何首乌 20 克，熟地黄 20 克，补骨脂 15 克，川芎 15 克，牛膝 15 克，菟丝子 15 克，黄芪 15 克，木瓜 15 克，羌活 12 克，防风 12 克。

【用法】水煎服，每日 1 ~ 2 次。

【功效】益气，养血，补肾。治脱发。

单方08 熟地黄通络方

【用料】熟地黄 20 克，莱菔子 20 克，天麻 15 克，当归 15 克，羌活 12 克，木瓜 12 克，桑葚 12 克，旱莲草 10 克，何首乌 10 克，川芎 9 克，菊花 9 克。

【用法】水煎服，每日 1 ~ 2 次。

【功效】活血，通络。治脱发。

单方09 首乌芝麻糊

【用料】黑芝麻 500 克，何首乌 500 克，旱莲草 500 克，黑豆 1500 克。

【用法】将上药加水浸泡 6 小时，再用小火煎至豆熟无水，以不煳为度，将豆取出。每日早、晚空腹各服 20 ~ 30 粒。

【功效】滋阴，补血。治青年脱发。

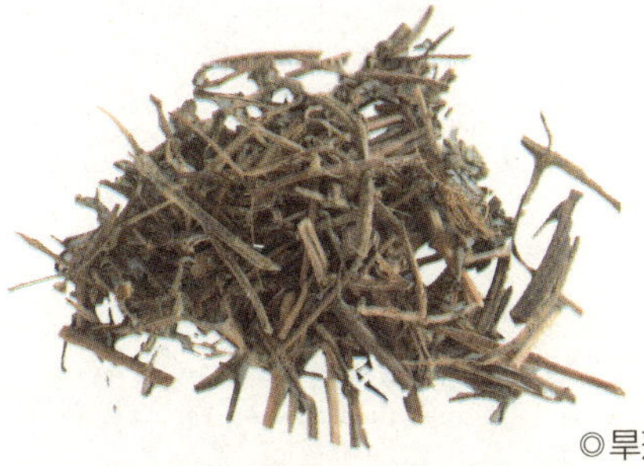

◎旱莲草

药材介绍

旱莲草性寒，味甘、酸，归肝、肾经，具有凉血止血、补肾益阴的功效，主要用于治疗阴虚火旺、血热妄行引起的一切出血性疾病，以及肝肾阴虚引起的齿枯、发白等，可配伍用或单用。

单方10 鸡内金末

【用料】鸡内金（炒）100 克。

【用法】将炒鸡内金研成细末，饭前用温开水送服。每次 1.5 克，每日 3 次，连服 20 日以上。

【功效】对脱发有治疗作用。

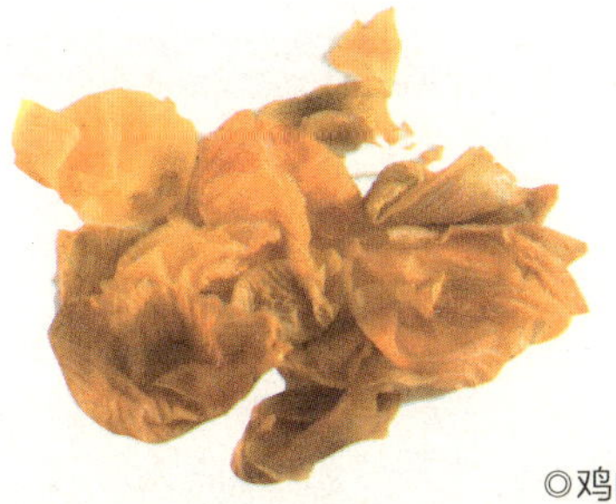

◎鸡内金

药材介绍

鸡内金具有消食健胃、涩精止遗的功效。近年来，中医不断挖掘鸡内金治脱发、白发的古方，临床经验证明，鸡内金末对毛发干枯不泽、形体消瘦、目黯神疲、头发脱落等有效。

单方11 首乌当归丸

【用料】 何首乌、当归、川芎、熟地黄、木瓜各适量。

【用法】 将上药研碎，和为丸，每丸重0.5克，用温开水送服。每次4丸，每日2次。

【功效】 养血祛风、益肾生发。治脱发。

单方12 制首乌方①

【用料】 制何首乌25克，生地黄15克，菟丝子20克，蛇蜕8克，白芍15克，当归10克，天麻10克，川芎6克。

【用法】 每剂药煎3次，将前2次药液内服，第3次药液洗头。每日1剂。

【功效】 活血，通络。治青年脱发。

单方13 制首乌方②

【用料】 制何首乌25克，当归20克，黑芝麻20克，侧柏叶15克，生地黄15克，熟地黄15克。

【用法】 水煎服，每日1剂，分早、晚2次服用，连服3～4个月。

【功效】 养血，生发。治各种类型的脱发。

药材介绍

制何首乌味苦、甘、涩，性微温，归肝、肾、心经。它具有滋补肝肾、益精血、乌须发、强筋骨的功效。常用于治疗因肝肾亏虚引起的各种症状，如头发早白、腰膝酸软、听力减退、眼睛干涩等。制何首乌还可用于治疗因血虚引起的症状，如面色苍白、贫血、心悸、失眠等。

单方14 全蝎薏苡仁汤

【用料】 全蝎10克，薏苡仁30克，黄柏、黄芩、栀子各9克，地肤子、茵陈、徐长卿，白鲜皮、乌梅各15克，蜈蚣2条。

【用法】 水煎服，每日1剂，10剂为1个疗程。每个疗程间隔3日。

【功效】 对脱发有治疗作用。

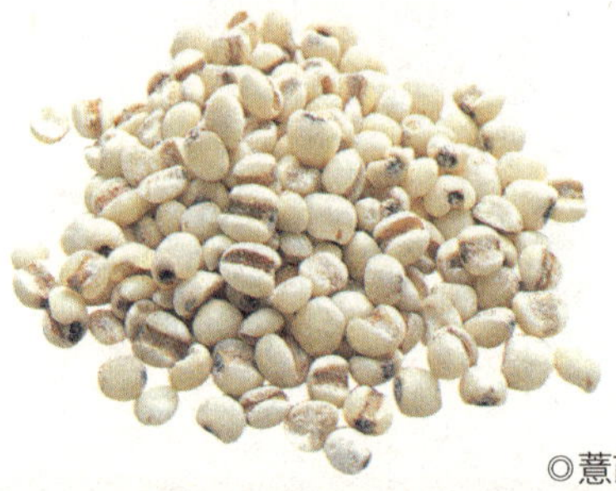

◎薏苡仁

药材介绍

薏苡仁性凉，味甘、淡，归脾、胃、肺经，具有健脾渗湿、除痹止泻的功效，可用于治疗水肿、脚气、小便不利、湿痹拘挛、脾虚泄泻等。与全蝎结合使用，对脱发有一定的疗效。

中药单方

皮肤科

荨麻疹 >>

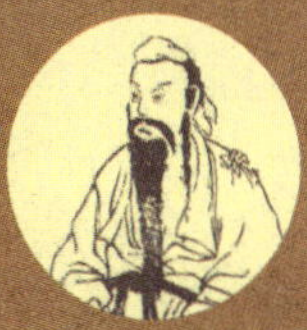

荨麻疹俗称“风疹块”“风疙瘩”，是一种常见的过敏性皮肤病，人在接触变应原的时候，会在身体不特定的部位冒出一块块形状、大小不一的红色斑块，这些产生斑块的部位，会出现发痒的情形。

本病可因外界冷热刺激，或因食物、药物、生物制品、病灶感染、肠寄生虫或精神刺激等因素而诱发。中医学认为，本病是由风寒、风热、风湿之邪侵犯人体肌肤而成。

单方01 黑芝麻糖酒方

【用料】黑芝麻、黄酒、白糖各适量。

【用法】黑芝麻微炒，研末备用。每次用黑芝麻与黄酒各3汤匙，调匀，放入碗中隔水炖，水开15分钟后，加白糖适量即可。晨起空腹或饭后2小时服下，每日2次。

【功效】本方补益肝肾，适用于妇女冲任不调型风疹块，该型风疹块常在月经前2～3日发作，月经后逐渐减轻或消失。

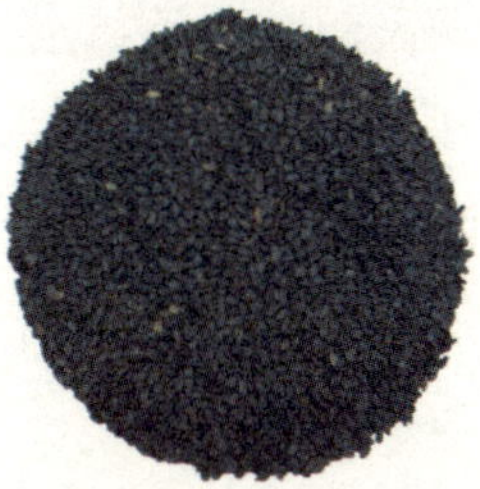

◎黑芝麻

药材介绍

黑芝麻为脂麻科植物脂麻的干燥成熟种子。黑芝麻种子呈扁卵圆形，表面黑色，平滑或有网状皱纹，先端有棕色点状种脐。种皮薄，子叶2枚，白色，富油性。

单方02 生地甲鱼汤

【用料】生地黄18克，甲鱼1只，苏叶适量。

【用法】将甲鱼洗净，与生地黄炖熟，放苏叶稍煮片刻即成。喝汤吃肉，每日1剂，连服8～10剂。

【功效】适用于血虚型荨麻疹。常见于老年人或久病之后，风疹色淡红，日轻夜重，或疲劳时加重。

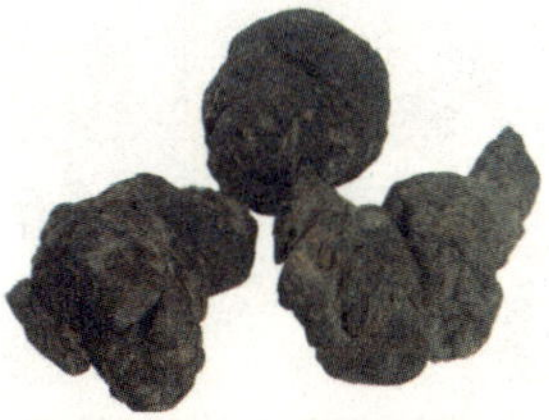

◎生地黄

药材介绍

生地黄为玄参科植物地黄的干燥块根，呈不规则团块状或长圆形，中间膨大，两端稍细。表面棕黑色或棕灰色，质地坚实，不易折断，断面棕黑色或乌黑色，有光泽，具黏性。

中药单方

皮肤科

少白头>>

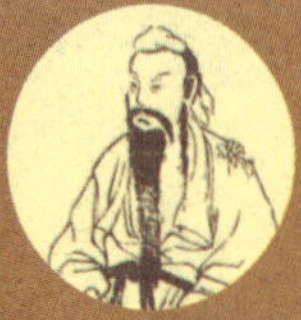

中医学中有“肝主藏血”“发为血之余”“肾主藏精”“（肾）其华在发”“心主血脉”“肺主皮毛”的说法，也就是说，头发的生长和色泽变化，与五脏六腑的功能盛衰、阳气精血的温煦濡养息息相关。中医上治疗少白头，常需补肝血、补肾气。

单方01 健脾利湿汤

【用料】生地黄、熟地黄各2500克，蜂蜜适量。

【用法】将两地黄研细，以蜜为丸，如绿豆大。每次服10克，每日3次，以白酒送下。

【功效】本方对肝郁脾湿引起的白发有治疗作用。症见肝气郁滞，损及心脾，致脾伤运化失职，气血生化无源，故生白发。

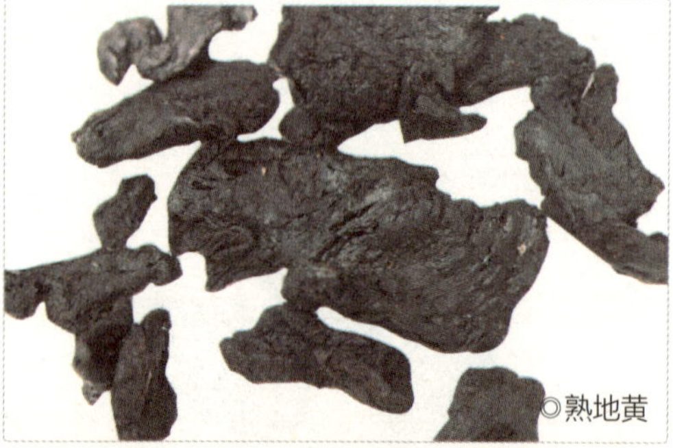

◎熟地黄

药材介绍

熟地黄经生地黄炮制后，药性由微寒转微温，补益性增强。熟地黄具有养血滋阴、填精益髓的功效，与生地黄合用，对肝郁脾湿引起的白发有显著治疗作用。

单方02 牛膝汤

【用料】牛膝2000克。

【用法】每次煎服20克，每日2次。

【功效】对于青壮年的头发早白有治疗作用。

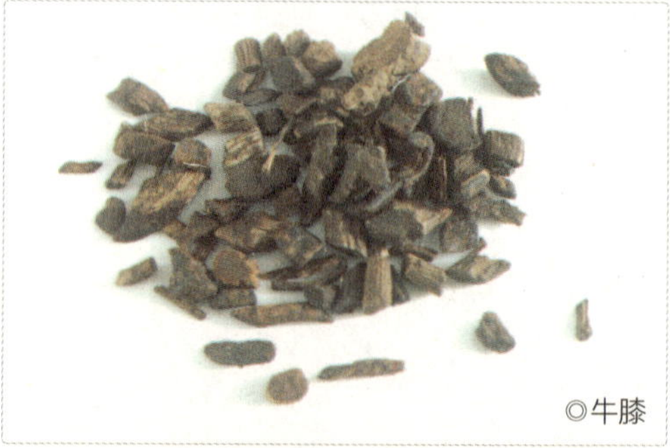

◎牛膝

药材介绍

牛膝性平，味苦、甘、酸，归肝、肾经，具有活血通经、利尿通淋、清热解毒的功效。牛膝能疗伤中少气，补中续绝，填骨髓；妇人月水不通，益精，利阴气，止发白。

单方03 梧子首乌汤

【用料】梧桐子 15 克，何首乌 25 克，黑芝麻 15 克，熟地黄 25 克。

【用法】水煎服，代茶饮。

【功效】对白发有治疗作用。

单方04 生地黄桑葚末

【用料】生地黄 30 克，桑葚 30 克。

【用法】将生地黄、桑葚共捣末，每次服 3 ~ 5 克，每日 2 ~ 3 次。

【功效】补肾乌发。治白发。

单方05 滋阴凉血汤

【用料】女贞子 500 克，巨胜子 250 克。

【用法】水煎服，每次服 20 克，每日 2 ~ 3 次，温开水送下。

【功效】滋阴凉血。治疗阴虚血燥所致的白发。

单方06 补肾黑发汤

【用料】黑芝麻粉、何首乌粉各 150 克，白糖适量。

【用法】将上 2 味药加白糖适量，煮成浆状，以开水冲服，每晚 1 碗。

【功效】补血，益肾，乌发。主治精虚血弱所引起的白发。

单方07 何首乌黑豆方

【用料】何首乌、生地黄、杭白芍、当归、夏枯草、菊花、连翘、桑叶、牡丹皮各 9 克，黑芝麻、白茅根、黑豆各 30 克。

【用法】先服汤药数剂后，按上方 6 剂，共研细末，加蜜炼为丸，每丸重 9 克。每次 1 丸，每日服 2 ~ 3 次，以温开水送下。

【功效】养血凉血。治青年白发或须发早白。

妇产科

痛经 >>

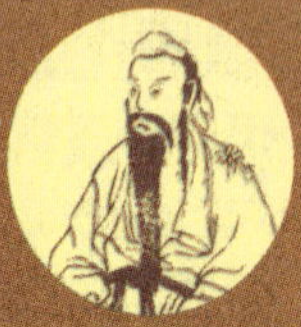

痛经是指女性在经期或经期前后出现下腹部疼痛，常伴有腹部坠胀、恶心、腹泻、腰酸痛及其他不适，严重的可出现面色苍白、手脚冰冷等症状。本病属于中医学“经行腹痛”的范畴，中医学认为其与情志所伤、起居不慎、六淫为害或素体虚弱有关，其病机为冲任瘀阻或寒凝经脉，使气血运行不畅，不通则痛。

单方01 活血止痛汤

【用料】当归10克，延胡索15克，香附10克，白芍20克，甘草6克，桃仁15克，红花5克，川楝子10克，制附子5克，生地黄20克。

【用法】共水煎，于月经干净后第5天始服药。连服5剂，每日1剂。

【功效】行气活血，化瘀止痛。

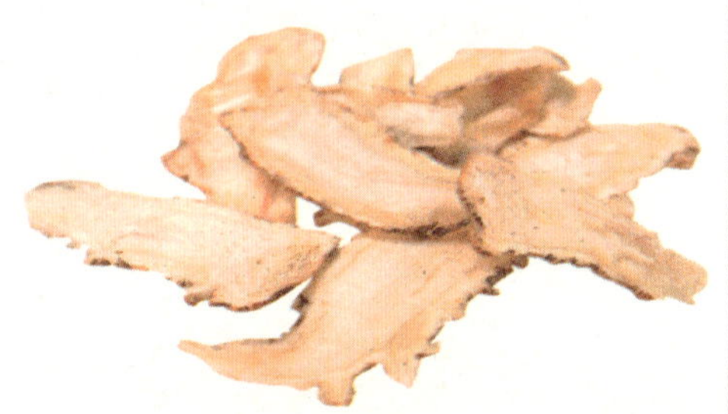

◎当归

药材介绍

当归性温，味辛、甘，归肝、心、脾经，具有补血、活血、调经止痛、润燥滑肠等功效。可用于治疗月经不调、痛经、崩漏、虚寒腹痛等。

单方02 当归延胡索酒

【用料】当归、延胡索、制没药、红花各15克，白酒1000毫升。

【用法】将上药共捣碎，以布包好，用酒浸泡于净器中，1周后即可取用。每日早、晚各空腹温饮1杯。

【功效】对月经欲来、腹中胀痛有治疗作用。

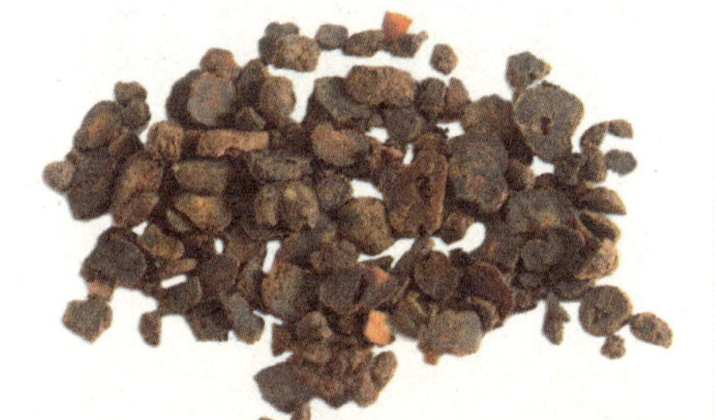

◎延胡索

药材介绍

延胡索又名元胡、玄胡，在中药材里为罂粟科植物延胡索的干燥块茎。性温，味辛、苦，归脾、肝经，能活血化瘀、行气止痛，尤以止痛之功效而著称，用于治疗全身各处气滞血瘀之痛，痛经、经闭、癥瘕、产后瘀阻、跌仆损伤、疝气作痛等。

单方03 樱桃叶汤

【用料】樱桃叶 20 ~ 30 克（鲜品、干品均可），红糖 20 ~ 30 克。

【用法】水煎服，取液 300 ~ 500 毫升，加入红糖溶化。经前服 2 次，经后服 1 次。

【功效】对痛经有治疗作用。

单方05 蔷薇根七叶莲方

【用料】鲜蔷薇根 60 克，七叶莲 9 克，米酒适量，鸡蛋 2 个。

【用法】将前 2 味加水煎煮，3 碗煎至 1 碗，去渣备用。鸡蛋煮熟去壳，入药液同煮，加适量米酒服食。月经来潮前 2 天开始服，每日 1 次。

【功效】对湿热下注所致的痛经有治疗作用。

单方07 艾叶藕节水

【用料】艾叶 15 克，五灵脂 12 克，藕节 15 克。

【用法】水煎服，每日 2 ~ 3 次。

【功效】对痛经有治疗作用。

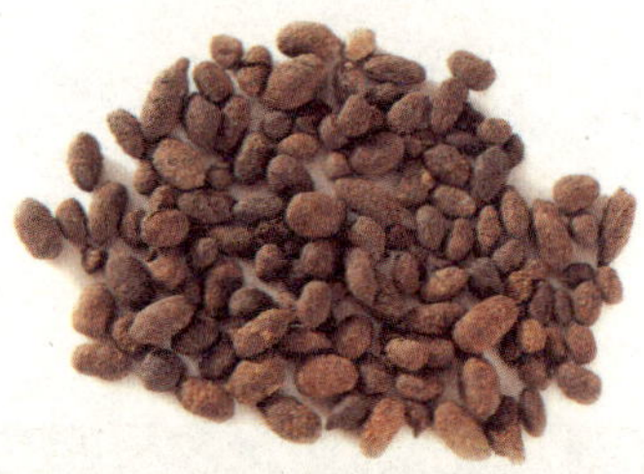

◎五灵脂

药材介绍

五灵脂性温，味甘，归肝、脾经，具有活血散瘀、止血（炒炭）的功效，用于治疗心腹瘀血作痛、痛经、血瘀经闭、产后瘀血腹痛。炒炭治崩漏下血；外用治跌打损伤，蛇虫咬伤。不宜与人参同用。

单方04 哈那鲨胎散

【用料】哈那鲨胎适量。

【用法】将哈那鲨胎焙黄，研细末。每次 3 克，每日 3 次，以黄酒冲服。

【功效】养血调经。治血虚痛经。

单方06 艾叶红花饮

【用料】生艾叶 10 克，红花 5 克。

【用法】将上药放入杯内，冲入开水 300 毫升，盖上杯盖，30 分钟后服下。一般在月经来潮前 1 天或经期服 2 剂。

【功效】对痛经有治疗作用。

单方08 荔枝核香附方

【用料】荔枝核、香附、黄酒各 30 克。

【用法】将荔枝核、香附研成细末，装入瓷瓶中密封保存，在痛经发生之前 1 天开始服用，每次服 6 克，以黄酒调服，每日 3 次。

【功效】对以气滞为主的实证痛经有治疗作用。

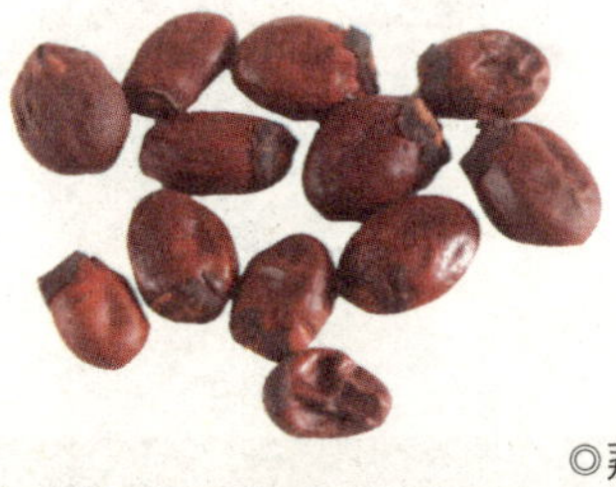

◎荔枝核

药材介绍

荔枝核为无患子科植物荔枝的干燥成熟种子。荔枝核性温，味甘、涩，归肝、肾经，具有行气散结、祛寒止痛的功效，用于治疗寒疝腹痛、睾丸肿痛、胃脘疼痛、经前腹痛等。

中药单方

妇产科

崩漏 >>

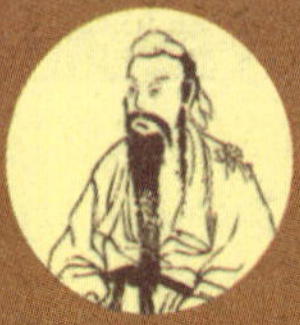

崩漏是中医名词，是指非经期经血暴下不止，或淋漓不尽，前者称崩中或经崩，后者称漏下或经漏。本病多发生在青春期及更年期。崩漏多由素体阳盛，或感受热邪；或肝郁化火，阴虚精亏，虚热内扰；或素体脾虚，饮食劳倦，损伤脾气，统摄无权；或感受寒湿，瘀血凝滞；或早婚早育，久病伤肾，封藏不固等引起。

单方01 固涩止痛汤

【用料】 当归10克，白及、茜草、海螵蛸各20克，生地榆、生龙骨、山茱萸、黄芪各30克，三七末（冲服）6克，食醋30毫升，高丽参末3克。

【用法】 水煎服，每日1剂，分2次服，连服5剂。血止后，去三七末，加茯苓30克，继服5剂。

【功效】 益气养血，固涩止痛，补血宁神。主治脾虚不摄血所致的崩漏。

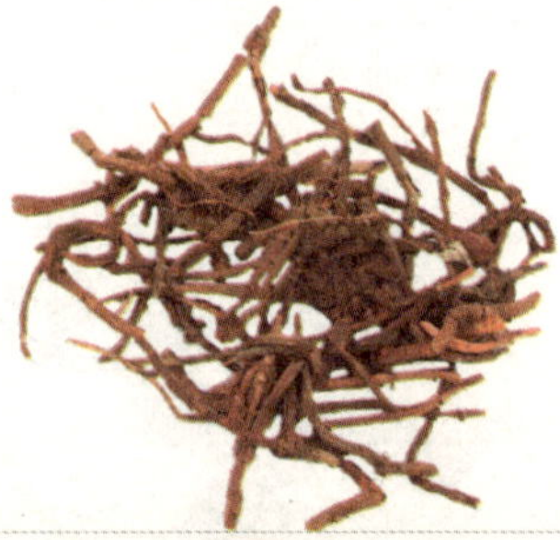

◎茜草

药材介绍

茜草为茜草科植物茜草的根茎。茜草根性寒，味苦，归肝经，具有行血止血、通经活络、止咳祛痰的功效，用于治疗吐血、衄血、尿血、便血、血崩崩漏、经闭、风湿痹痛、跌打损伤、瘀滞肿痛、黄疸、慢性气管炎等。

单方02 止血化瘀汤

【用料】 生地黄30克，白及15克，茜草根、海螵蛸、地骨皮、女贞子、旱莲草各20克，升麻、黄连、黄芩、甘草各6克，三七末（冲服）5克，生藕节汁（冲服）半碗。

【用法】 前11味水煎，每日1剂，连服5剂，送服三七末及生藕节汁。

【功效】 对阴虚血热所致的崩漏有治疗作用。

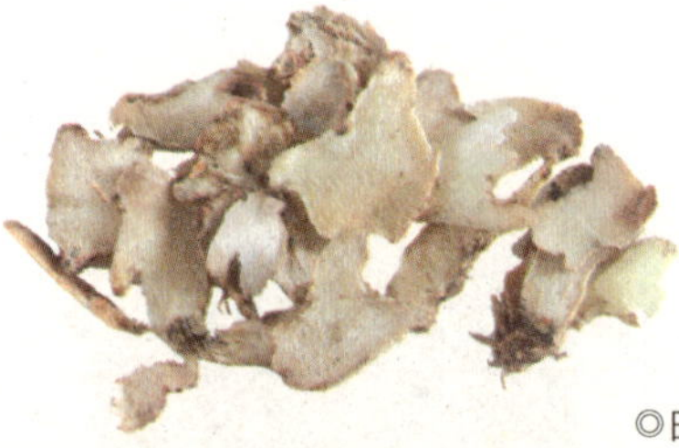

◎白及

药材介绍

白及为兰科植物白及的干燥块茎。白及性微寒，味苦、甘、涩，归肺、肝、胃经，具有补肺、止血、消肿、生肌、敛疮的功效，用于治疗肺伤咯血、衄血、金疮出血、痈疽肿毒、溃疡疼痛、汤火灼伤、手足皲裂等。

中药单方

妇产科

月经不调>>

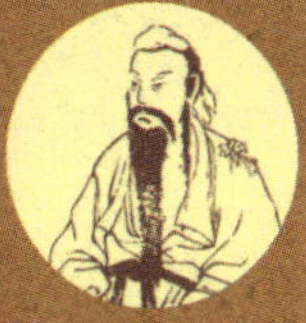

月经不调是一种常见的妇科疾病，表现为月经周期或出血量异常，或是月经前、经期腹痛等症状。月经不调在于气血失于调节而导致血海蓄溢失常，其病因多为肝气郁滞或者肾气虚衰，以肝郁为主，肝为肾之子，肝气郁滞，疏泄失调，子病及母，则使肾气闭藏失司，故常发展为肝肾同病。

单方01 滋阴养颜汤

【用料】生地黄20克，地骨皮15克，黄芩10克，沙参20克，甘草6克，白芍20克，三七末（冲服）4克，白及10克，旱莲草20克，女贞子20克，茜草根20克。

【用法】水煎服，分2次服。服7剂为1个疗程，每日1剂，以后于每月行经期间服1个疗程。

【功效】对月经不调有治疗作用。

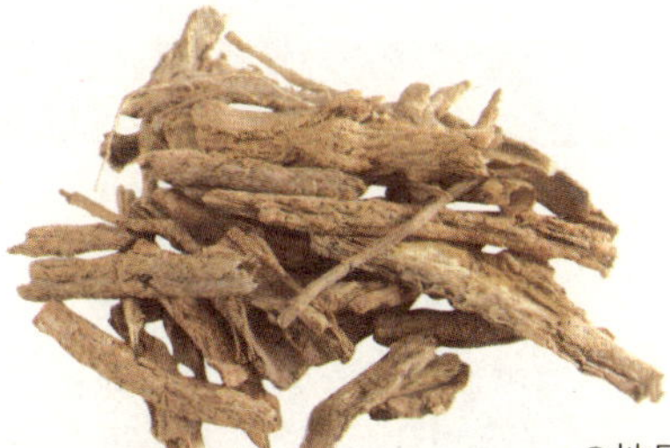

◎地骨皮

药材介绍

地骨皮为茄科植物枸杞的根皮。地骨皮性寒，味甘，归肺、肝、肾经，具有凉血除蒸、清肺降火的功效，用于治疗阴虚潮热、骨蒸盗汗、肺热咳嗽、咯血、衄血等；配合生地黄、黄芩、沙参等使用，对月经不调等有治疗作用。

单方02 养血美颜汤

【用料】党参15克，当归10克，黄连20克，熟地黄10克，肉桂3克，附子10克，菟丝子20克，续断15克，白芍10克，甘草6克。

【用法】每日1剂，每剂煎2次，分别于午饭、晚饭后服用，连服1周。此后于每月行经期间服用此方。

【功效】对月经延迟、经量少有疗效。

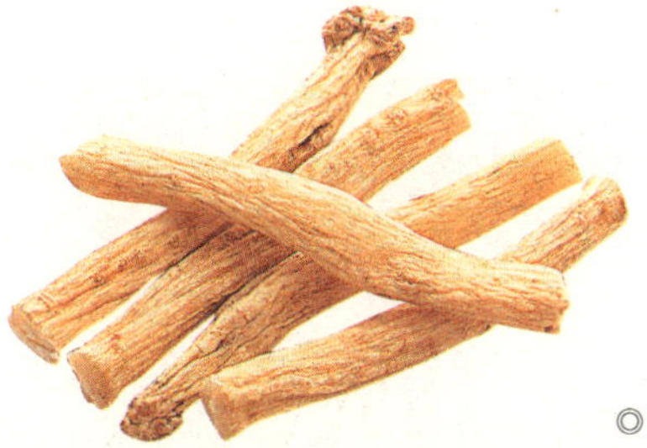

◎党参

药材介绍

党参性平，味甘，归脾、肺经，具有补中益气、健脾益肺、和脾胃、除烦渴的功效，用于治疗脾肺虚弱、气短心悸、食少便溏、虚喘咳嗽、内热消渴等。

单方03 补血调经汤

【用料】枸杞子30克，白芍20克，当归15克，黄芪15克，甘草6克，熟地黄20克，陈皮10克，黄精15克，何首乌10克，丹参15克，人参3克。

【用法】每日1剂，连服7日。

【功效】有补气血、固冲任、调经血的功效。主治月经量少、经行腹痛、赤白带下等。

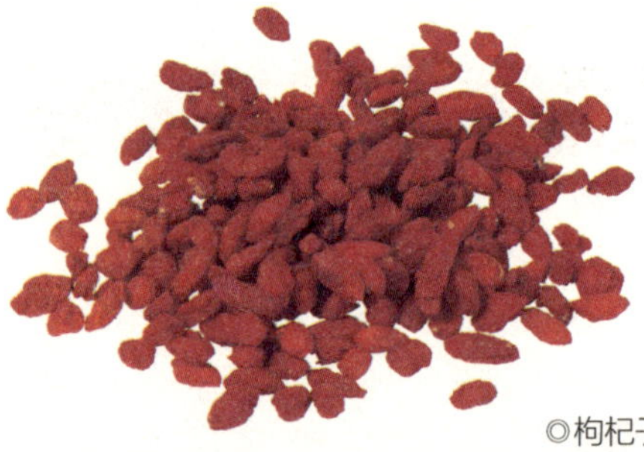

◎枸杞子

药材介绍

枸杞子为茄科植物宁夏枸杞子的干燥成熟果实。枸杞子性平，味甘，归肝、肾经，具有养肝、滋肾、润肺的功效。

单方04 补骨脂菟丝子方

【用料】补骨脂、菟丝子、蛇床子、吴茱萸、肉桂、香附、乌药、淫羊藿、巴戟天各等分，麻油适量。

【用法】将以上药材研粉，取少量拌以麻油敷于肚脐，外盖薄塑膜片和胶布固定，每日调换1次。

【功效】对月经不调有治疗作用。

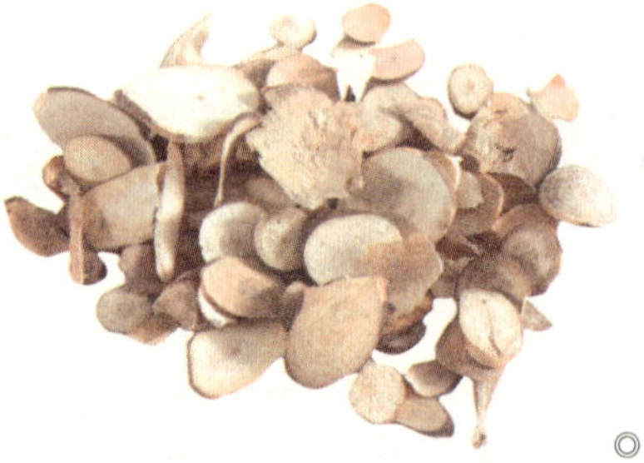

◎乌药

药材介绍

乌药性温，味辛，归肺、脾、肾、膀胱经，具有行气止痛、温肾散寒的功效。

单方05 养阴摄血汤

【用料】生地黄20克，地骨皮20克，旱莲草20克，女贞子10克，白芍20克，甘草6克，龙骨20克，三七（冲服）4克，金樱子20克。

【用法】每日1剂，连服7日。此后每月行经期间服5剂，连服6个月经周期。

【功效】对月经过多、经期延长、崩漏等有治疗作用。

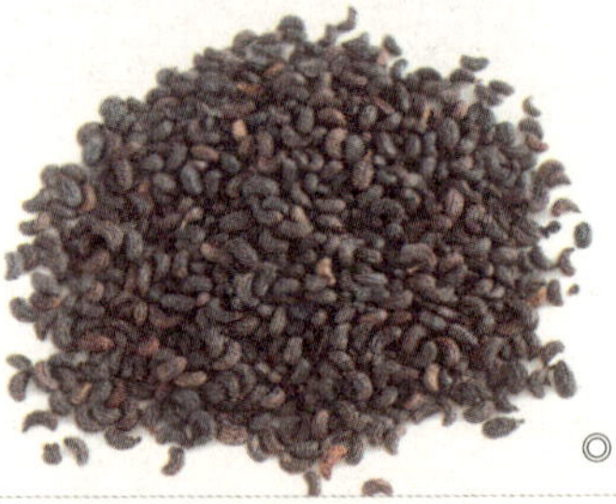

◎女贞子

药材介绍

女贞子是木樨科女贞属植物女贞的果实。女贞子性凉，味甘、苦，归肝、肾经，具有补肝肾阴、乌须明目的功效，用于治疗肝肾阴虚、腰酸耳鸣、须发早白、眼目昏暗、阴虚发热、胃病，以及痛风和高尿酸血症等。

中药单方

妇产科

闭经 >>

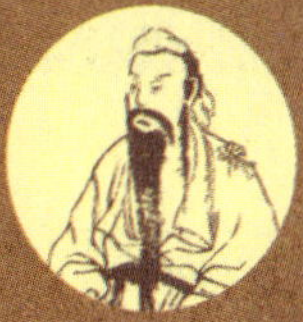

闭经与月经不调一样，也属于妇科常见疾病。中医认为闭经多由肝肾不足、气血亏虚、血脉不通所致。其有虚、实之分，虚者多由气血不足和肾虚所致；实者多由寒凝、气滞和血瘀所致。治疗上，气血不足则应补益气血，肾虚则需补益下元，寒凝则需温经散寒；气滞则需疏肝理气，血瘀则需活血化瘀。可根据不同症状，辨证施治。

单方01 潜阴通经汤

【用料】陈皮15克，石菖蒲15克，牛膝20克，当归20克，生麦芽50克，远志15克，山楂50克，甘草10克，丹参20克，桃仁15克，大枣5枚。

【用法】连服30剂，每日1剂。

【功效】补肾疏肝、潜阴通经、活血补血。治闭经溢乳、心烦易怒、乳房胀痛等。

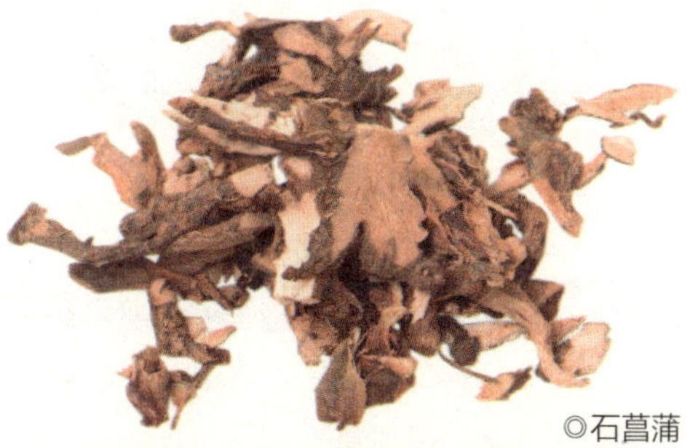

◎石菖蒲

药材介绍

石菖蒲具有化湿开胃、开窍豁痰、醒神益智的作用。与其他药物结合使用，能补肾疏肝，对提前闭经有一定疗效。

单方02 益母草乌豆水

【用料】益母草30克，乌豆60克，红糖适量，黄酒2汤匙。

【用法】益母草与乌豆加水3碗，煎至1碗。加红糖调服，并加黄酒冲饮。每日1次，连服7日。

【功效】活血、祛瘀、调经。治闭经。

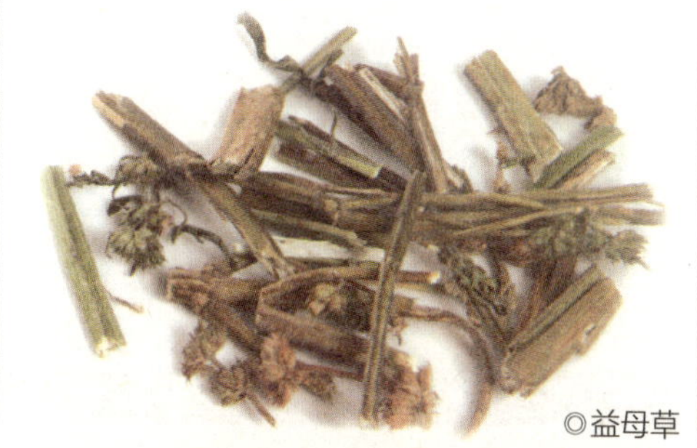

◎益母草

药材介绍

益母草为唇形科植物益母草的新鲜或干燥地上部分，生于山野荒地、田埂、草地等，全国大部分地区均有分布，在夏季生长茂盛、花未全开时采摘。益母草性微寒，味苦、辛，归心包、肝、膀胱经，具有活血调经、利水消肿、清热解毒的功效，可用于治疗血滞经闭、痛经、经行不畅、产后恶露不尽、瘀滞腹痛等。

单方03 红枣姜糖茶

【用料】大枣10枚，老姜15克，绿茶1克，红糖60克。

【用法】水煎，代茶饮，连服至经来为止。

【功效】主治血虚型闭经，症见面色萎黄、神疲肢倦、小腹冷痛等。

单方05 芥菜子末

【用料】芥菜子60克，黄酒适量。

【用法】芥菜子研为细末。每次服6克，以热黄酒为引，每日饭前服。

【功效】利气，温中，止痛。治经闭不行1年或以上，伴脐腹痛、腰腿沉重、寒热往来等。

单方04 中华绒螯蟹方

【用料】中华绒螯蟹适量，黄酒1盅。

【用法】每次取蟹15克，用黄酒蒸熟。每日服1次，经行停药。

【功效】活血调经。治血瘀型闭经。

单方06 淮山药玄参方

【用料】淮山药50克，玄参25克，白术15克，生鸡内金10克，牛蒡子15克，大黄10克，蛰虫7.5克，桃红15克，怀牛膝25克。

【用法】水煎2次，混匀，每日1剂，早、午、晚各服1次。

【功效】对室女经闭、继发性闭经有治疗作用。

单方07 活血养阴汤

【用料】百部10克，白及30克，金银花30克，蒲黄9克，甘草15克，沙参30克，五灵脂9克，鱼腥草30克，生麦芽50克，鳖甲20克，黄连5克。

【用法】连服1个月，每日服1剂。

【功效】对结核性腹膜炎所致的闭经有治疗作用。

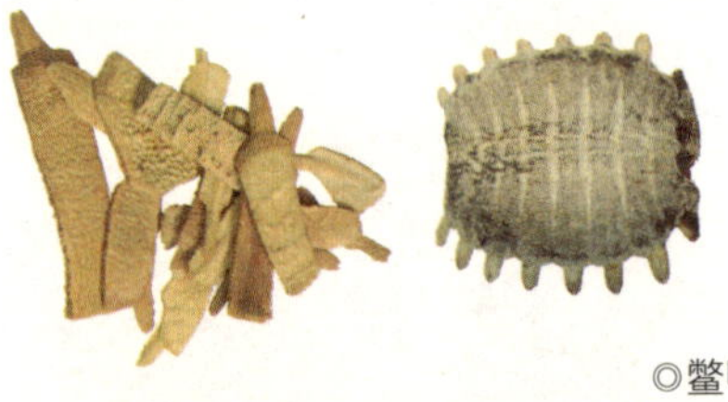

◎鳖甲

药材介绍

鳖甲性微寒，味咸，归肝、肾经，具有滋阴潜阳、退热除蒸、软坚散结的作用，可用于治疗阴虚发热、骨蒸劳热、阴虚阳亢、头晕目眩、症瘕积聚、疟母、经闭等。

中药单方

妇产科

子宫脱垂 >>

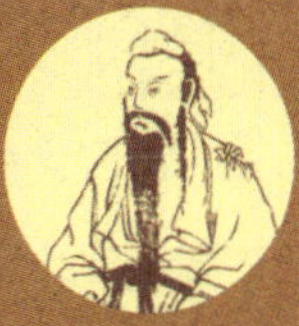

子宫脱垂是指子宫偏离正常位置，沿着阴道下降，甚至完全脱出阴道口外。中医称其为“阴挺”“阴颓”“阴疝”等。子宫脱垂多发于产后，多由体质虚弱、气血受损、分娩时用力过度所致。因为胞宫经络与肾相连，所以肾气衰虚，或产育多，内耗肾气，也可使胞宫脉络松弛，导致子宫脱垂。

单方01 金樱子黄芪汤

【用料】金樱子肉、黄芪各 500 克。

【用法】水煎 3 次，每次用水 800 毫升，煎半小时，去渣取汁，3 次煎液混合，用小火浓缩成膏。每日服 3 次，每次 30 ~ 50 克，用温开水送服。

【功效】补中益气、固肾提升。适用于妇女子宫脱垂。

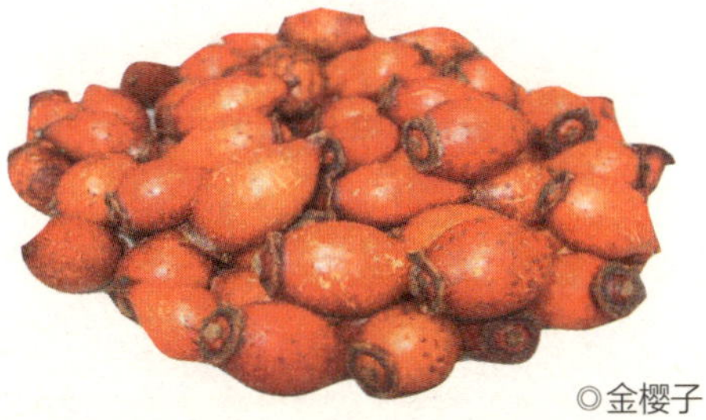

◎金樱子

药材介绍

金樱子性平，味酸、甘、涩，归肾、膀胱、大肠经，具有收涩、固精、止泻的功效，用于治疗滑精、遗精、遗尿、小便频数，以及妇女带下异常、子宫脱垂等。

单方02 老丝瓜络饮

【用料】老丝瓜络 1 个（烧灰存性），高度白酒适量。

【用法】用高度白酒送服，每次服 10 毫升，每日服 2 次。

【功效】对子宫脱垂有治疗作用。

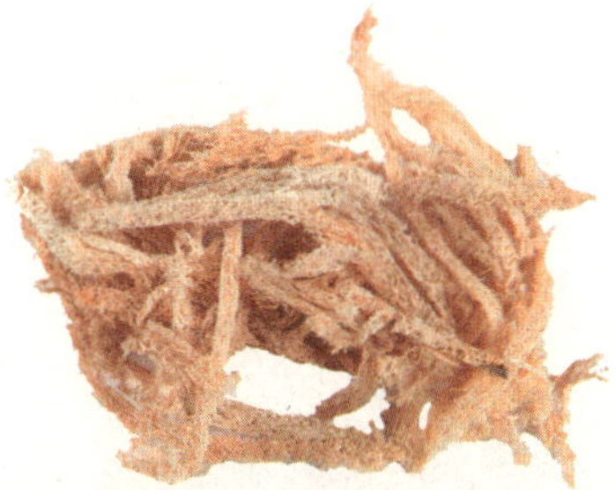

◎丝瓜络

药材介绍

丝瓜络为葫芦科植物丝瓜的干燥成熟果实的维管束。在夏、秋季果实成熟、果皮变黄、内部干枯时采摘，除去外皮及果肉，洗净，晒干，除去种子。丝瓜络性平，味甘，归肺、胃、肝经，具有通络、活血、祛风、解毒、消肿的功效，用于治疗痹痛拘挛、胸胁胀痛、乳汁不通等。丝瓜络善于通络，对子宫脱垂有效。

中药单方

妇产科

白带增多>>

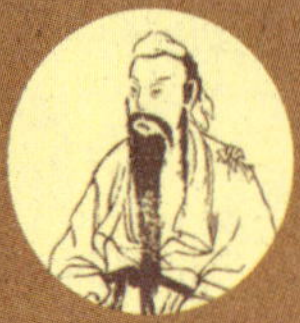

白带是指妇女从青春期开始，从阴道中排泄出的少量无腥臭味的白色或淡黄色分泌物。妇女在经前期或妊娠期、青春期带下量多，颜色深黄或淡黄，或混有血液，质黏稠如脓或清稀如水，气味腥臭，称为白带增多症，这是妇女生殖器官炎症或肿瘤等疾病的先兆。

单方01 荆芥地肤子方

【用料】 荆芥（后下）25克，防风15克，蒲公英30克，黄柏30克，枯矾（冲）15克，百部20克，地肤子30克。

【用法】 水煎，熏洗外阴，候药液温和时坐浴约30分钟，每日2次。

【功效】 祛风、清湿热、止痒。治带下量多、外阴瘙痒。

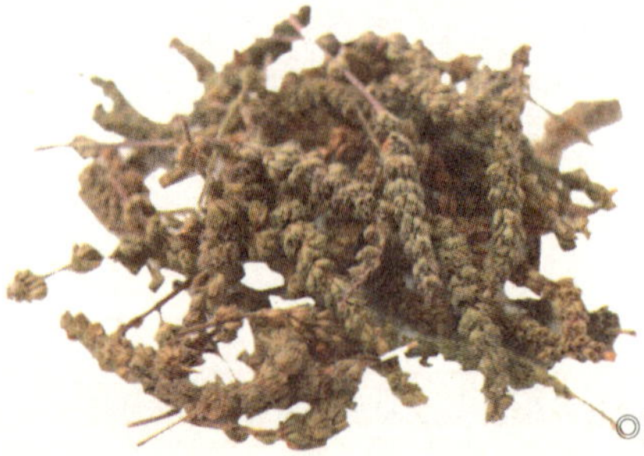

◎荆芥

药材介绍

荆芥为唇形科植物荆芥的干燥地上部分，入药用干燥茎叶和花穗，清香气浓。荆芥性微温，味辛，归肺、肝经，轻宣升散，具有祛风解表、宣毒透疹、理血止痉的功效，用于治疗感冒发热、头痛、目痒、咽痛、咳嗽、麻疹、风疹、痈疮、吐血、便血、崩漏、产后中风、血晕等。

单方02 桑螵蛸方

【用料】 桑螵蛸9克，海螵蛸9克，生龙骨9克，生牡蛎24克，莲须6克，白果10个，菟丝子9克，桑寄生30克，薏苡仁18克，茯苓12克，川续断12克。

【用法】 水煎服，每日1剂。

【功效】 固肾、利湿、收涩。治白带过多，症见不定期带下、舌苔白腻、脉濡。

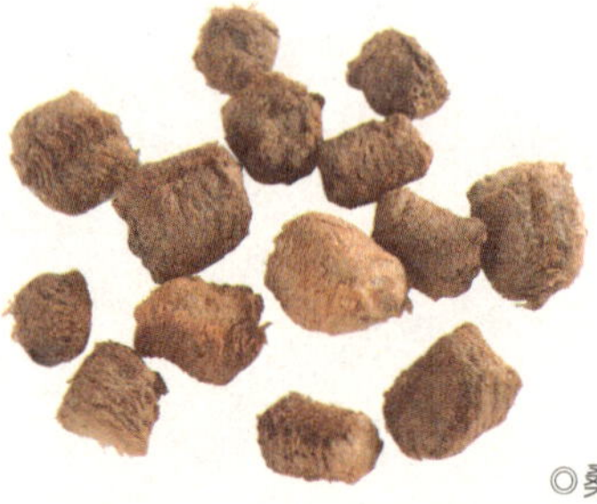

◎桑螵蛸

药材介绍

桑螵蛸为螳螂科昆虫大刀螂、南方刀螂、广腹螳螂的卵鞘。桑螵蛸性平，味咸、甘，归肝、肾经，为补肾助阳、固精缩尿之良药，具有补肾、固涩、止遗的功效，用于治疗肾阳不足所致的小儿遗尿、夜尿多、遗精早泄、阳痿、白浊、带下异常等。

单方03 黄荆子方

【用料】黄荆子 35 克。

【用法】炒焦为末，空腹服 6 克。

【功效】对白带增多有治疗作用。

单方05 土茯苓山药方

【用料】土茯苓 15 克，山药 15 克，芡实 15 克，薏苡仁 15 克，莲须 10 克，稆豆衣 10 克，樗白皮 10 克。

【用法】水煎服，每日 1 剂。

【功效】健脾化湿、清热止带。治白黄带下。

单方07 向日葵荷叶汤

【用料】向日葵茎或根、荷叶各 12 克，红糖适量。

【用法】以水 3 碗，煎向日葵茎或根、荷叶至余半碗，加红糖溶化或熬化成糖浆即成。每日 2 次，饭前空腹饮下。

【功效】对湿热致黄带过多有治疗作用。

单方09 槐树枝方

【用料】槐树枝 1 把，白酒适量。

【用法】烧灰，吃饭前用白酒服下 1 匙，每日 2 次。

【功效】凉血燥湿。治白带过多、赤白带下。

单方04 苦菜银花汤

【用料】苦菜 50 克，金银花、蒲公英各 20 克。

【用法】水煎 2 次，每次用水 500 毫升，再次煎半小时，去渣取汁，混合。分 2 ~ 3 次服。

【功效】对妇女子宫内膜炎、宫颈炎、白带腥臭有治疗作用。

单方06 冬瓜仁败酱草方

【用料】冬瓜仁（捣）30 克，麦冬 15 克，败酱草 30 克。

【用法】上 3 味加水 800 毫升，煎取 300 毫升。每日服 1 剂，7 日为 1 个疗程。

【功效】清利湿热，止带。治妇女湿热带下。

单方08 金樱花方

【用料】金樱花适量。

【用法】焙干研末，每晚临睡前服 6 ~ 9 克，开水送服，或加糖送服。

【功效】对白带过多而稀、味腥有治疗作用。

单方10 凤仙花方

【用料】白凤仙花梗、白酒各适量。

【用法】白凤仙花梗切碎，每次干者 9 克，鲜者 30 克，用白酒煎服。

【功效】对白带过多有治疗作用。

单方11 白术车前子方

【用料】白术15克，茯苓、车前子、鸡冠花各9克。

【用法】水煎服，每日1剂。

【功效】补脾燥湿。治白带过多、黄带。

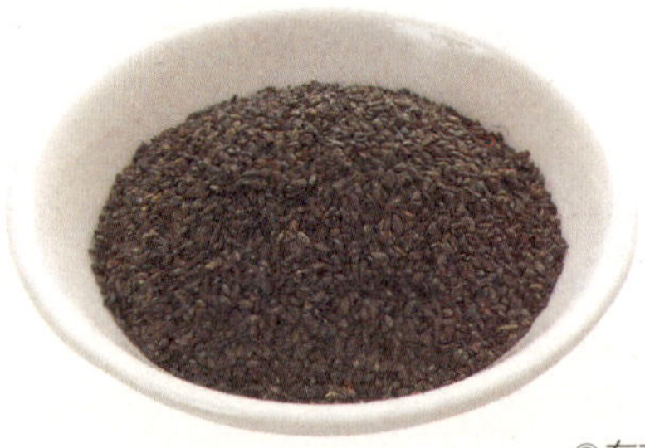

◎车前子

药材介绍

车前子为车前科植物车前、大车前及平车前的种子。车前子性寒，味甘，归肺、肝、肾、小肠经，具有清热利尿、渗湿止泻的功效，主治小便不利、淋浊带下、水肿胀满、暑湿泻痢等。

单方12 白毛藤方

【用料】白毛藤15克。

【用法】水煎服，每日1剂。

【功效】对白带增多有治疗作用。

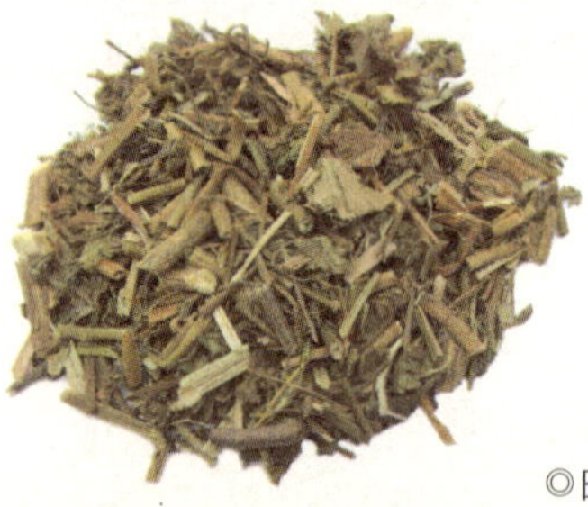

◎白毛藤

药材介绍

白毛藤性微寒，味苦，有小毒，归肝、胆经，具有清热利湿、解毒消肿的功效，用于治疗湿热黄疸、胆石症、肾炎性水肿、妇女湿热带下、小儿高热惊厥、痈肿瘰疬、湿疹瘙痒、带状疱疹等。

单方13 白胡椒方

【用料】白胡椒30粒，银杏25粒，母丁香25粒，雄黄3克，白牡丹1个，石榴皮5.4克，麝香1.8克，海螵蛸5.4克。

【用法】上药混合，研成细末，与万应膏300克搅匀，分摊10张，贴于关元穴、三阴交穴或肾俞穴。

【功效】对白带增多有治疗作用。

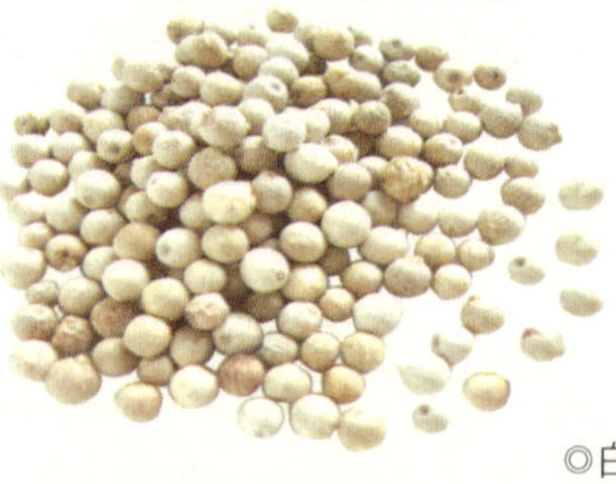

◎白胡椒

药材介绍

白胡椒性热，味辛，归胃、大肠经，具有健胃消食、温中散寒、下气、消痰、止痛的功效，用于治疗脾胃虚寒、呕吐、腹泻等，对白带增多也有一定的治疗作用。消化道溃疡、热咳、痔疮、咽喉炎患者慎食白胡椒。

中药单方

妇产科

盆腔炎 >>

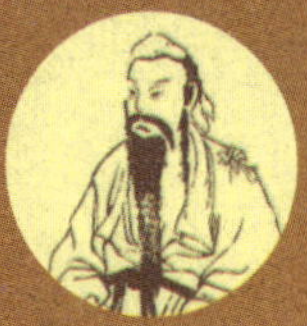

盆腔炎是指女性盆腔器官组织发生的炎症性病变，一般以子宫内膜炎和输卵管炎多见，又分为急性和慢性两种。临床研究表明，下腹部持续性疼痛和白带增多为其主要症状。在盆腔炎急性发作期，常伴有发热、头痛、怕冷等症状；而慢性盆腔炎发作期间，常伴有腰酸、经期腹痛、经量过多等症状。

单方01 忍冬藤蜀红藤汤

【用料】忍冬藤30克，蜀红藤30克，大黄9克，大青叶9克，紫草根（后下）9克，牡丹皮9克，赤芍9克，川楝子9克，制延胡索9克，生甘草3克。

【用法】水煎服，每日1剂。

【功效】清热、解毒、利湿、凉血、活血、化瘀。治盆腔炎。

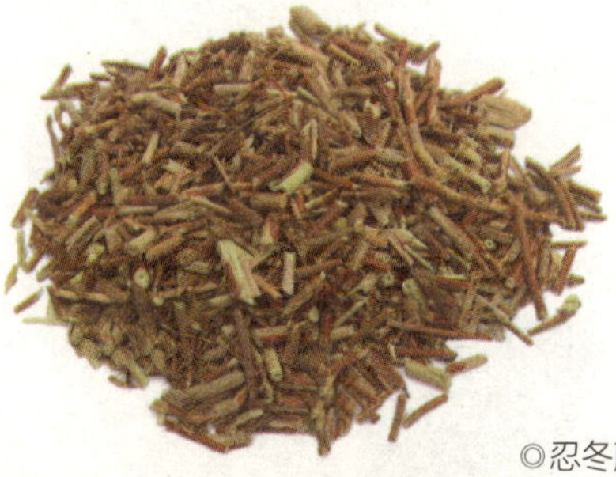

◎忍冬藤

药材介绍

忍冬藤性寒，味甘，归肺、胃经，具有清热解毒、疏风通络的功效，用于治疗温病发热、热毒血痢、痈肿疮疡、风湿热痹、关节红肿热痛等，与红藤共用，对妇女盆腔炎有很好的疗效。

单方02 蛇牛汤

【用料】白花蛇舌草50克，入地金牛10克，穿破石15克。

【用法】水煎服，每日1剂，服药至盆腔炎症状消失即可停。

【功效】对盆腔炎有治疗作用，对盆腔脏器有炎性肿块，并伴有感染病灶者，疗效也较显著。

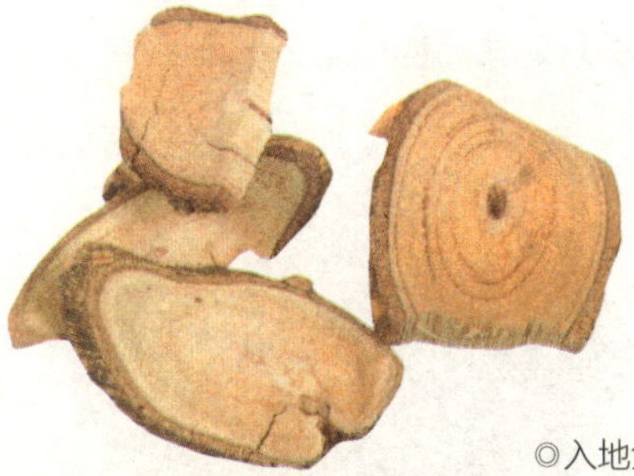

◎入地金牛

药材介绍

入地金牛性平，味辛、苦，有小毒，归肝、胃经，具有祛风通络、胜湿止痛、消肿解毒的功效，用于治疗风寒湿痹、筋骨疼痛、跌打骨折、疝痛、咽喉肿痛、胃脘痛、牙痛、烫伤等。

中药单方

妇产科

先兆流产 >>

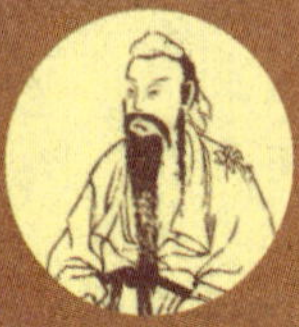

女性怀孕后阴道不时少量下血，或时下时止，但无腹痛、小腹胀坠等现象者称为“胎漏”；如先感胎动下坠，继而有轻微腰酸腹胀，或阴道有少许出血者，称为“胎动不安”。以上 2 种疾病统称为“先兆流产”。本病主要由冲任不固，不能摄血养胎所致。因冲为血海，任主胞胎，冲任之气固，则胎有所载，血有所养，其胎便可正常发育生长。

单方01 固肾安胎汤①

【用料】菟丝子 30 克，金樱子 30 克，续断 15 克，当归 10 克，白芍 20 克，苎麻根 20 克，桑寄生 15 克，山茱萸 20 克，陈皮 10 克，黄芩 8 克，黄芪 15 克。如大便干，可加肉苁蓉 15 克；多梦者加首乌藤 15 克、柏子仁 15 克。

【用法】连服 30 剂，每日 1 剂。

【功效】对气血虚型胎漏、滑胎有疗效。

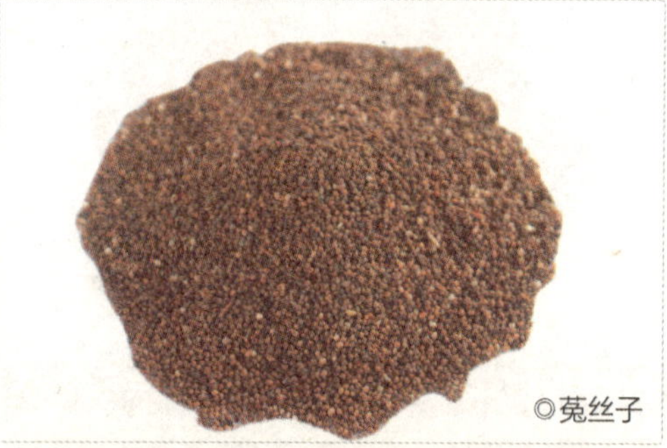

◎菟丝子

药材介绍

菟丝子性平，味辛、甘，归肝、肾、脾经，具有补肾益精、养肝明目、固胎止泻的功效，可用于治疗腰膝酸痛、尿频余沥、耳鸣、头晕眼花、视力减退、先兆流产、带下异常等。

单方02 固肾安胎汤②

【用料】菟丝子、川续断各 12 克，桑寄生、党参、白术、杜仲、阿胶（烊冲）各 9 克，艾叶 1.5 克。

【用法】水煎服，每日 1 剂。

【功效】固肾安胎。主治孕后阴道少量出血、色鲜或淡红，下腹轻度胀痛，腰酸耳鸣，舌淡苔薄，脉沉细，等等。

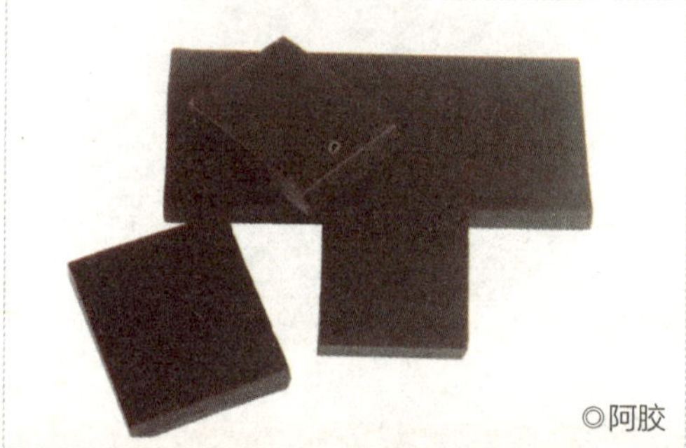

◎阿胶

药材介绍

阿胶性平，味甘，归肺、肝、肾经，具有补血止血、滋阴润燥的功效，同时能固肾安胎，对先兆流产有一定的治疗作用。

中药单方

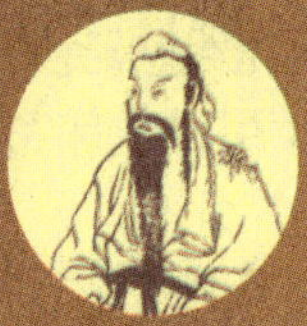

妇产科

恶露不绝 >>

脾气虚弱型恶露不绝，症见恶露不绝，量多、色淡红、质清稀、无臭味，面色白，神疲食少，小腹空坠，大便溏薄，舌淡红，苔薄白，脉缓弱。其治疗宜益气健脾，摄血固冲。瘀血阻滞型恶露不绝，症见恶露不止，淋漓量少，色暗有块，小腹疼痛拒按，块下痛减，舌紫暗，有瘀斑，脉弦涩。其治疗宜活血化瘀。

单方01 干荷叶方

【用料】干荷叶60克，鬼箭羽30克，桃仁（汤浸，去皮、尖，麸炒至微黄）15克，蒲黄30克，刘寄奴30克。

【用法】上药捣后筛为散，每次服9克。

【功效】对产后恶露不绝有治疗作用。

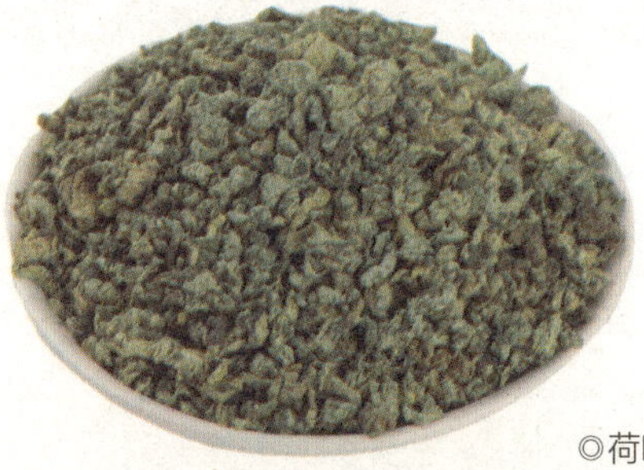

◎荷叶

药材介绍

药理研究发现，荷叶具有解热、抑菌、解痉作用。经过炮制后的干荷叶性平，味苦，归胃、肝、脾经，具有清暑利湿、升阳发散、祛瘀止血等作用。与鬼箭羽合用，可破血逐瘀，对产后恶露不绝有很好的治疗作用。

单方02 血竭归尾方

【用料】血竭、归尾、红花、桃仁各等分。

【用法】研末，每次服3克，淡酒送下。

【功效】对产后日久仍恶露不绝有治疗作用。

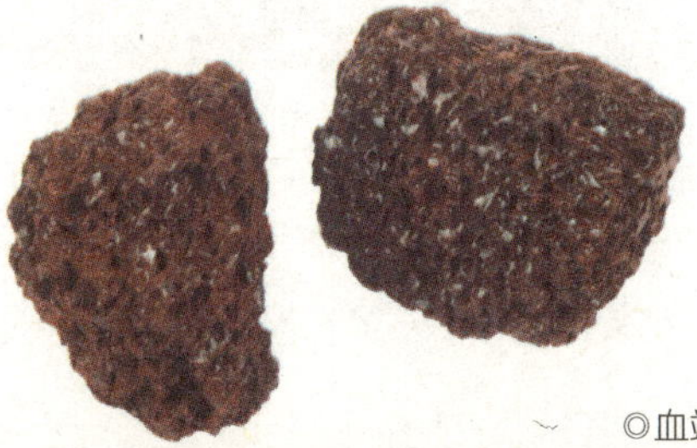

◎血竭

药材介绍

血竭由棕榈科植物麒麟竭果实渗出的树脂经加工制成。血竭性平，味甘、咸，归心、肝经，内服活血、散瘀、定痛，外用止血、生肌、敛疮。主治瘀血经闭、痛经、产后瘀阻、症瘕痞块、胸腹刺痛、跌打损伤、瘀血肿痛等。

单方03 当归蒲黄方

【用料】蒲黄、益母草、当归、五灵脂各等分。

【用法】研为细末，做成9克重蜜丸。每次服1丸，重者服2丸，每日3次，白开水送服。

【功效】对产后恶露不绝、少腹疼痛有治疗作用。

单方05 卷荷散

【用料】初出卷荷、红花各60克，蒲黄、牡丹皮各15克。

【用法】上为细末，每次服9克，空腹温酒调下。

【功效】对产后血上冲心、腹痛、恶露不绝有治疗作用。

单方04 当归川芎方

【用料】当归24克，炙甘草1.5克，桃仁11粒，川芎9克，炮姜1.5克。

【用法】水煎服，每日1剂。

【功效】对产后恶露不绝、小腹疼痛有治疗作用。

单方06 脱力草鸡蛋方

【用料】脱力草30克，鸡蛋10个，红糖30克。

【用法】将脱力草（若无，可用党参30克、黄芪60克代替）先熬水，去渣，再用滤液与红糖、鸡蛋同煮，以蛋熟为度。每天吃蛋2～3个，吃完可再制。

【功效】对气虚所致的恶露不绝有治疗作用。

单方07 蒲黄方

【用料】蒲黄60克，醋适量。

【用法】把醋煮沸，放入蒲黄调为糊状，服下。

【功效】对恶露不绝有治疗作用。

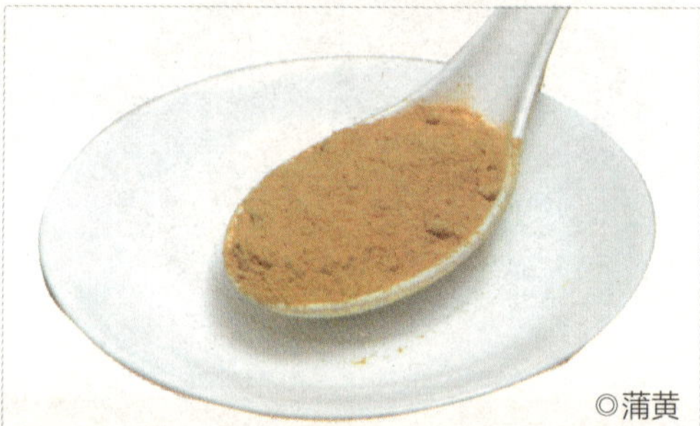

◎蒲黄

药材介绍

蒲黄性平，味甘，归肝、心包经，具有止血、化瘀、通淋的功效，用于治疗吐血、衄血、咯血、崩漏、外伤出血、经闭、痛经、脘腹刺痛、跌打肿痛、血淋等。

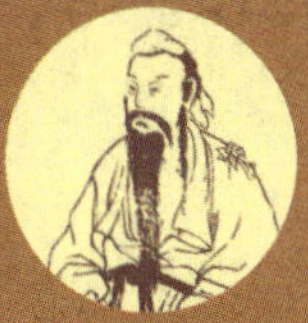

中药单方

妇产科

乳腺炎 >>

乳腺炎是指乳房部位发生的一种化脓性疾病，多发生于产后3～4周的妇女，尤其以初产妇多见。本病初期患者发热恶寒，患侧乳房红、肿、热、痛。其发病多因乳头破裂，不能被吸尽乳汁；或乳头内陷，影响哺乳，致乳汁积滞；或产后情志不舒，肝气郁结，乳络不通，郁而化热，热盛肉腐；或产后乳络阻塞，外流不畅，瘀而成痈。

单方01 通乳消肿汤

【用料】瓜蒌12克，牛蒡子12克，金银花15克，连翘12克，天花粉12克，黄芩10克，栀子12克，柴胡10克，陈皮10克，皂角刺10克，甘草8克。

【用法】水煎服，每日1剂。

【功效】疏肝清热、通乳消肿，用于乳腺炎初期。

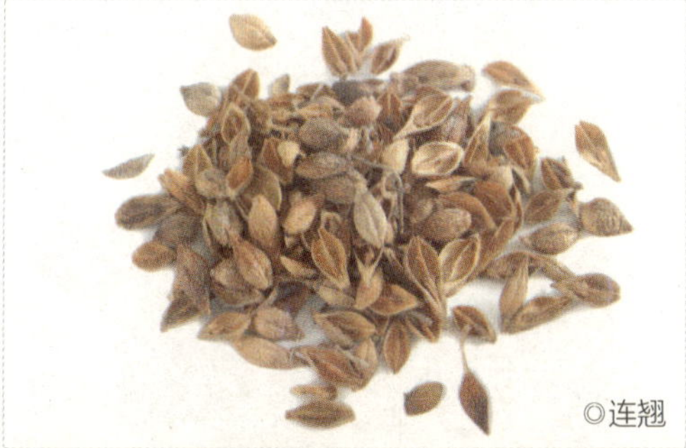

◎连翘

药材介绍

连翘为木犀科植物连翘的果实。连翘性微寒，味苦，归肺、心、小肠经，具有清热解毒、散结消肿的功效，用于治疗热病初起、风热感冒、发热、心烦、咽喉肿痛、斑疹、丹毒、瘰疬、痈疮肿毒、肾炎、热淋等。

单方02 蒲公英方

【用料】蒲公英、金银花、全瓜蒌各25克，连翘、柴胡各15克，青陈皮、王不留行、黄芩各10克，路路通12克。

【用法】水煎，每日服1剂，分早、晚2次服。

【功效】对乳腺炎有治疗作用。

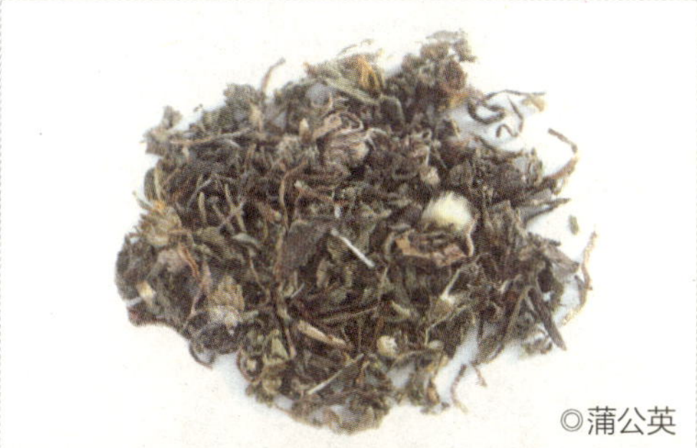

◎蒲公英

药材介绍

蒲公英性寒，味苦、甘，归肝、胃经，具有清热解毒、消肿散结的功效，用于治疗上呼吸道感染、结膜炎、流行性腮腺炎、高血糖、乳痈肿痛、尿路感染等。

中药单方

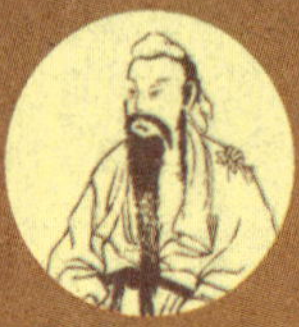

妇产科

女子不孕 >>

女子不孕分为原发性不孕和继发性不孕。婚后夫妻同居 2 年以上、配偶生殖功能正常，未避孕而不受孕者，为原发性不孕；如果曾怀孕，但此后又 2 年以上未能受孕者，为继发性不孕。女性不孕的原因有生殖道堵塞、生殖道炎症、卵巢功能不全等。此外，严重的生殖系统发育不全或畸形、内分泌紊乱、神经系统功能失调等也会影响子宫内环境，从而导致不孕。

单方01 紫石英方

【用料】 紫石英、党参、川续断各 15 克，淫羊藿、黄芩、徐长卿、当归、茯苓各 9 克，熟地黄 12 克，鹿角霜、川芎各 6 克，川椒 1.5 克。

【用法】 水煎服，每月从月经第 7 日开始服药，每日服 1 剂，连服 3 日停药 1 日，再服 3 剂。每月共服 6 剂，6 剂服完方可行房。

【功效】 对原因不明的不孕症有治疗作用。

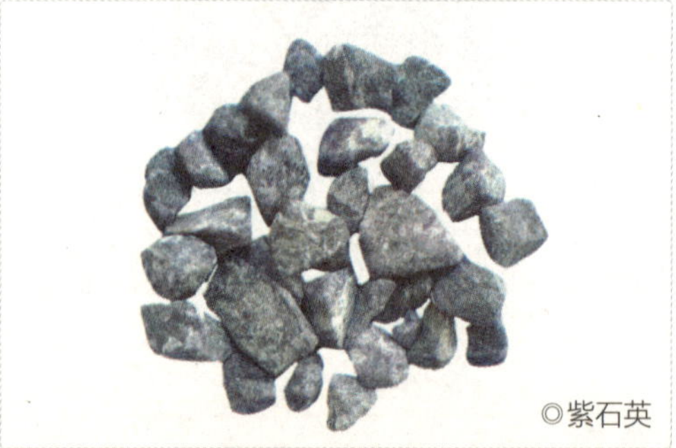

◎紫石英

药材介绍

紫石英为卤化物类矿物萤石的矿石。全年均可采挖，采得后，去净外附的沙砾及黏土，拣选紫色的入药，捣成小块，生用或煅用。紫石英性温，味甘，归心、肺、肾经，具有镇心、安神、降逆气、暖子宫的功效。

单方02 鸡血藤方

【用料】 鸡血藤 30 克，桃仁、车前子各 15 克，当归、艾叶、焦三仙、佛手各 10 克，三棱、莪术、泽泻各 6 克，川续断 12 克，杜仲 18 克。

【用法】 水煎服，月经前 3 日开始服药，每日 1 剂，分 2 次温服。

【功效】 对痛经、不孕有治疗作用。

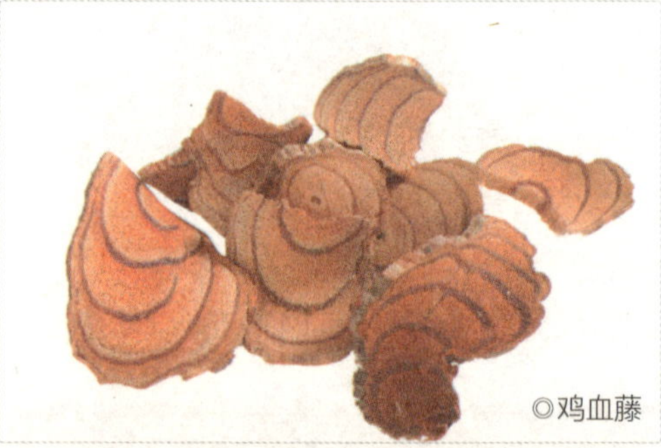

◎鸡血藤

药材介绍

鸡血藤性温，味苦、甘，归肝、肾经，具有行血补血、调经、舒筋通络等功效，可治疗月经不调、经行不畅、痛经、血虚经闭等妇科病，以及风湿痹痛、手足麻木、肢体瘫软、血虚萎黄等。鸡血藤结合其他中药，对治疗痛经、不孕症等也有一定的疗效。

单方03 当归地黄汤方

【用料】当归、熟地黄各15克，白芍、艾叶各10克，香附9克，川芎、肉桂各6克，甘草3克。

【用法】水煎沸15分钟，滤汁，加水煎20分钟，滤汁，2次滤液搅拌均匀，分早、晚2次服。于每月经前服5剂，每日1剂，连服2个月。

【功效】对女子不孕有治疗作用。

单方05 鹿鞭方

【用料】鹿鞭100克，当归25克，枸杞子15克，黄芪15克，生姜3片，嫩母鸡1只，阿胶25克。

【用法】母鸡收拾干净，同上前5味药入砂锅，加水煮沸改小火炖至鸡烂，下阿胶；待阿胶烊化后调味食用，连续多次，效显。

【功效】对妇女血虚体弱、宫寒不孕有效。

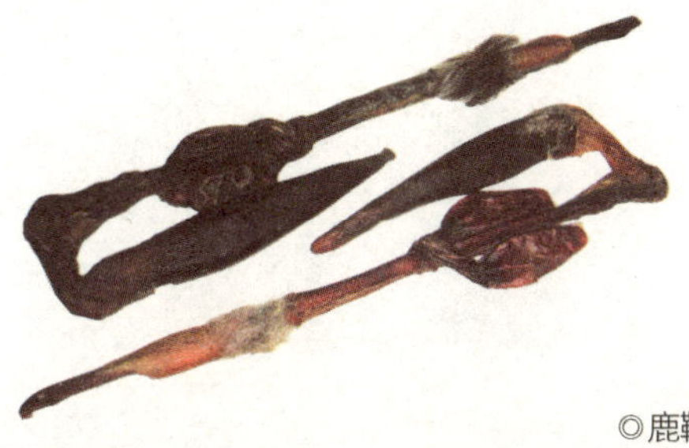

◎鹿鞭

药材介绍

鹿鞭性温，味甘、咸，归肝、肾、膀胱经，具有补肾精、壮肾阳、强腰膝的功效，用于治疗肾虚劳损、腰膝酸痛、耳聋耳鸣、阳痿、遗精、早泄、宫冷不孕、带下清稀等。

单方04 当归制香附方

【用料】当归15克，制香附15克，菟丝子15克，益母草30克，丹参30克，葛根30克，牡丹皮12克，红花10克，川牛膝10克，沉香（分吞）10克，炒杜仲24克，川续断24克。

【用法】水煎服，每日1剂。

【功效】疏肝解郁、通经活血、调理冲任。

单方06 菟丝子方

【用料】菟丝子18克，杜仲15克，覆盆子15克，吉林参6克，延胡索10克，鹿角霜30克，当归12克，白芍10克。

【用法】水煎服，每日1剂。

【功效】补肾益气、滋养冲任。治妇女不孕症，证属肾气不充者。

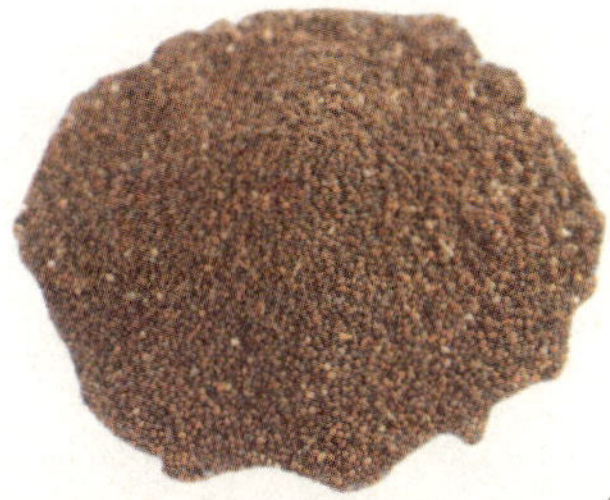

◎菟丝子

药材介绍

菟丝子性平，味辛、甘，归肝、肾、脾经，具有补肾益精、养肝明目、固胎止泄的功效，可用于治疗腰膝酸痛、阳痿、早泄、遗精、尿频余沥、耳鸣、头晕眼花、视力减退、先兆流产、带下等。

单方07 当归白芍方

【用料】当归、通草、瓜蒌、枳壳、川楝子各15克，白芍25克，怀牛膝20克，王不留行20克，青皮10克，皂角刺5克，甘草5克，黄酒适量。

【用法】隔日服1剂，以经期服药为主，每日1剂，早、晚各服1次，黄酒送服。

【功效】疏肝理气、通络调经。治女性不孕。

单方08 丹皮丹参方

【用料】牡丹皮10克，丹参10克，当归10克，白芍10克，生地黄10克，香附10克，茺蔚子10克，延胡索10克，怀牛膝10克，郁金10克，川芎5克，月季花5克，玫瑰花5克。

【用法】水煎服，每日1剂。

【功效】对输卵管阻塞所致的不孕有治疗作用。

单方09 鹿衔草方

【用料】鹿衔草60克，菟丝子、白蒺藜、槟榔各15克，辛夷、高良姜、香附、当归各10克，细辛6克。

【用法】水煎服，每日1剂。

【功效】对女子不孕有治疗作用。

单方10 当归千年健方

【用料】当归、千年健各17.5克，牛膝20克，塞隆骨10克，天麻、追地风各15克，防风15克，川芎5克，高粱酒1500毫升。

【用法】以高粱酒浸泡上述药材10日，即可服用，每次服1盅。

【功效】治不孕。

单方11 桃仁方

【用料】桃仁10克，当归10克，赤芍10克，三棱12克，莪术12克，昆布12克，路路通18克，地龙18克，川芎6克。

【用法】水煎服，每日1剂。

【功效】活血化瘀、通经活络。治输卵管不通。

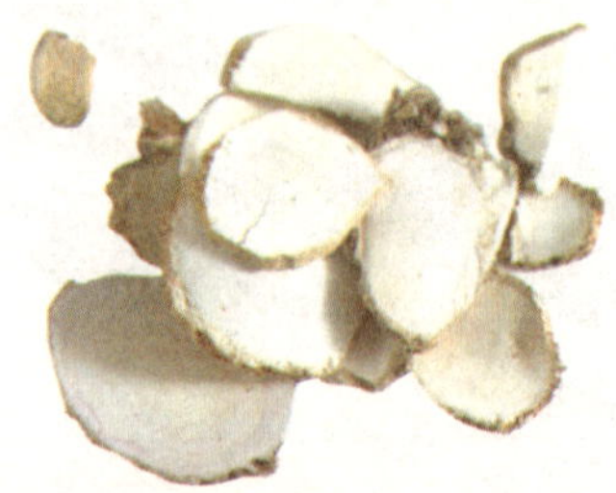

◎三棱

药材介绍

三棱为黑三棱科植物黑三棱、细叶黑三棱、小黑三棱的块茎。三棱性平，味辛、苦，归肝、脾经，具有破血行气、消积止痛的功效，用于治疗症瘕积聚、气血凝滞、胁下胀痛、经闭、产后瘀血腹痛、跌打损伤等。

中药单方

妇产科

更年期综合征>>

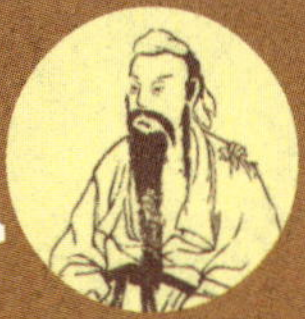

更年期综合征是女性卵巢功能衰退导致的内分泌失调和自主神经功能紊乱的综合症状，并可引起骨质疏松、动脉硬化等一系列疾病，严重影响妇女的工作和生活质量。其发病年龄一般从45岁左右开始，持续10~15年。这一时期，妇女的心理、生理均发生各种变化。

单方01 除烦去燥汤

【用料】鲜百合50克，生酸枣仁、熟酸枣仁各15克。

【用法】将生酸枣仁、熟酸枣仁水煎，去渣取汁，将鲜百合与药汁同煎。每日1剂，食百合、饮汤。

【功效】疏肝理气、滋水涵木、宁心安神、除烦去燥。主治肝气郁结型更年期心烦、失眠等，表现为月经不定期、量多或量少，急躁易怒，精神抑郁，脉弦等。

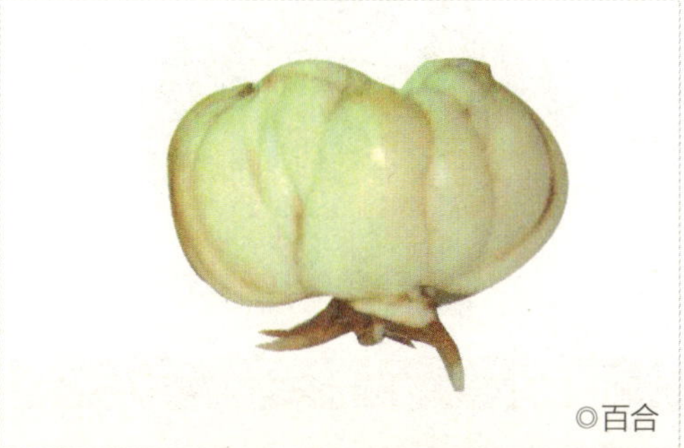

◎百合

药材介绍

百合性寒，味甘，归肺、心经，具有清火、润肺、安神的功效。百合能清心除烦，宁心安神，用于治疗热病后余热未消、神思恍惚、失眠多梦、心情抑郁、悲伤欲哭等病症。

单方02 填精养血汤

【用料】枸杞子、熟地黄、山药、制何首乌、当归、菟丝子各15克，山茱萸12克，龟板胶（烊）、川牛膝各10克，狗脊15克。

【用法】水煎服，每日1剂。

【功效】滋肾、填精、养血。主治精亏血枯型更年期综合征。

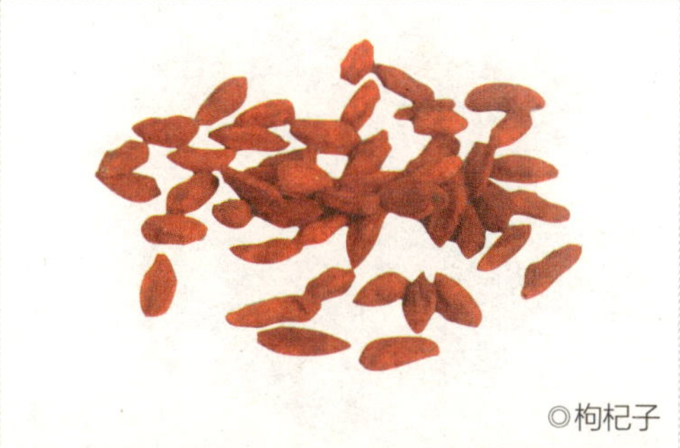

◎枸杞子

药材介绍

枸杞子性平，味甘，归肝、肾经，具有养肝、益肾、润肺的功效。与其他特定中药合用，对更年期综合征有一定的治疗作用。

中药单方

男科及泌尿科

阳痿 >>

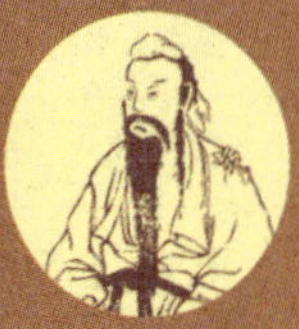

阳痿的发病率占成年男性的 50% 左右。中医认为，阳痿是阴阳平衡失调的结果，因思虑忧郁，劳伤心脾，或饮食所伤等，致宗筋弛纵，引起阴茎萎弱不起或临房举而不坚。患者应改变不良生活方式，消除各种高危因素及其他影响因素。

单方01 补肾壮阳汤

【用料】远志 10 克，山茱萸 15 克，五味子 4 克，柏子仁 15 克，熟地黄 10 克，龙齿 15 克，牡蛎 15 克，石菖蒲 10 克，枸杞子 30 克，合欢花 15 克，蛇床子 10 克，胡芦巴 10 克。

【用法】隔日服 1 剂，连服 1 个月。

【功效】交通心肾、补肾壮阳。主治阳事痿顿、掌心发热、舌尖红或口舌糜烂等。

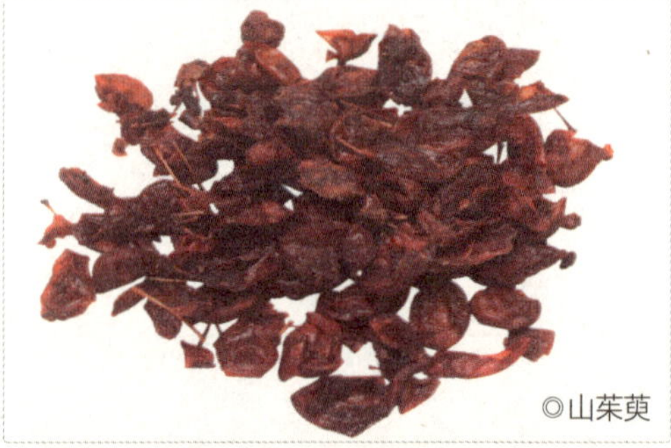

◎山茱萸

药材介绍

山茱萸为山茱萸科植物山茱萸的干燥成熟果肉。山茱萸性微温，味酸、涩，归肝、肾经，具有补益肝肾、收敛固涩、固精缩尿、止带、止崩、止汗、生津止渴等功效，用于治疗腰膝酸痛、头晕耳鸣、健忘、遗精滑精、遗尿尿频、崩漏带下、月经不调等。

单方02 补脾填精汤

【用料】鹿角胶 20 克，熟地黄 10 克，菟丝子 20 克，续断 10 克，补骨脂 5 克，淫羊藿 20 克，巴戟天 10 克，杜仲 15 克，蛇床子 10 克，远志 5 克。

【用法】水煎，每日 1 剂，分 2 次服，连服 30 剂。

【功效】温肾壮阳、补脾填精。主治阳事痿顿、精薄阴冷、腰膝酸软、小便清长等。

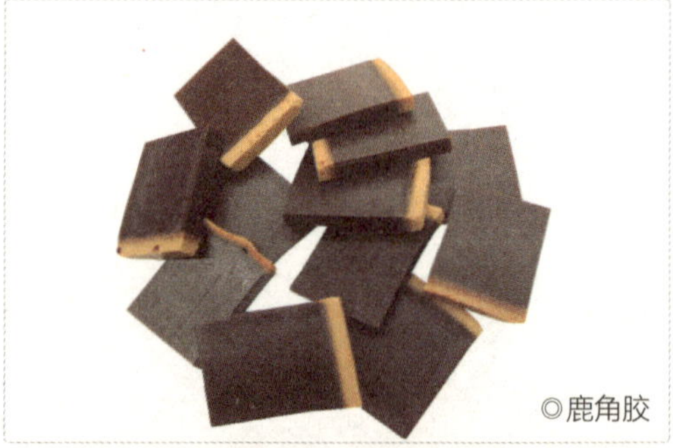

◎鹿角胶

药材介绍

鹿角胶性温，味甘、咸，归肝、肾经，具有温补肝肾、益精血、止血的功效，用于治疗肾气不足、虚劳羸瘦、腰痛、阴疽、男子阳痿滑精、妇女子宫虚冷、崩漏、带下异常等。

单方03 鲜淫羊藿汤

【用料】鲜淫羊藿 200 克。

【用法】将药物剪碎烧干，水煎服，开水泡服亦可。每日 3 次。

【功效】壮阳。治阳痿。

单方05 蜈蚣茴香末

【用料】蜈蚣 30 尾，甘草 6 克，小茴香 3 克。

【用法】上药共研末，每次服 2 克，每日 1 ~ 2 次。

【功效】对阳痿有治疗作用。

单方07 黄芪附子汤

【用料】鹿衔草、黄芪、制附子（先煎）各 30 克，枸杞子 20 克，补骨脂 12 克，菟丝子、川芎、赤芍各 10 克，鹿角霜、韭菜子各 6 克。

【用法】水煎服，每日 1 剂。

【功效】对阳痿、早泄等有治疗作用。

单方04 参灵汤

【用料】党参、黄芪、淫羊藿各 30 克，桂圆肉、仙茅各 15 克，白术、当归、远志、炙甘草、巴戟天各 10 克。

【用法】水煎服，每日 1 剂。

【功效】对阴茎举而不坚、食少神疲、夜寐不宁、舌苔淡、脉沉细有治疗作用。

单方06 附桂汤

【用料】制附子、桂圆肉各 3 克，熟地黄 12 克，川芎、白术各 6 克，酒炒白芍、当归、党参、枸杞子、仙茅、巴戟天各 9 克，黄芪 24 克。

【用法】水煎服，每日 1 剂。

【功效】对阳痿有治疗作用。

单方08 海狗肾人参散

【用料】海狗肾 2 具，人参、黄芪、玉竹、白术、茯苓各 9 克，陈皮 6 克，沉香 3 克。

【用法】上药共研细末。每次服 6 ~ 12 克，每日 2 次，以温开水或白酒送服。

【功效】治气虚、体弱、阳痿等。

单方09 人参肉苁蓉

【用料】人参 30 克，淫羊藿 30 克，肉苁蓉 30 克，枸杞子 30 克。

【用法】上药研细末，炼蜜为丸，每丸 2 克，每次服 1 丸，每日 2 ~ 3 次；或用白酒 1500 毫升泡 2 周后，每次服 5 ~ 10 克，每日 2 ~ 3 次。

【功效】补肾壮阳、强阴益精。治阳痿阴冷。

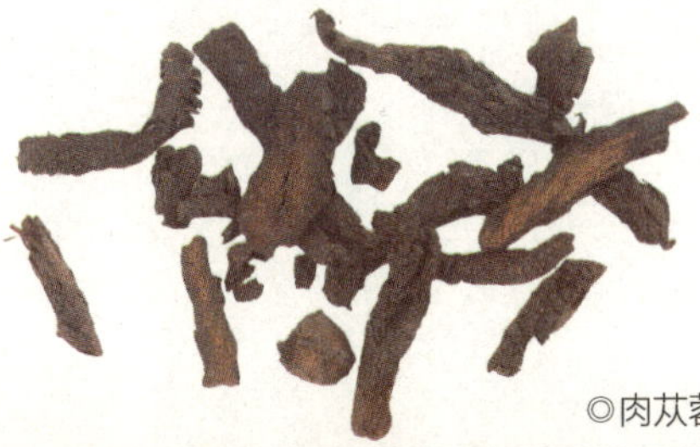

◎肉苁蓉

药材介绍

肉苁蓉性温，味甘、咸，归肾、大肠经，具有补肾阳、益精血、润肠通便的功效，用于治疗阳痿、不孕、腰膝酸软、筋骨无力、肠燥便秘等。

单方10 蛤蚧汤

【用料】蛤蚧1对，海马、鹿茸各10克，赤参15克，枸杞子50克，淫羊藿、五味子各30克。

【用法】将上药洗净后，放入2500毫升白酒中，浸泡7日后即可饮用。每晚睡前饮35毫升，2个月为1个疗程。

【功效】对阳痿有治疗作用。

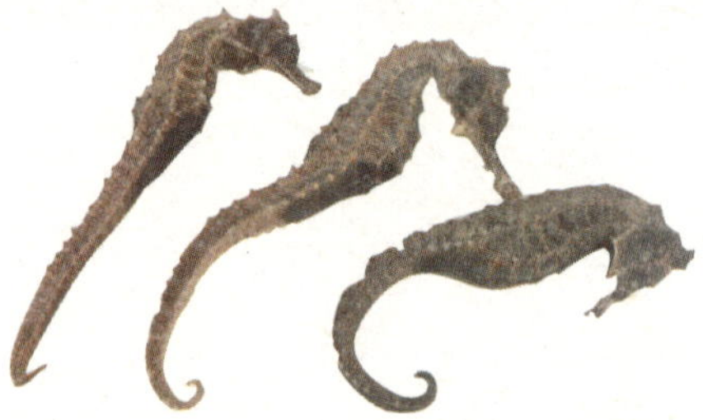

◎海马

药材介绍

海马性温，味甘、咸，归肾、肝经，具有补肾壮阳、消症瘕等功效，用于治疗肾虚阳痿、难产、症瘕、疔疮肿毒等。

单方11 海狗肾方

【用料】海狗肾3具，肉苁蓉、山茱萸各50克，巴戟天40克，白酒适量。

【用法】将上述前4味药切细，置白酒中浸泡2～3日，以全部成分浸出为度，再加酒至1000毫升。每次服5～10克，每日3次。

【功效】对性欲减退、阳事不举有效。

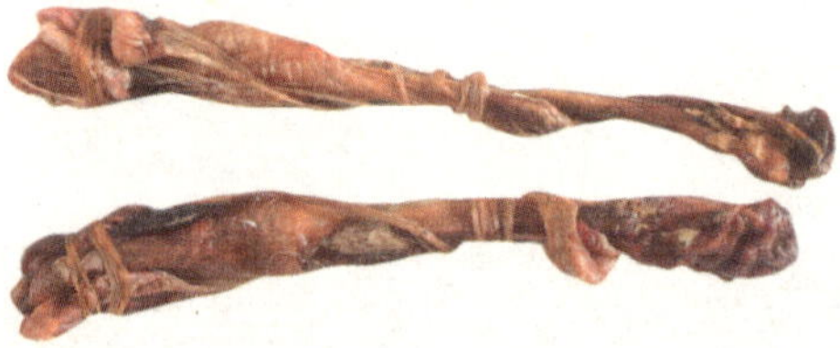

◎海狗肾

药材介绍

海狗肾多为海豹科动物的阴茎和睾丸。海狗肾性热，味咸，归肝、肾经，具有暖肾壮阳、益精补髓的功效，用于治疗虚损劳伤、阳痿精衰、早泄、腰膝痿弱、心腹疼痛等。

单方12 海马方

【用料】海马适量，黄酒1盅。

【用法】将海马炮制研末。每次1～3克，每日3次，以黄酒冲服。

【功效】补肾壮阳、舒筋活络。治肾虚阳痿、腰腿痛等。

中药单方

遗精 >>

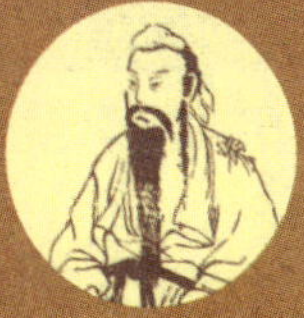

中医将精液自遗的现象称为“遗精”或“失精”。有梦而遗者名为“梦遗”，无梦而遗，甚至清醒时精液自行滑出者为“滑精”。其多由肾虚精关不固，或心肾不交，或湿热下注所致。需要指出的是，遗精不是月经，所以没有规律可言。如以前有遗精，现在消失了，也是很正常的事情。尤其是男性进入中年，几乎就不会再发生遗精了。

单方01 清火滋阴汤

【用料】黄连5克，生地黄15，当归10克，酸枣仁15克，茯神15克，远志10克，莲子肉15克，煅龙骨18克，牡蛎18克，甘草5克。

【用法】水煎服，每日1剂。

【功效】清心火，滋肾阴，交通心肾。主治睡眠不实而多梦、频繁梦中遗精、失眠健忘、头昏耳鸣、心悸心烦、腰酸腿软等。

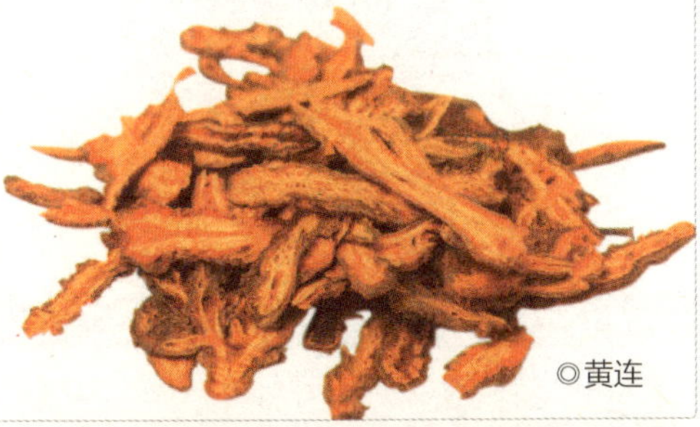

◎黄连

药材介绍

黄连为毛茛科植物黄连、三角叶黄连和云连的干燥根茎。黄连性寒，味苦，归心、脾、胃、肝、胆、大肠经，具有清热燥湿、泻火解毒的功效。

单方02 降火固涩汤

【用料】知母、黄柏、牡丹皮、山茱萸、茯苓各9克，芡实、生地黄、山药、金樱子各15克，煅龙骨、煅牡蛎各18克，甘草5克。

【用法】水煎服，每日1剂。

【功效】滋阴降火、固涩止遗。主治遗精频作、性欲亢盛、阴茎易举、腰膝酸软、五心烦热、舌红少津、脉细数等。

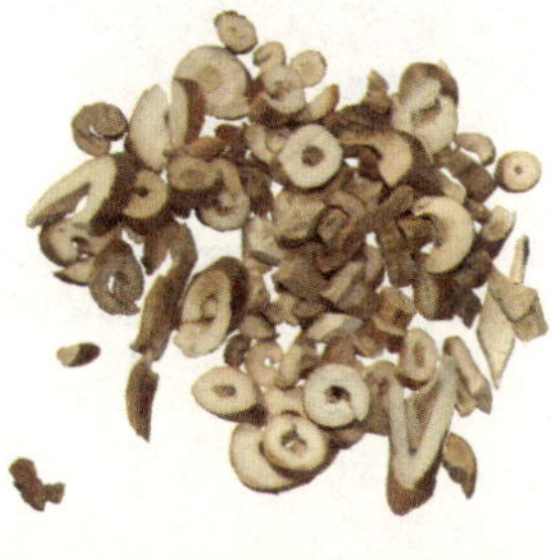

◎牡丹皮

药材介绍

牡丹皮性微寒，味苦、辛，归心、肝、肾经，具有清热凉血、活血化瘀、散瘀消痈的作用，可用于治疗温毒发斑、吐血衄血、夜热早凉、无汗骨蒸、经闭痛经、痈肿疮毒、跌扑伤痛等。

单方03 清热利湿汤

【用料】 萆薢、茯苓、石韦、车前子、灯心草、石菖蒲、黄柏、苍术、龙胆草各10克，牡蛎15克，甘草6克。

【用法】 水煎服，每日1剂。

【功效】 清热利湿。主治遗精频作、小便赤热混浊、心烦少寐、舌红、苔黄腻等。

单方04 海螵蛸五倍子方

【用料】 密陀僧、五倍子各3克，海螵蛸4克。

【用法】 上药共研极细末，筛去粗末，备用。每晚临睡前，将少许药末撒在龟头上；如果包皮包茎，则将少许凡士林搽在龟头上，微润后，再撒药末。

【功效】 对遗精有治疗作用。

单方05 五倍子茯苓丸

【用料】 五倍子120克，茯苓30克，龙骨15克。

【用法】 将以上药物共研成末，面糊为丸，大小如绿豆。开水送服，每次服40粒，每日服3次。

【功效】 对肾虚型遗精有治疗作用。

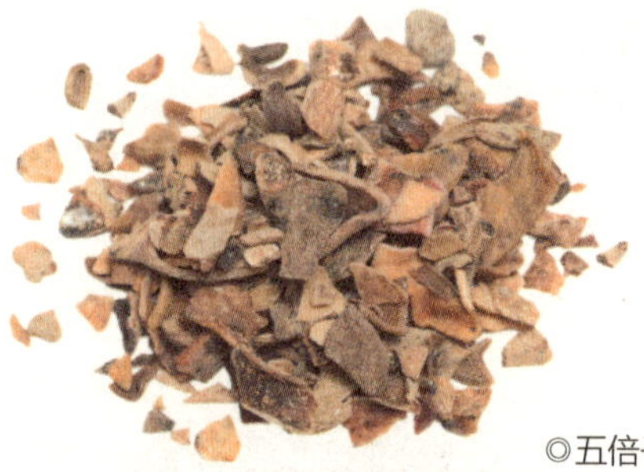

◎五倍子

药材介绍

五倍子性寒，味酸、涩，归肺、大肠、肾经，具有敛肺、止汗、涩肠、固精、止血、解毒的功效，用于治疗肺虚久咳、自汗盗汗、久痢久泻、脱肛、遗精、白浊、各种出血、痈肿疮疖等。

单方06 黄柏樗白丸

【用料】 樗白皮30克，牡蛎150克，知母、黄柏各90克，青黛9克，蛤粉、神曲各15克。

【用法】 前6味共研细末，以神曲糊为丸。每次服9克，每日早、晚各服1次。

【功效】 对遗精，伴有头晕耳鸣、腰痛腿软、五心烦热、舌红、脉细数有治疗作用。

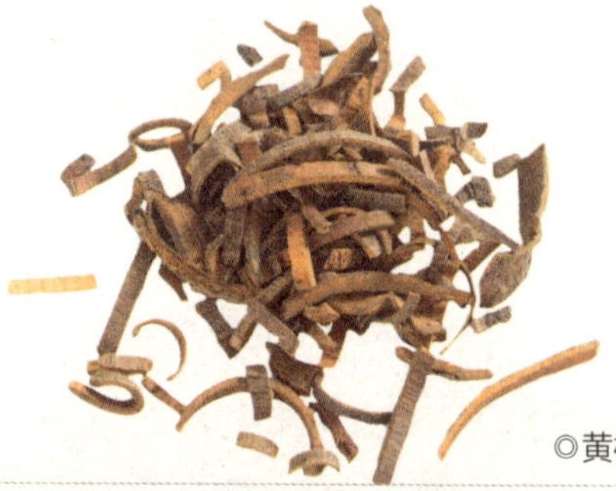

◎黄柏

药材介绍

黄柏性寒，味苦，归肾、膀胱经，具有清热燥湿、泻火解毒的功效。可用于治疗热痢、泄泻、消渴、黄疸、梦遗、淋浊、痔疮、便血、赤白带下、目赤肿痛、口舌生疮、疮疡肿毒等。

单方07 蛤蜊散

【用料】蛤蜊300克，五味子100克，山茱萸50克。

【用法】先煅蛤蜊，然后与其他药共研细末。每次服10克，每日2次，空腹温酒送服。

【功效】清热利湿，滋阴止遗。治遗精。

单方09 鸡内金方

【用料】干鸡内金、黄酒各适量。

【用法】干鸡内金刷净，置瓦上用小火焙30分钟，待其焦黄研成粉末，筛后备用。用时取鸡内金粉3克，用热黄酒半杯搅匀。每日早、晚以开水送服，3日为1个疗程。

【功效】对结核病所致的遗精有治疗作用。

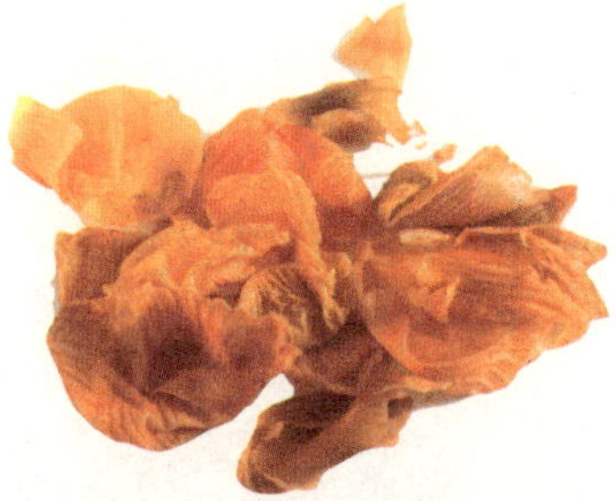

◎鸡内金

药材介绍

鸡内金是家鸡的砂囊内壁，系消化器官，用于研磨食物。鸡内金性平，味甘，归脾、胃、小肠、膀胱经。鸡内金为传统中药之一，用于治疗消化不良、遗精盗汗等，效果极佳。

单方08 生地黄党参方

【用料】生地黄、党参、远志、石菖蒲、砂仁、黄柏各15克，知母20克，黄连、灯心草各10克，龙骨30克，甘草6克。

【用法】水煎服。

【功效】对心肾不交型遗精有治疗作用。

单方10 鸡蛋壳侧柏叶方

【用料】鸡蛋壳30克，侧柏叶20克，甘草6克。

【用法】水煎服，每日2次。

【功效】对遗精有治疗作用。

中药单方

男科及泌尿科

早泄 >>

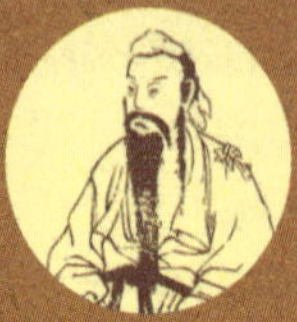

中医认为早泄是由纵欲过度或久犯手淫，致损伤精气，命门大衰；或思虑忧郁，损伤心脾；或恐惧过度，损伤肾气所致。在心理方面，也有可能由精神紧张、心理阴影所致，一般不需要药物或手术治疗，在性生活时放平心态，不要有太大的心理压力，慢慢就会恢复正常。

单方01 温肾涩精汤

【用料】菟丝子、韭菜子、白石蜡、白茯苓、五味子、熟地黄、沙苑子各10克，桑螵蛸、龙骨、牡蛎各15克。

【用法】水煎服，每日1剂。

【功效】温补肾气、固肾涩精。主治阴茎勃起较缓慢、精液清冷稀薄、舌淡嫩、苔薄白、脉沉迟。

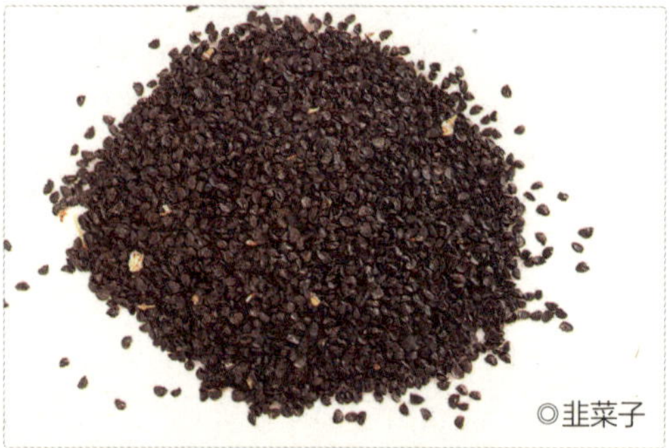

◎韭菜子

药材介绍

韭菜子以色黑、籽粒饱满、无杂质者为佳。韭菜子性温，味辛、甘，归肾、肝经，具有温补肝肾、壮阳固精、暖腰膝的功效，用于治疗阳痿、遗精、早泄、白带异常、遗尿、小便频数、腰膝酸软、腰膝冷痛等。阴虚火旺者忌服韭菜子。

单方02 清肝利胆汤

【用料】龙胆草、栀子、柴胡、芡实各10克，生地黄、车前子、黄芩各15克，当归、金樱子各12克，甘草5克。

【用法】水煎服，每日1剂。

【功效】清利肝胆湿热，佐以固摄肾精。主治阴虚火旺型早泄，症见性欲亢盛、易冲动紧张而早泄、小便黄赤等。

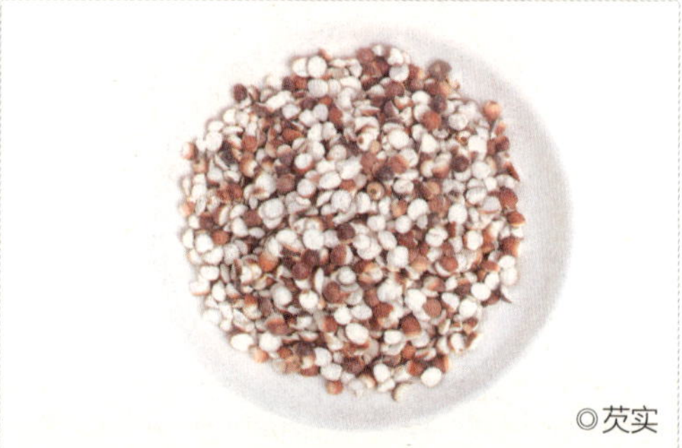

◎芡实

药材介绍

芡实性平，味甘、涩，归脾、肾经，具有益肾固精、补脾止泻、祛湿止带的功效。生品性平，涩而不滞，补脾肾而兼能祛湿，常用于治疗白浊、带下异常、遗精、小便不禁，以上病症兼湿浊者尤宜；芡实炒后性偏温，气香，能增强补脾和固涩的作用，常用于治疗脾虚泄泻和肾虚精关不固所致的滑精。

单方03 益气固精汤

【用料】黄芪 20 克，党参、茯苓、白术、酸枣仁、当归各 15 克，远志、芡实、龙骨各 10 克，甘草 5 克。

【用法】水煎服，每日 1 剂。

【功效】补益心脾、益气固精。主治心脾两虚型早泄，症见行房前心悸不宁、早泄等。

单方05 鱼鳔蒸莲须

【用料】鱼鳔 15 克，莲须 20 克，盐、味精各适量。

【用法】鱼鳔下油锅炸，用清水浸发，除去火气。莲须洗净装入纱布袋，同放于瓷碗中，加水盖好，隔水蒸熟，取出纱布袋，下盐、味精，调匀。每日早、晚各服 1 次，连服 3 ~ 5 日。

【功效】对遗精、早泄有治疗作用。

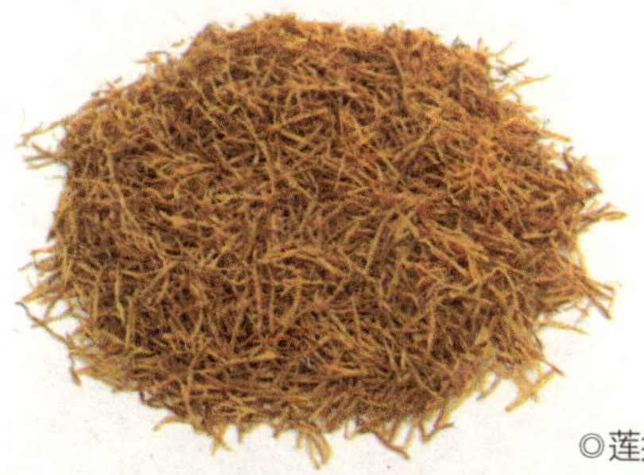

◎莲须

药材介绍

莲须为睡莲科植物莲的干燥雄蕊。莲须性平，味甘、涩，归心、肾经，具有固肾涩精的功效，用于治疗遗精滑精、带下异常、尿频等。

单方04 茯苓汤

【用料】茯苓 15 克，猪苓 12 克，桂枝、细辛各 6 克。

【用法】水煎服，每日 1 剂。

【功效】对早泄有治疗作用。

单方06 肉桂地黄方

【用料】肉桂 6 克，熟地黄、山茱萸各 9 克，茯苓 10 克，山药 12 克，牡丹皮 10 克。

【用法】水煎服，每日 1 剂，分 2 次服。

【功效】益肾固精。适用于肾气不固所致的早泄。

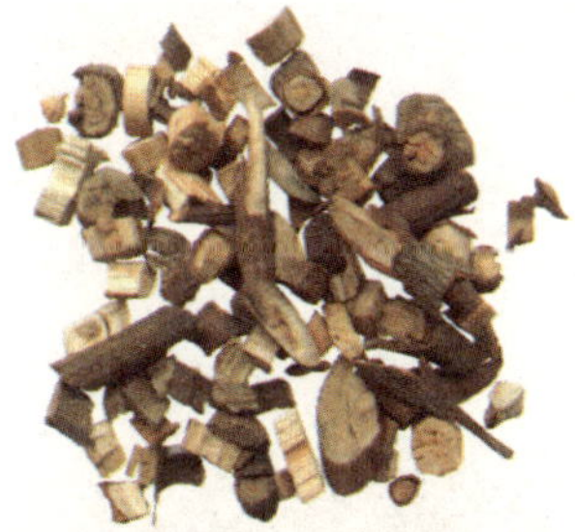

◎肉桂

药材介绍

肉桂性大热，味辛、甘，归肾、脾、心、肝经，具有补火助阳、引火归原、散寒止痛、活血通经的功效，可用于治疗肾虚型阳痿、早泄、亡阳虚脱等。

中药单方

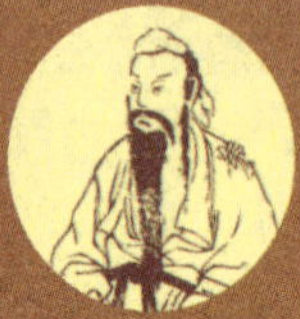

男科及泌尿科

性欲低下>>

性欲低下是指在性刺激下，没有进行性交的欲望，对性交意念冷淡，而且阴茎也难以勃起的一种性功能障碍。西医认为，本病发生的原因，和大脑皮层功能紊乱、内分泌系统疾病、药物等有关。而中医学则认为，本病与人体脾肾阳虚、命门火衰有很大关系。

单方01 淫羊藿鹿衔草方

【用料】淫羊藿30克，鹿衔草30克，三枝茶20克。

【用法】水煎，每日3次，或用5剂浸泡白酒2500毫升内服。每日早、晚各1次，每次10毫升。

【功效】对早泄、阳痿很有帮助，尤以酒剂为好。

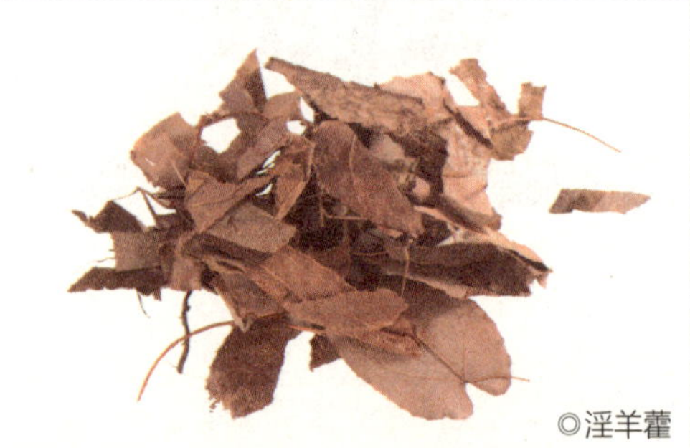

◎淫羊藿

药材介绍

淫羊藿性温，味辛、甘，归肝、肾经，具有补肾阳、强筋骨、祛风湿的功效，可用于治疗阳痿遗精、筋骨痿软、风湿痹痛、麻木拘挛、更年期高血压等。

单方02 阳起石方

【用料】阳起石、蛇床子、香附子、韭菜子各30克，蝼蛄（去翘、足，煅过）7个，大枫子（去壳）3克，麝香、硫黄各3克。

【用法】将药研末，炼蜜为丸，如指甲大，以油纸盖护贴脐上，用绢袋子缚住。

【功效】补火助阳。适用于肾阳虚衰、命火衰的性欲低下、阳痿等。

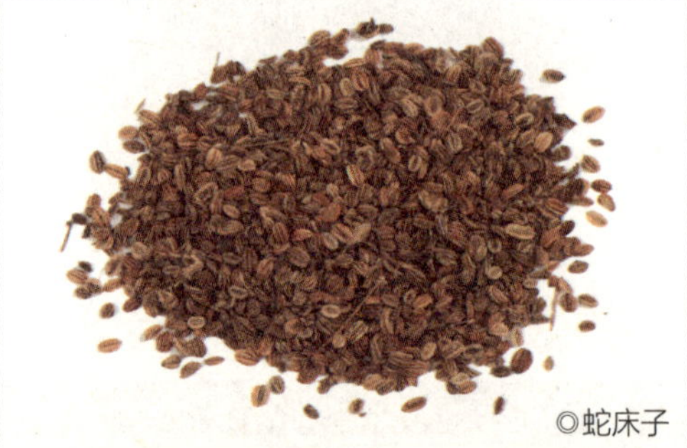

◎蛇床子

药材介绍

蛇床子性温，味辛、苦，有小毒，归肾经，具有温肾壮阳、燥湿、祛风，杀虫的功效，用于治疗肾虚阳痿、宫冷不孕；外治外阴湿疹、妇人阴痒、滴虫性阴道炎等。

单方03 韭菜子方

【用料】 韭菜子、女贞子、菟丝子、枸杞子、五味子、覆盆子、巴戟天、淫羊藿、蛇床子、鹿角霜各适量。

【用法】 水煎服，每日1剂。

【功效】 温肾壮阳。适用于性欲低下、厌倦房事等。

单方05 仙茅枸杞子方

【用料】 仙茅20克，枸杞子20克，淫羊藿20克，鹿角胶20克，熟地黄20克，羊肾2个。

【用法】 水煎服，每日1剂，每日服2次，10日为1个疗程。

【功效】 本方既有温肾壮阳之功，又具滋阴养血之能，故对男女性冷淡均有疗效。

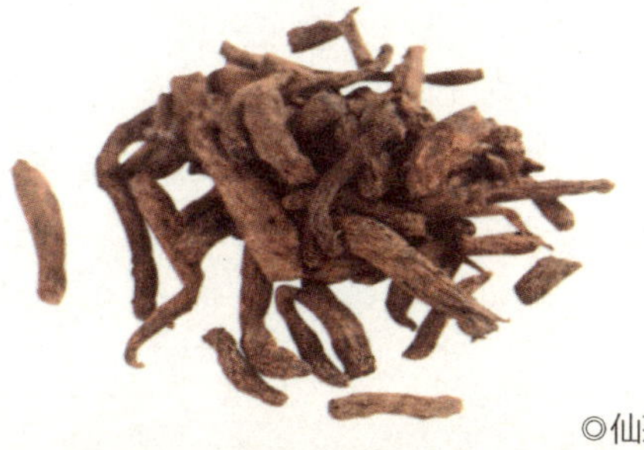

◎仙茅

药材介绍

仙茅性温，味辛，有毒，归肾、肝经，具有补肾助阳、益精血、强筋骨和行血消肿的作用，主要用于治疗肾阳不足所致的阳痿遗精、虚痨内伤和筋骨疼痛等。

单方04 熟地黄山药方

【用料】 熟地黄、山药、山茱萸、枸杞子、鹿角胶、菟丝子、杜仲、当归、肉桂、巴戟肉、肉苁蓉、黄狗肾各适量。

【用法】 水煎服，每日1剂，分2次服。

【功效】 温阳益肾、填精补血。适用于性欲减退、遗精、阳痿等。

单方06 补骨脂治方

【用料】 补骨脂（盐水炒）240克，茯苓120克，韭菜子60克。

【用法】 将上药浸入陈醋内，醋高过药面1指，加热煮沸，取渣令干后捣烂为末，再做成丸，如桐子大。每次服20丸，每日早、晚各1次。

【功效】 对性欲减退、阳痿有治疗作用。

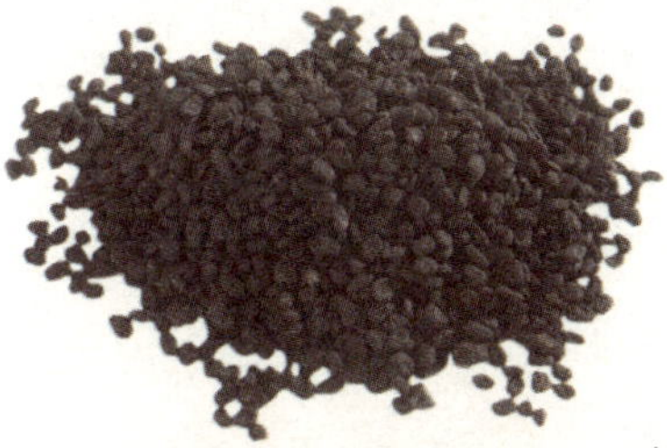

◎补骨脂

药材介绍

补骨脂性温，味辛、苦，归肾、脾经，能补肾助阳、纳气平喘、温脾止泻，主治肾阳不足所致的下元虚冷、阳痿遗精，肾不纳气所致的虚喘不止，脾肾两虚所致的大便久泻、白癜风、银屑病等。

中药单方

男科及泌尿科

慢性肾炎>>

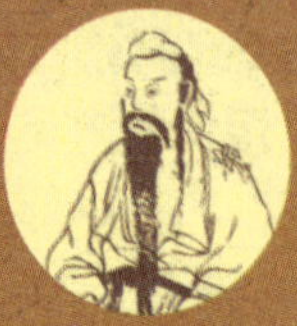

慢性肾小球肾炎（简称“慢性肾炎”）可发生于任何年龄，但以青、中年男性为主。其起病方式和临床表现多样，多数起病隐匿、缓慢，以血尿、蛋白尿、高血压、水肿为临床表现。一般而言，患者凡有尿检异常、水肿及高血压病史，病程迁延，无论有无肾功能损害，均应考虑本病。肾活检病理检查可确诊并有利于指导本病治疗和判断预后。

单方01 潜阳利水汤

【用料】生地黄、茯苓、白芍、炒酸枣仁、钩藤各 15 克，山茱萸、山药、牡丹皮、五味子、当归、知母、泽泻、菊花各 10 克。

【用法】水煎服，每日 2 次。

【功效】滋养肝肾、潜阳利水。主治目睛干涩或视物模糊、五心烦热、腰脊酸痛、月经失调、舌红少苔、脉弦细或细数。

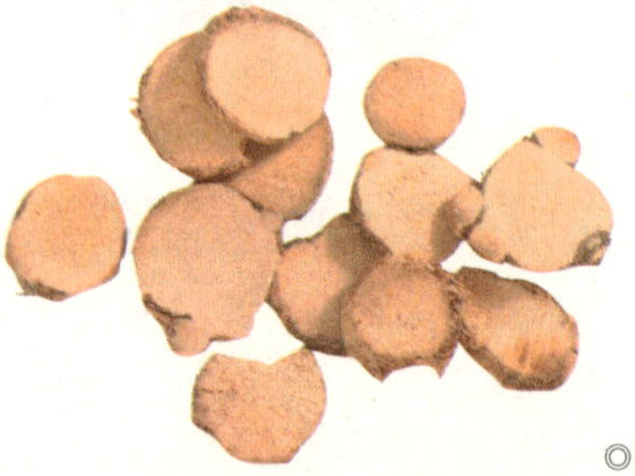

◎泽泻

药材介绍

泽泻为泽泻科植物泽泻的干燥块茎。以块大、黄白色、光滑、质充实、粉性足者为佳。泽泻性寒，味甘、淡，归肾、膀胱经，具有利水渗湿、泻热通淋的功效。

单方02 滋肾养阴汤

【用料】党参、黄芪、茯苓、生地黄、麦冬、菟丝子、覆盆子各 15 克，山茱萸、山药、牡丹皮、五味子各 10 克。

【用法】水煎服，每日 2 次。

【功效】健脾益气、滋肾养阴。主治面色无华、少气乏力、午后手足心热、口干咽燥、咽部暗红、舌质偏红少苔、脉细或弱。

◎茯苓

药材介绍

茯苓性平，味甘、淡，归心、肺、脾、肾经，具有利水渗湿、健脾、宁心的作用，可用于治疗水肿尿少、痰饮眩悸、脾虚食少、便溏泄泻、心神不安、惊悸失眠等。

单方03 侧柏叶汤

【用料】侧柏叶50克，大枣4枚，萹蓄100克，甘草6克。

【用法】以上各味药共加水2000毫升，煎至500毫升。每次饮150毫升，日3次。

【功效】对慢性肾炎有治疗作用。

单方05 益肾汤

【用料】黄芪、茯苓、白术、白茅根、枸杞子各25克，黄精、狗脊、川续断、蒲公英、山药、生地黄、防己、甘草各15克，金银花50克。

【用法】水煎服，每日1剂。

【功效】对慢性肾炎有治疗作用。

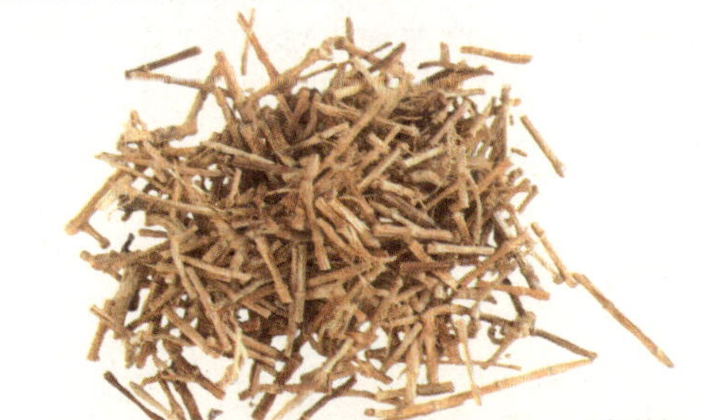

◎白茅根

药材介绍

白茅根性寒，味甘，归肺、胃、膀胱经，具有凉血止血、清热解毒的功效，用于治疗吐血、尿血、热淋、水肿、黄疸、小便不利、热病烦渴、胃热呕哕、咳嗽等。白茅根还具有治疗肾炎的作用。

单方04 益母草汤

【用料】益母草120克。

【用法】水煎成2大碗，分4次服，隔3小时服1次，1日内服完，连服10日。

【功效】活血化瘀，改善血液循环。治慢性肾炎。

单方06 温脾补肾汤

【用料】党参、茯苓、仙茅、淫羊藿、白芍各15克，苍术、白术、陈皮各10克，干姜、甘草各6克。

【用法】水煎服，每日2次。

【功效】温补脾肾。主治脾肾阳虚型浮肿明显、腰脊酸痛、神疲纳呆等。

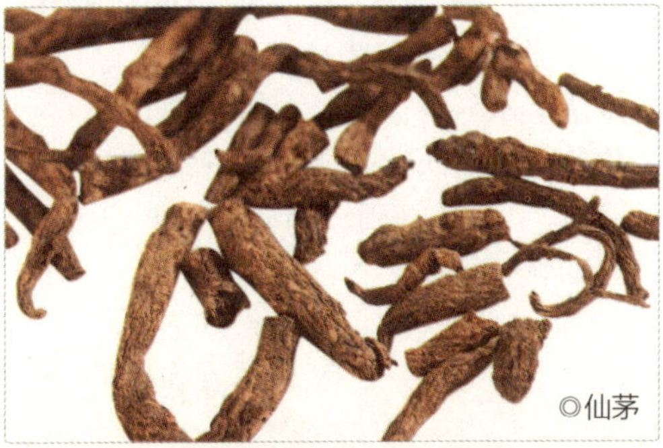

◎仙茅

药材介绍

仙茅性温，味辛，有毒，归肾、肝、脾经，具有补肾助阳、益精血、强筋骨和行血消肿的作用，主要用于治疗肾阳不足、阳痿遗精、虚痨内伤和筋骨疼痛等。

中药单方

男科及泌尿科

肾病综合征 >>

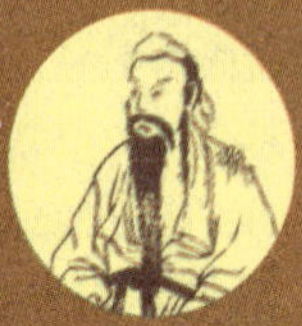

肾病综合征简称“肾综”，是指由多种病因引起的，以肾小球基膜通透性增加伴肾小球滤过率降低等肾小球病变为主的一组综合征。根据不同病因和病理，将本病症分为 3 类：原发性肾病综合征、先天性肾病综合征、继发性肾病综合征。病情严重者会有浆膜腔积液、无尿等表现。

单方01 茯苓黄芪方

【用料】茯苓、黄芪、车前子（布包）各 15 克，白术、桂枝、牛膝、山茱萸、泽泻、党参、大腹皮、陈皮各 10 克，甘草 6 克，生姜 3 片，大枣 5 枚。

【用法】水煎服，每日 1 剂。

【功效】对肾病综合征迁延不愈、脾肾阳虚型浮肿、舌胖质淡有齿痕、脉迟缓无力有治疗作用。

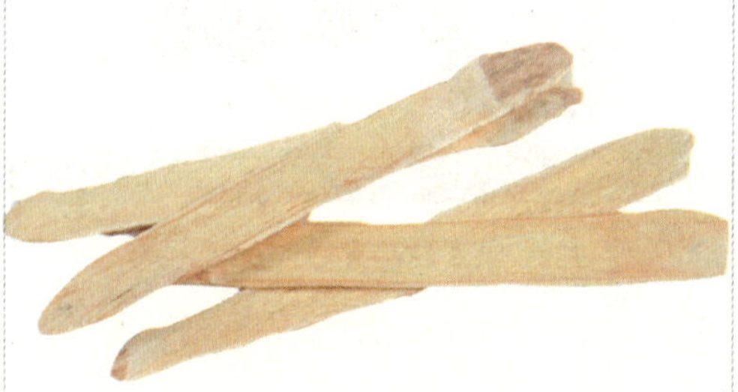

◎黄芪

药材介绍

黄芪具有益气固表、敛汗固脱、敛疮生肌、利水消肿之功效。与相关中药配伍，能滋肾养阴，对肾炎有一定的治疗作用。

单方02 温肾通利汤

【用料】茯苓、猪苓、炒白术、淫羊藿、生地黄、牡丹皮各 9 克，附子 5 克，荠菜花 30 克，生大黄 5 克，肉桂 2 克，党参 12 克。

【用法】将上药用清水浸泡 20 分钟，附子片需先煎 40 分钟，纳诸药再煎 20 分钟，每剂煎 2 次。每日 1 剂，早、晚 2 次分服。

【功效】温肾通利。治肾病综合征。

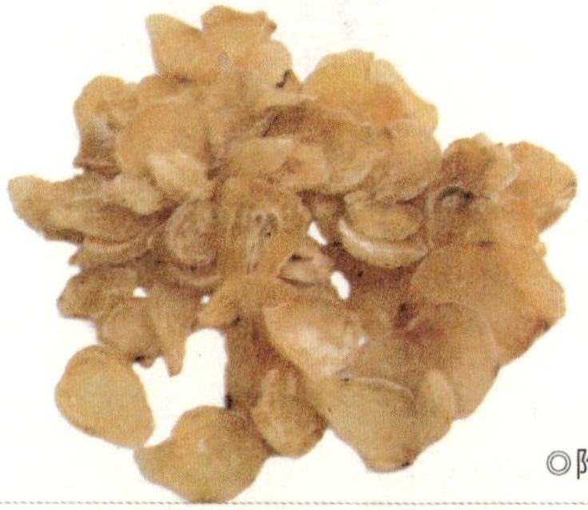

◎附子

药材介绍

附子性大热，味辛、甘，有毒，归心、脾、肾经。附子属温里药，有回阳救逆、温补脾肾、散寒止痛、温阳除湿的功效，用于治疗阴盛格阳、大汗亡阳、吐痢厥逆、心腹冷痛。

单方03 苏蝉地黄汤

【用料】紫苏叶 6 克，蝉蜕 3 克，熟地黄 18 克，山茱萸 9 克，黄芪 15 克，山药 18 克，牡丹皮 9 克，桃仁 5 粒，玉米须 12 克。

【用法】小火煎，空腹服，每日 1 剂。

【功效】宣肺益肾。治疗肾病综合征。

单方04 玉米须白茅根汤

【用料】玉米须 30 克，白茅根 15 克，薏苡仁 12 克，冬瓜皮、夏枯草、菊花、车前草各 9 克，茯苓皮、大腹皮、苍术各 6 克。

【用法】水煎服，每日 1 剂。

【功效】对肾病综合征有治疗作用。

单方05 熟地黄山药方

【用料】熟地黄 50 克，山药 50 克，山茱萸 50 克，牡丹皮 15 克，茯苓 50 克，肉桂 20 克，车前子 45 克，牛膝 30 克。

【用法】研末，炼蜜为丸，如梧桐子大。每次 6 ~ 9 克，每日服 3 次，开水吞服。

【功效】对肾病综合征，偏于肾阳虚，无持续性高血压和肾功能不全者有治疗作用。

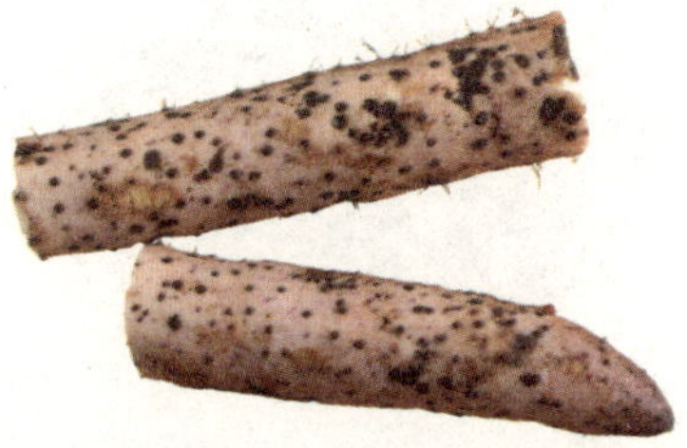

◎山药

药材介绍

山药为薯蓣科植物薯蓣的干燥根茎。山药性平，味甘，归脾、肺、肾经，具有补脾养胃、生津益肺的功效。山药与熟地黄等中药合用，对肾病综合征有一定的治疗作用。

单方06 知母黄柏汤

【用料】知母 12 克，黄柏 12 克，玄参 12 克，生地黄 15 克，紫花地丁 20 克，鱼腥草 20 克，金银花 15 克，连翘 10 克，板蓝根 15 克，黄芩 15 克。

【用法】水煎服，每日 1 剂，分 3 次服。

【功效】对肾病综合征有治疗作用。

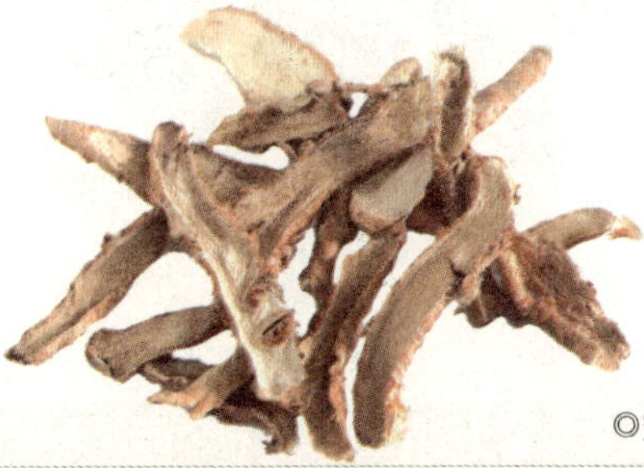

◎知母

药材介绍

知母性寒，味苦、甘，归肺、胃、肾经，属清热下火药，具有清热泻火、生津润燥的功效。

单方07 芡实黄芪汤

【用料】芡实 30 克，菟丝子、黄芪各 20 克，白术、茯苓、山药、金樱子、黄精、百合各 15 克，党参、枇杷叶各 10 克。

【用法】水煎服，每日 1 剂。

【功效】对肾病综合征有治疗作用。

单方09 黄芪汤

【用料】黄芪、茯苓各 30 克，生姜、大腹皮各 20 克，白术、猪苓、白芍各 15 克，肉桂 3 克。

【用法】水煎服，每日 1 剂。

【功效】对肾病综合征有治疗作用。

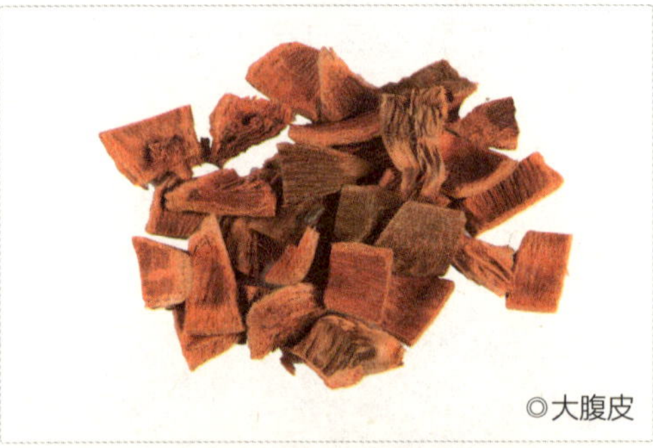

◎大腹皮

药材介绍

大腹皮为棕榈科植物槟榔的干燥果皮。性微温，味辛，归脾、胃、大肠、小肠经，具有下气宽中、行水消肿的功效，用于治疗湿阻气滞、胸腹胀闷、大便不爽、水肿、脚气、小便不利等。

单方08 益肾健脾汤

【用料】甘草 4 克，黄芪 12 克，党参、炒白术、炒山药、茯苓、石韦、野山楂、丹参、制山茱萸各 9 克。

【用法】水煎服，每日 1 剂。

【功效】益肾健脾、利湿消肿。治慢性肾炎日久不愈及肾病综合征。

单方10 金钱草方

【用料】金钱草、鱼腥草、白花蛇舌草、黄芪、玉米须、薏苡仁各 30 克，鹿衔草、金樱子、白术、猪苓、茯苓、生地黄、石韦、党参各 15 克，车前子、山茱萸、芡实各 10 克。

【用法】水煎服，每日 1 剂。

【功效】对肾病综合征有治疗作用。

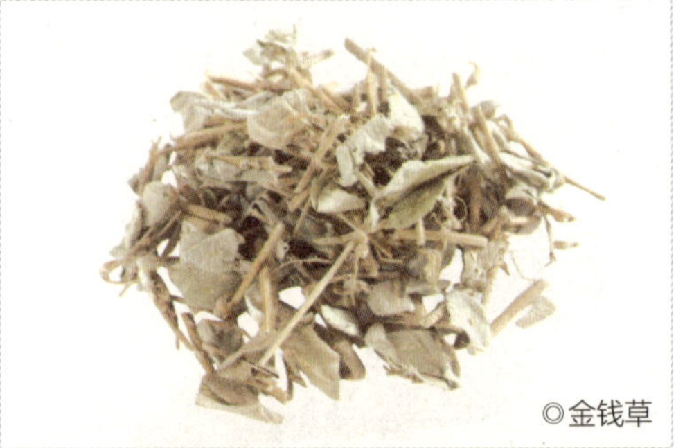

◎金钱草

药材介绍

金钱草性微寒，味甘、咸，归肝、胆、肾、膀胱经，具有清热解毒、散瘀消肿、利湿退黄之功效，可用于治疗热淋、尿涩作痛、黄疸尿赤、痈肿疔疮、肝胆结石、尿路结石、肾病综合征等。

中药单方

男科及泌尿科

膀胱炎 >>

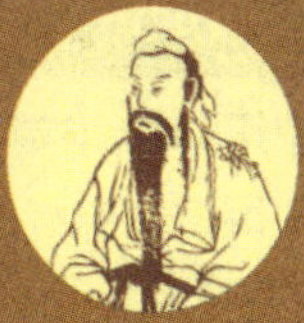

膀胱炎是发生在膀胱的炎症，主要由特异性细菌感染和非特异性细菌感染引起，还有其他特殊类型的膀胱炎。其临床表现有急性与慢性两种。前者发病突然，排尿时有烧灼感，并在尿道区有疼痛感；慢性膀胱炎的症状与急性膀胱炎相似，但无高热，症状可持续数周或间歇性发作，使患者乏力、消瘦，出现腰腹部、膀胱及会阴区的不舒适或隐痛。

单方01 蒲黄丸

【用料】蒲黄、冬葵子、赤茯苓、黄芪各50克，车前子、当归（微炒）、荆实各15克，麦冬（去心）、生地黄各100克。

【用法】研细末，炼蜜和捣200～300杵，丸如梧桐子大。每次服30丸，用米汤送下。

【功效】对膀胱有热、尿血不止有治疗作用。

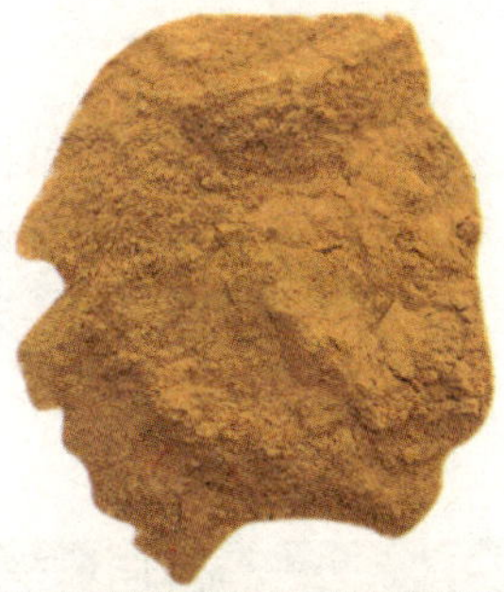

◎蒲黄

药材介绍

蒲黄为香蒲科植物狭叶香蒲、宽叶香蒲、东方香蒲和长苞香蒲的花粉。植株生于河流两岸、池沼等地水边，以及沙漠地区浅水滩中。蒲黄性平，味甘，归肝、心包经，具有止血、化瘀、通淋的功效。

单方02 旋车汤

【用料】旋花茄15克，车前草15克。

【用法】以上2味药切碎，水煎服，每日1剂，分3次温服。

【功效】清热利湿、解毒消炎。治膀胱炎、尿道炎引起的尿急、尿频、尿痛，以及体内热盛引起的小便热痛、小便出血等。

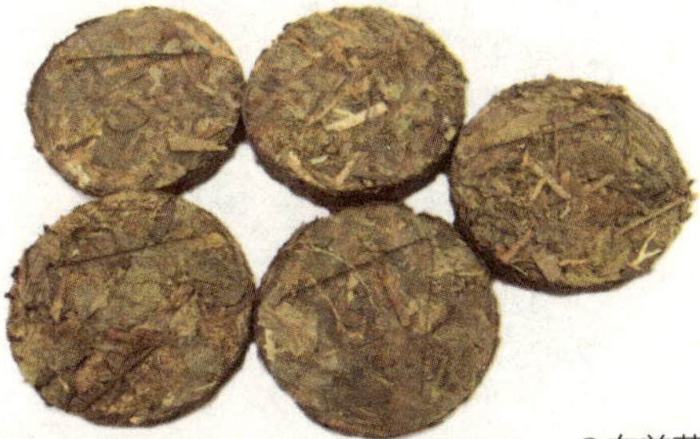

◎车前草

药材介绍

车前草为车前科植物车前、大车前及平车前的种子和全草，生长在山野、路旁、花圃、菜圃及池塘、河边等地。车前草性寒，味甘，归肺、肝、肾、小肠经，具有清热利尿、渗湿止泻、明目祛痰的功效。

单方03 桐树花汤

【用料】带蒂桐树花30枚。

【用法】加水煎，去渣。顿服，每日1～2剂。

【功效】对膀胱炎有治疗作用。

单方05 千张纸汤

【用料】千张纸（鲜）50克，黑面神（鲜）40克。

【用法】洗净，切片，水煎服。每日1剂，分3次服。

【功效】清热、解毒、利尿。治膀胱炎。

单方07 小蓟藕节山药汤

【用料】小蓟30克，藕节、山药各20克，连翘15克，生地黄、滑石、当归、甘草各10克。

【用法】煎服法同上。每日1～2剂。

【功效】对膀胱炎有治疗作用。

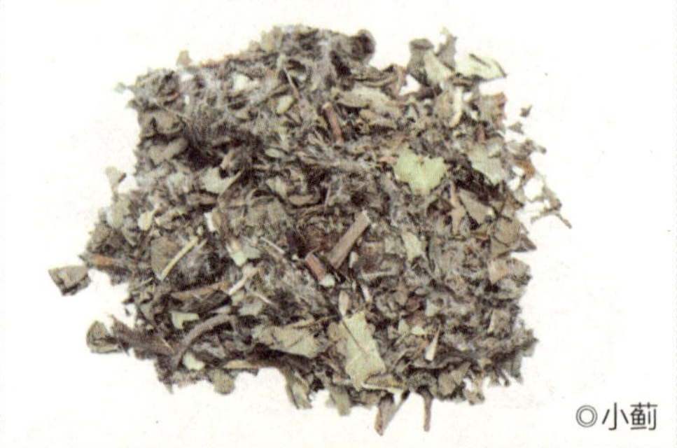

◎小蓟

药材介绍

小蓟性凉，味甘、苦，归心、肝经，具有凉血止血、祛瘀消肿的功效，可用于治疗衄血、吐血、尿血、便血、崩漏下血、外伤出血、痈肿疮毒等。

单方04 青金竹叶汤

【用料】鲜青金竹叶15克，石膏30克。

【用法】上药研碎，水煎服。每日1剂，分3次服。

【功效】清热解毒、止痛、利尿。治急、慢性膀胱炎。

单方06 一把篾汤

【用料】一把篾30克。

【用法】水煎服，每日1剂，分2次服。

【功效】清热利尿、散瘀活血。治膀胱炎。

单方08 茴铃汤

【用料】小茴香、金铃子、猪苓、茯苓各6克，牛膝9克，桂枝3克，白术3克。

【用法】水煎服，一次性服下，每日1剂。

【功效】对膀胱胀痛有治疗作用。

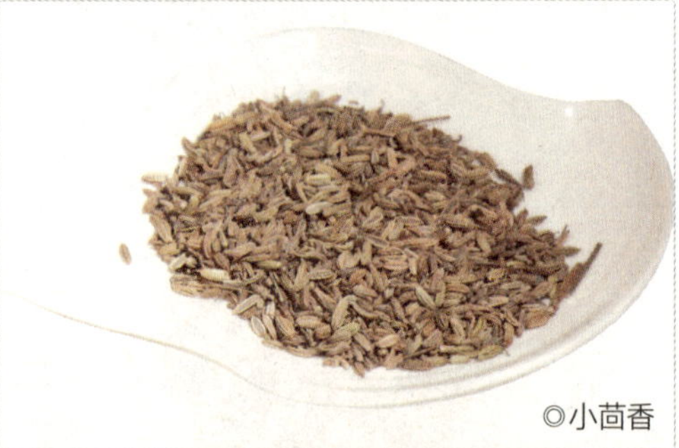

◎小茴香

药材介绍

小茴香性温，味辛，归肾、肝、脾、胃经，具有开胃进食、理气散寒、助阳的功效，用于治疗中焦有寒、食欲减退、恶心、腹部冷痛、疝气疼痛、睾丸肿痛、脾胃气滞、脘腹胀满作痛等。

中药单方

男科及泌尿科

前列腺增生 >>

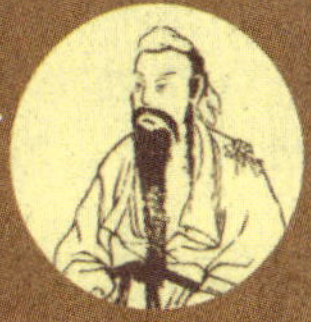

前列腺增生又称前列腺肥大，属中医学“癃闭”的范畴，是老年人常见的疾病之一。前列腺增生主要症状包括尿频、尿线变细、排尿时间延长及充溢性尿失禁等，还往往伴有血尿、膀胱结石、肾功能损害等一系列症状。其中医病机为肾元虚亏，浊瘀阻塞或热结下焦，致膀胱气化不利。其病位虽在膀胱，却涉及肺、脾、肾三脏。

单方01 化瘀利便汤

【用料】桃仁、苏木、白芍、熟地黄各10克，川芎、红花各5克，水蛭3克。

【用法】水煎服，每日1剂。

【功效】活血化瘀、通利小便。主治瘀血内阻型前列腺增生，症见尿如细线或尿流分叉、排尿时间延长，或尿分几段排出、尿道涩痛、会阴胀满、舌苔白腻、脉涩。

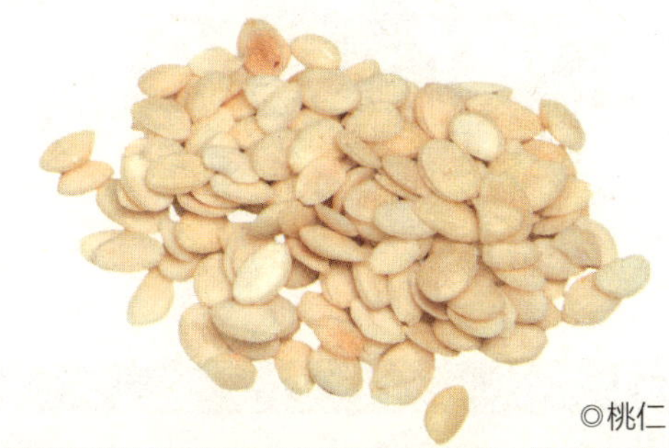

◎桃仁

药材介绍

桃仁性平，味苦、甘，归心、肝、大肠经，具有活血祛瘀、润肠通便、止咳平喘的功效，用于治疗闭经、痛经、跌仆损伤、前列腺增生、肠燥便秘等。

单方02 化气行水汤

【用料】车前子（包煎）、仙茅、淫羊藿、山药各10克，制附子5克，肉桂3克，鹿角片6克。

【用法】水煎服，每日1剂。

【功效】此方温补肾阳，化气行水。主治肾阳虚衰型前列腺增生，症见排尿困难、滴沥不畅、尿色清白、舌体胖嫩、脉沉细。

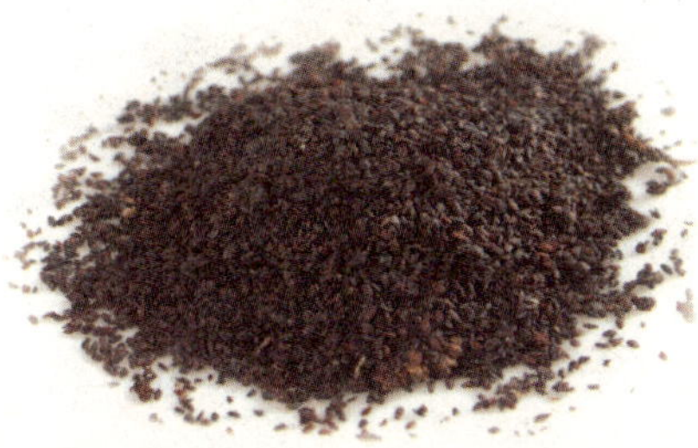

◎车前子

药材介绍

车前子性寒，味甘，归肺、肝、肾、小肠经，具有清热利尿、渗湿止泻、明目功效，用于治疗小便不利、淋浊带下、水肿胀满、暑湿泻痢、目赤障翳、痰热咳喘等。

中药单方

男科及泌尿科

男性更年期综合征>>

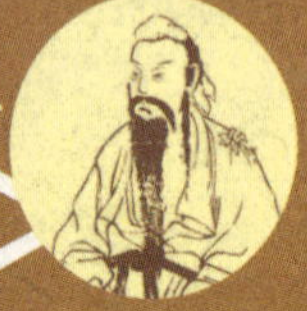

女性更年期综合征已为人们所熟知，而男性更年期综合征常被人们忽略。实际上，男女都要经过从成年过渡到老年，间断出现疲倦、焦虑、易怒、健忘、性功能减退等症状。离休，家庭境遇、人际交往改变，以及嗜好烟酒等不良生活习惯都可诱发本病。

单方01 益气培元汤

【用料】炙甘草6克，黄芩、柴胡、黑栀子各9克，法半夏、淫羊藿各10克，淮小麦12克，珍珠母（先煎）、党参各30克，大枣6枚。

【用法】水煎服，每日1剂。

【功效】疏肝解郁、益气健脾。主治精神抑郁不悦、烦躁易怒、失眠健忘、梦遗、滑精、早泄、神疲乏力、胁满腹胀等。

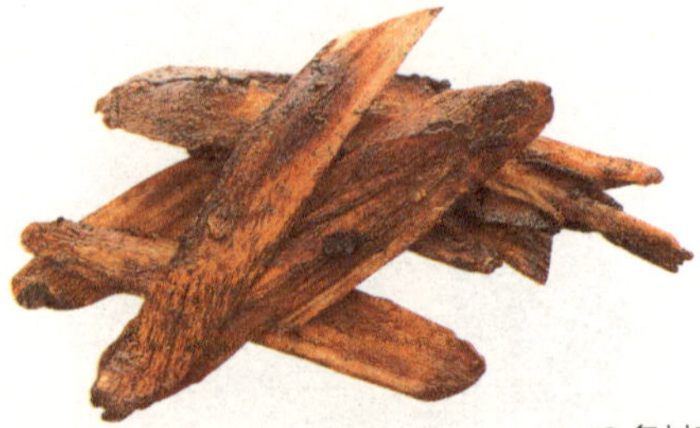

◎炙甘草

药材介绍

炙甘草为甘草的蜜烘制加工品。炙甘草性平，味甘，归心、肺、脾、胃经，具有补脾和胃、益气复脉的功效，用于治疗脾胃虚弱、更年期综合征、倦怠乏力、心动惊悸等。

单方02 温肾壮阳汤

【用料】肉桂（冲服）、远志、甘草、枸杞子、小茴香、五味子各6克，巴戟天、牛膝、杜仲各9克，茯苓、山茱萸、山药各12克，熟地黄30克。

【用法】水煎服，每日1剂，分2次服。

【功效】温肾壮阳、益精培元。主治精神抑郁、健忘、心悸、阳痿、早泄等。

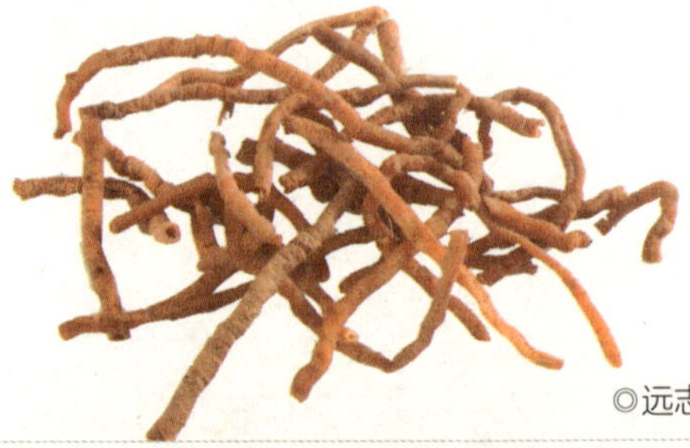

◎远志

药材介绍

远志为远志科植物远志或卵叶远志干燥根。远志性温，味苦、辛，归心、肾、肺经，具有安神益智、祛痰、消肿的功效，用于治疗心肾不交引起的失眠多梦、健忘惊悸、神志恍惚、咳痰不爽、疮疡肿毒、乳房肿痛等，对更年期的症状也有较好的治疗作用。

中药单方

五官科

沙眼 >>

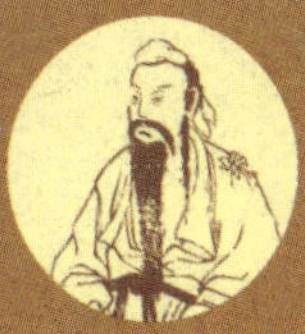

沙眼发病时，病眼睑结膜粗糙不平，形似沙粒，故名。沙眼早期症状不明显，部分患者会表现为眼刺痒、干涩、见风流泪，晨起时眼角有少量分泌物，常觉眼睛疲劳不适，睁不开眼等。外感风热毒邪，或湿热内蕴，与毒邪相合，上壅胞睑，脉络阻滞；或素体积热，与毒邪相合，眼部不洁、卫生不良之人易患本病。

单方01 散瘀止痛汤

【用料】大黄、红花、白芷、防风各10克，当归、栀子仁、黄芩、赤芍、生地黄、连翘各12克，甘草6克。可酌加牡丹皮。

【用法】水煎服，每日1剂。

【功效】凉血、散瘀、清热。主治眼刺痒灼痛、干涩畏光、眵泪黏腻、睑内颗粒累累、黑睛赤膜下垂。可兼治舌红、脉数。

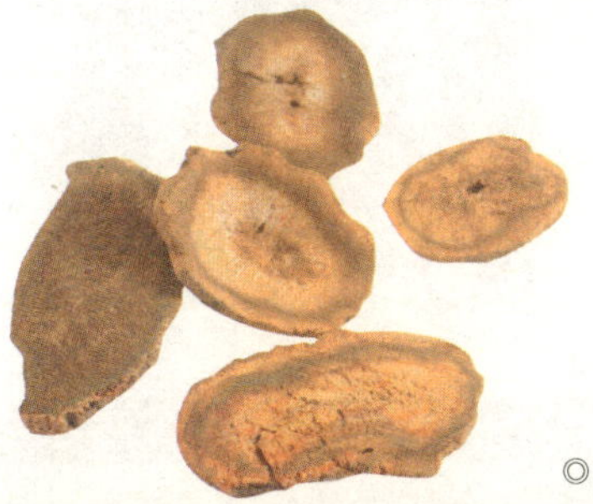

◎大黄

药材介绍

大黄性寒，味苦，归胃、大肠、肝、脾、心包经，具有攻积滞、清湿热、泻火、凉血、祛瘀、解毒的功效，主治实热便秘、热结胸痞、湿热泻痢、黄疸、小便不利、目赤、咽喉肿痛。

单方02 清热止泪汤

【用料】金银花、连翘各15克，桔梗12克，薄荷（后煎）6克，淡竹叶10克，甘草6克，防风10克，天花粉12克，牛蒡子10克，芦根10克。

【用法】水煎服，每日1剂。

【功效】散风清热。主治眼内痒涩、迎风泪出、睑内细小颗粒丛生。

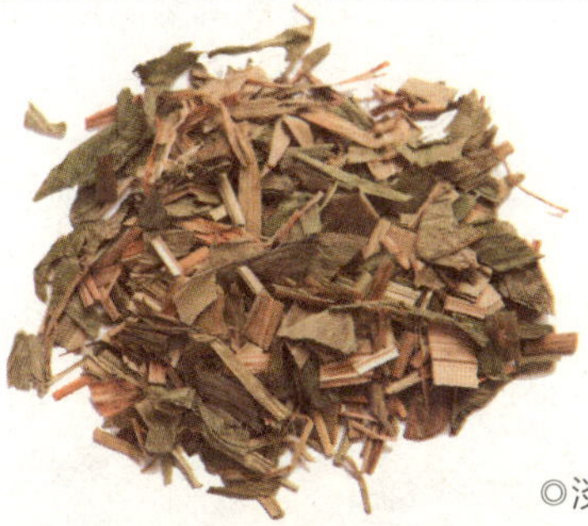

◎淡竹叶

药材介绍

淡竹叶性寒，味甘、淡，归心、胃、小肠经。甘淡渗利，性寒清降，善导心与小肠之火下行而利尿通淋，治热病烦渴、肺热咳嗽、小便赤涩淋浊、沙眼等。

中药单方

五官科

青光眼 >>

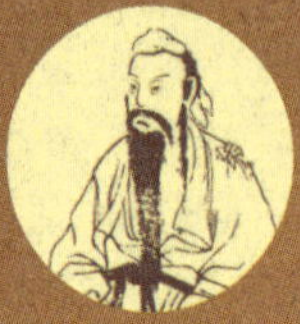

青光眼属于常见老年病之一。青光眼的典型症状是有严重的头痛、眼痛、恶心、呕吐、虹视，严重时眼部充血，眼睑水肿，角膜混浊、失去光泽，瞳孔散大。中医认为，青光眼是由风、火、痰、瘀及阴阳失调，引起肝气郁结，肝阴虚损，肝肾阴虚，气血失和，经脉不利，目中玄府闭塞，珠内气血津液不行所致。

单方01 夏枯草方

【用料】夏枯草 30 克，香附 10 克，当归 10 克，醋白芍 15 克，川芎 5 克，熟地黄 15 克，钩藤 15 克，珍珠母 25 克，车前草 25 克，乌梅 15 克，槟榔 6 克，荷叶 20 克，菊花 20 克，甘草 3 克，琥珀（冲服）3 克。

【用法】水煎服，每日 1 剂。

【功效】滋阴潜阳、平肝清热、利窍收瞳。

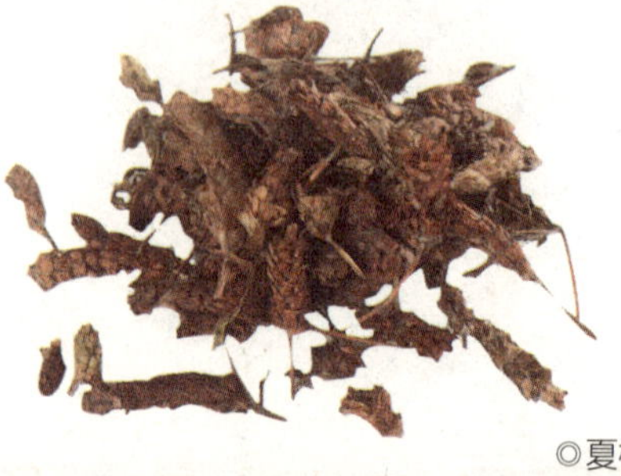

◎夏枯草

药材介绍

夏枯草为双子叶植物唇形科夏枯草的干燥果穗。夏枯草性寒，味苦、辛，归肝、胆经，能清肝、散结、利尿，治瘟病、乳痈、目痛、黄疸、淋病、高血压、青光眼等。

单方02 疏肝解郁汤

【用料】茯苓 15 克，桂枝 9 克，石决明 15 克，夏枯草 9 克，粳米 90 克，红糖适量。

【用法】前 4 味药水煎去渣，入粳米、红糖煮粥。每日 1 剂。

【功效】疏肝解郁、调畅气机、平抑情绪波动。

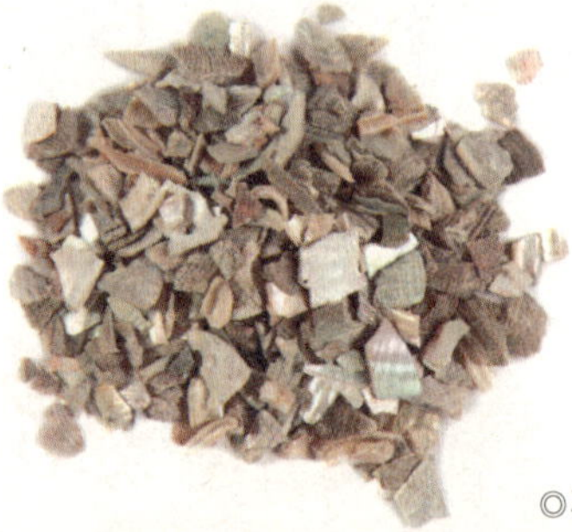

◎石决明

药材介绍

石决明为鲍科动物杂色鲍、皱纹盘鲍、耳鲍、羊鲍等的贝壳。石决明性寒，味咸，归肝经，具有平肝息风、潜阳、除热明目的功效，用于治疗肝阳上亢、头目眩晕、虚劳骨蒸、吐血、青盲内障等。

单方03 黄芩汤

【用料】黄芩 4.5 克，北沙参 5 克，白术 6 克，甘草 6 克，当归 4.5 克，柴胡 6 克，升麻6克，陈皮4.5克，菊花4.5克，决明子 6 克，密蒙花 4.5 克，谷精草 3 克，半大枣 1 枚。

【用法】水煎服，每日 2 次。

【功效】对青光眼有治疗作用。

单方05 补肝明目汤

【用料】羊肝 100 克，谷精草、白菊花各 15 克。

【用法】煎汤，食用羊肝。

【功效】益血、补肝明目、疏风清热。主治肝肾不足型青光眼，见视力下降、眼珠胀硬、视物昏花、舌淡苔白、脉细等。

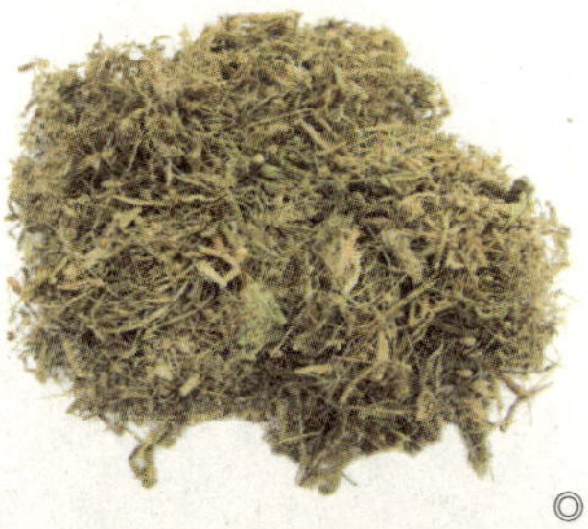

◎谷精草

药材介绍

谷精草为谷精草科植物谷精草的带花茎的花序。谷精草性平，味辛、甘，归肝、肺经，具有祛风散热、明目退翳的功效，用于治疗肝经风热致目赤肿痛、目生翳障，风热头痛，夜盲症等。

单方04 黄连羊肝丸

【用料】白羊肝（竹刀切片）1 具，黄连 30 克，熟地黄 60 克。

【用法】将切片的白羊肝、黄连、熟地黄研末，混合均匀后，加适量蜂蜜或米糊为黏合剂，同捣为丸，如梧子大。茶水送服 50 ~ 70 丸，每日服 3 次。

【功效】对青光眼，症见望之如好眼，实则视物不见有治疗作用。

单方06 龙胆草方

【用料】龙胆草、山栀子、赤芍、菊花各 12 克，黄芩 18 克，夏枯草、茺蔚子各 30 克，生地黄、石决明、大黄各 15 克，荆芥穗、半夏、甘草各 9 克。

【用法】水煎服，每日 1 剂。

【功效】对肝郁化火型青光眼有治疗作用。

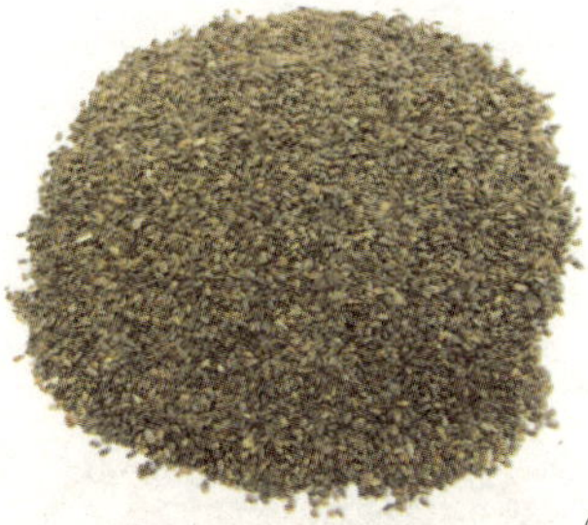

◎茺蔚子

药材介绍

茺蔚子为唇形科植物益母草的成熟果实风干后而成。茺蔚子性微寒，味辛、苦，归心包、肝经，具有活血调经、清肝明目的功效，用于治疗月经不调、闭经、目赤翳障、头晕胀痛等。

中药单方

五官科

老年性白内障>>

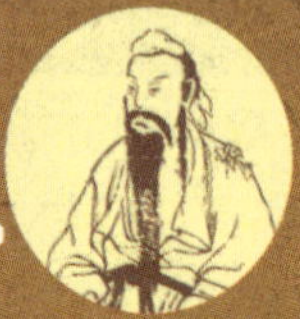

本病是老年常见病之一，以晶状体混浊而致视力减退，甚至失明为特点。本病初起，自觉视物微昏糊，犹如眼镜遮睛，揉之视糊不减，然后视力逐渐减退，最终只见手动，或存光感。本病多因年老体弱、肝肾两亏，或脾失健运、精不上荣所致。另外，肝经郁热及湿浊上蒸也可致本病。

单方01 生地黄熟地黄方

【用料】生地黄、熟地黄、麦冬、钩藤各20克，白芍、茺蔚子各15克，当归、白术、茯苓、菊花、青葙子、决明子各12克，枸杞子、石决明各30克，车前子、防风、红花、香附各10克。

【用法】水泛为丸，青黛为衣，每次服6～10克，日2次。

【功效】滋养肝肾、清肝健脾、祛障明目。

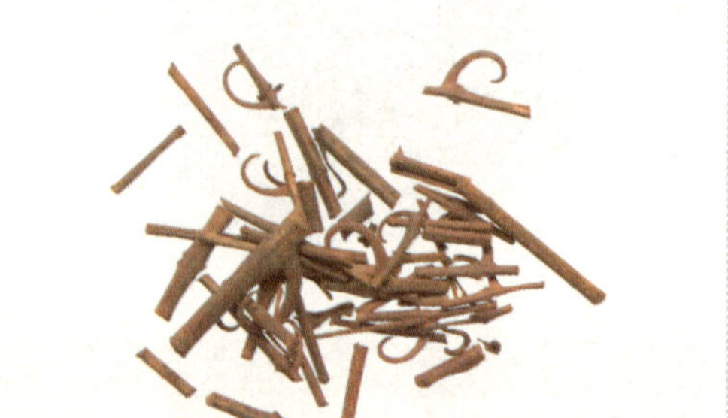

◎钩藤

药材介绍

钩藤性凉，味甘，归肝、心包经，具有清热平肝、息风止痉、通络止痛的作用，可用于治疗肝阳上亢之头痛眩晕、惊痫抽搐、小儿惊风、妊娠子痫、高血压病、风湿痹痛、肢体麻木等。

单方02 熟地黄党参汤

【用料】熟地黄、党参、茯苓、炒山药各15克，菊花、黄精、制何首乌各12克，川芎9克，红花10克，沙苑子、白芍、枸杞子、当归、女贞子、制桃仁各12克，车前子、神曲、夏枯草各10克，陈皮6克。

【用法】水煎服，每日1剂。

【功效】对老年性白内障初发有治疗作用。

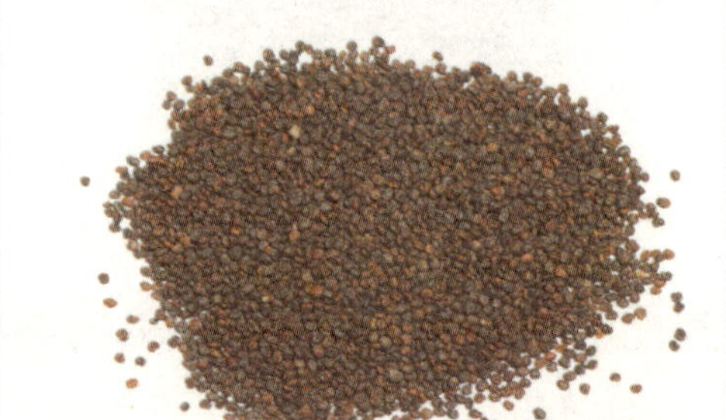

◎沙苑子

药材介绍

沙苑子性温，味甘，归肝、肾经，具有温补肝肾、固精、缩尿、明目的功效，用于治疗肾虚腰痛、遗精早泄、白浊带下、小便余沥、眩晕目昏等。

中药单方

五官科

鼻炎>>

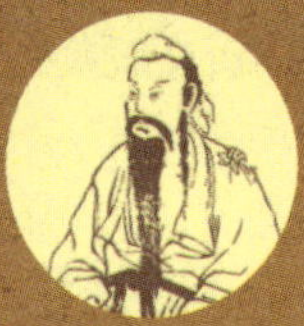

鼻炎是鼻黏膜或黏膜下组织遭受病毒感染、细菌感染、刺激物刺激等因素后受损所引起的急性或慢性炎症。鼻炎导致产生过多黏液，通常引起流涕、鼻塞等症状。

单方01 行滞化瘀汤

【用料】赤芍、川芎、红花、辛夷花、当归尾、丹参各10克，郁金、桃仁各15克，细辛3克。

【用法】水煎服，每日2次。

【功效】调和气血、行滞化瘀。主治肥厚性鼻炎，症见双鼻或单鼻持续性阻塞不通、嗅觉迟钝、涕黏白或黄稠等。

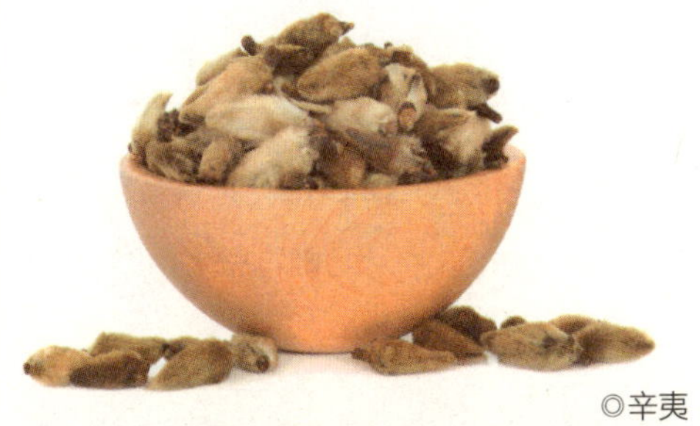

◎辛夷

药材介绍

辛夷为木兰科植物望春花、玉兰或武当玉兰的干燥花蕾。在山东、四川、江西、湖北、云南、陕西南部、河南等地广泛栽培。辛夷性温，味辛，归肺、胃经，具有祛风寒、通鼻窍的功效，用于治疗风寒头痛、鼻炎、鼻流浊涕、鼻塞不通、齿痛等。

单方02 调血益肺汤

【用料】党参、黄芪、五味子、荆芥、桔梗、诃子、苍耳子、辛夷花各10克，炙甘草8克，细辛3克。

【用法】水煎服，每日2次。

【功效】补益肺气，调血益肺。主治单纯性鼻炎，症见交替性鼻塞，或鼻阻时轻时重、涕多较清稀、双鼻黏膜肿胀色淡红等。

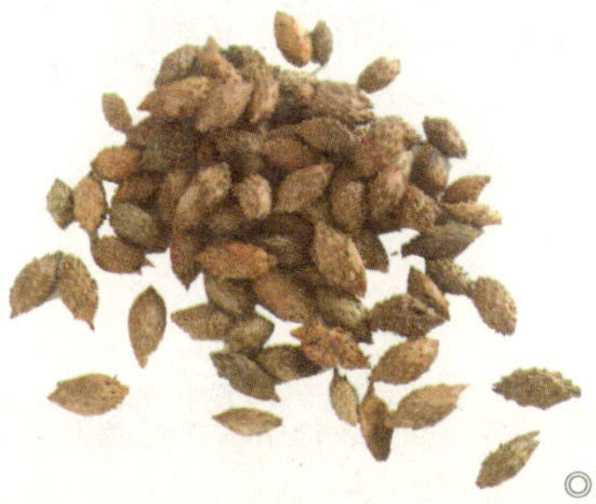

◎苍耳子

药材介绍

苍耳子性温，味辛、苦，有小毒，归肺经，具有散风寒、通鼻窍、祛风湿、止痛的作用，可用于治疗鼻渊头痛、风寒头痛、风湿痹痛、风疹瘙痒、疥癣麻风、肢体拘挛疼痛等。

单方03 辛温驱寒汤

【用料】荆芥10克，防风10克，苏叶10克，辛夷6克，淡豆豉10克，川芎10克，白芷10克，甘草6克。

【用法】水煎服。每日2次。

【功效】辛温解表。主治风寒型鼻炎，症见恶寒重、发热轻、无汗等。

单方05 清凉通窍汤

【用料】金银花、苍耳子、川芎各15克，菊花、蔓荆子各10克，黄芩12克，细辛3克，薄荷、甘草各6克。

【用法】水煎服，每日2次。

【功效】清凉通窍。主治变应性鼻炎，症见打喷嚏、流鼻涕等。

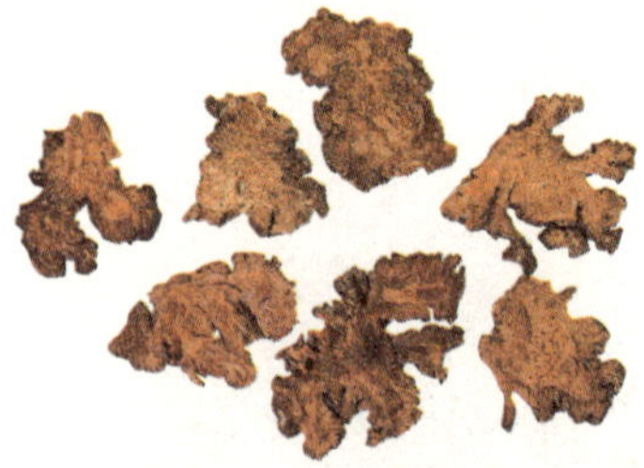

◎川芎

药材介绍

川芎具有行气开郁、祛风止痛的功效，是治疗头痛的首选药物。与金银花、苍耳子等结合使用具有很好清凉通窍的效果。

单方04 辛夷薄荷汤

【用料】辛夷30克，辛夷花6克，薄荷6克，苍耳子9克，白芷6克，桑叶9克，菊花9克，金银花12克，连翘12克，桔梗6克，升麻3克，荆芥穗3克，甘草3克。

【用法】水煎服，每日1剂。

【功效】对鼻炎有治疗作用。

单方06 淡苍耳子方

【用料】淡苍耳子12克，辛夷花10克，白芷6克，薄荷6克，炒栀子10克，黄芩10克，金银花20克，连翘12克，炒杏仁10克，桔梗10克，野菊花10克，葱白（带须）3个。

【用法】水煎服，每日1剂。

【功效】清肺通窍。治急、慢性鼻炎。

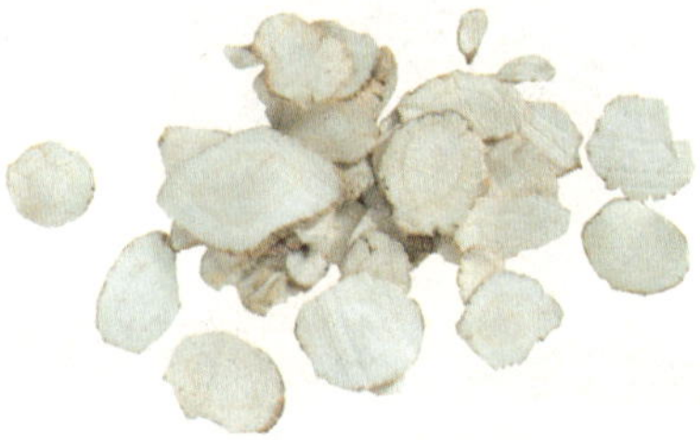

◎白芷

药材介绍

白芷性温，味辛，归肺、大肠、胃经，具有解表散寒、祛风止痛、通鼻窍、燥湿止带、消肿排脓、生肌止痛等功效，用于治疗头痛、眉棱骨痛、齿痛、鼻渊、寒湿腹痛、赤白带下、痤疮等。

中药单方

五官科

牙痛>>

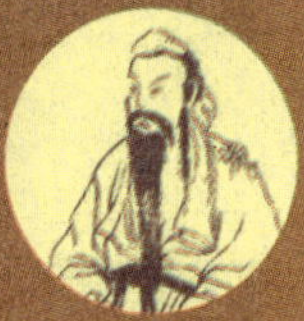

中医认为，牙痛为风热侵袭、邪毒侵犯，伤及牙体和牙龈，导致邪聚不散、气血滞留、瘀阻脉络而为病。且因手阳明经过下齿，足阳明经过上齿，大肠、胃腑积热或风邪外袭经络，郁于阳明而化火，火邪循经上炎也可诱发牙痛。肾主骨，齿为骨之余，肾阴不足，虚火上炎，亦可引起牙痛。

单方01 生石膏方

【用料】石膏、玄参、升麻各 9 克，细辛 3 克。

【用法】冷水煎 20 分钟，取汁，复用温水煎 15 分钟取汁。两汁混合，早、晚饭后各服 1 次，每日 1 剂。入夜痛甚者，细辛可加至 4.5 ~ 5 克。

【功效】对各种牙痛有治疗作用。

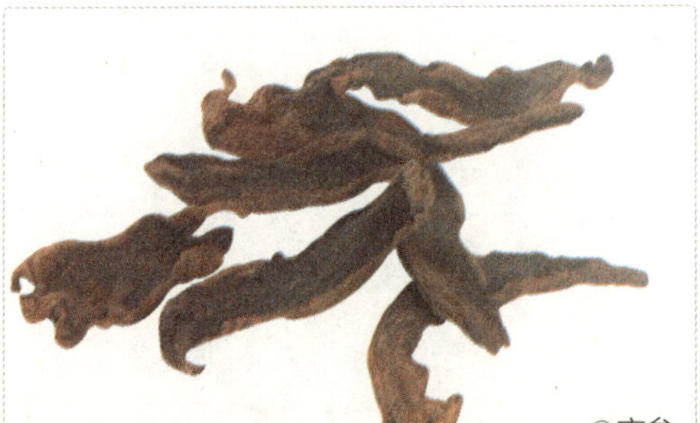

◎玄参

药材介绍

玄参性微寒，味甘、苦、咸，归肺、胃、肾经，具有清热凉血、泻火解毒、滋阴生津的功效。

单方02 仙人掌汤

【用料】仙人掌 30 克。

【用法】将仙人掌去皮、刺，洗净，入铁锅内，加水 500 毫升，煮沸 20 分钟，趁热喝汤。可同时将煎过的仙人掌服食，效果更佳。

【功效】对牙痛有治疗作用。

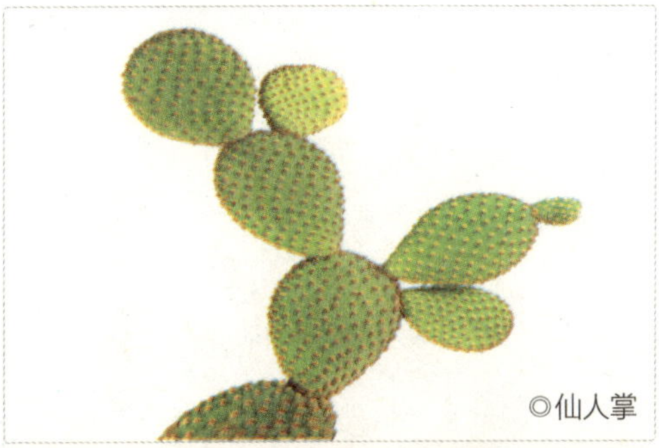

◎仙人掌

药材介绍

仙人掌多以全株入药（刺除外）。仙人掌性寒，味苦、涩，归心、肺、胃经，具有清热解毒、舒筋活络、散瘀消肿、解肠毒、凉血润肠、止血止痛、镇咳的功效。可用于治疗胃及十二指肠溃疡、风火牙痛、痔疮、痢疾、咳嗽；外用治流行性腮腺炎、乳腺炎、痈疖肿毒、痔疮、蛇咬伤、烧烫伤等。

中药单方

五官科

咽喉炎>>

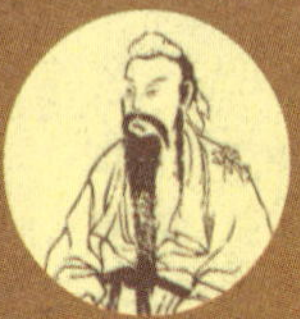

根据中医理论，咽为胃之关，喉为肺之门。咽喉炎的病因在临床上有内、外之分，外因多为感受风寒之邪，郁久化热或感受风热之邪，咽喉居上，首先感受热邪；内因多为素体阴虚，又嗜食辛辣煎炒，痰热蕴结，上灼咽喉或日久耗伤肺肾之阴，导致虚火上炎，灼伤津液成痰，痰热循经上扰咽喉，清道失利所致。

单方01 百合生地黄粥

【用料】生地黄30克，百合、粳米各50克，白糖适量。

【用法】先将生地黄加水800毫升，煎半小时，去渣留汁于锅中；再将百合、粳米放入慢熬至粥成，下白糖调匀。每日1剂，分1～2次空腹服。

【功效】对胃肺伤阴、咽喉微痛、咳声嘶哑所致的慢性咽喉炎有治疗作用。

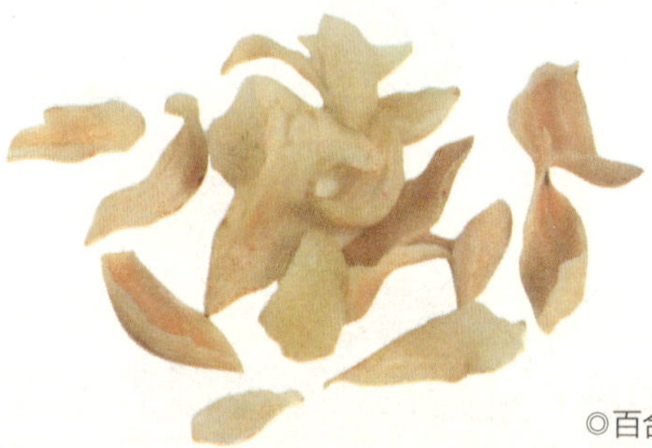

◎百合

药材介绍

百合性寒，味甘，归肺、心经，具有清火、润肺、安神的功效。百合与生地黄结合使用，对咳嗽痰黄浊、咽喉炎等有很好的治疗作用。

单方02 重楼玄参方

【用料】重楼9克，玄参9克，桔梗6克，牛蒡子6克，甘草5克，薄荷3克。

【用法】上药用水3杯煎取1.5杯，渣再用水2杯煎取1杯，混合后服下。用药7~8小时痛止，声音清晰。平均用药1~2剂，5日为1个疗程。

【功效】清热利咽。治咽喉炎。

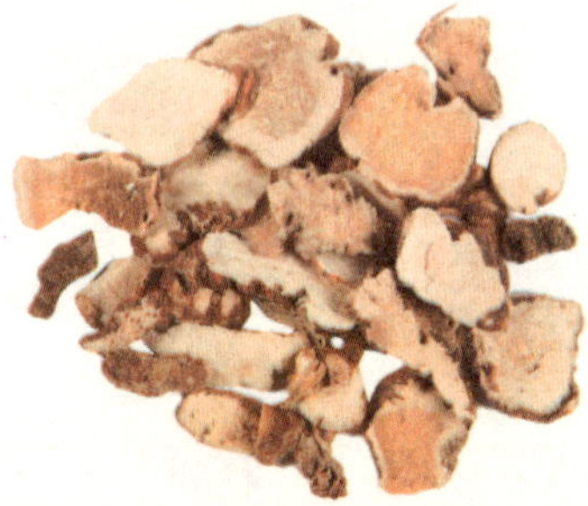

◎重楼

药材介绍

重楼为百合科植物七叶一枝花、金线重楼及数种同属植物的根茎。重楼性微寒，味苦，有小毒，归肝经，具有清热解毒、平喘止咳、息风定惊的功效，可用于治疗痈肿、疔疮、瘰疬、喉痹、慢性气管炎、小儿惊风抽搐、蛇虫咬伤等。

单方03 猫爪草方

【用料】猫爪草 25 克，绿豆 50 克。

【用法】上药加适量水，煎取 500 毫升，分 3 次饮用，每日 1 剂。

【功效】对慢性咽炎有治疗作用。

单方05 蒲公英板蓝根饮

【用料】蒲公英 50 克，板蓝根 30 克。

【用法】水煎服，每日 1 剂，分 2 次服。

【功效】清热解毒，用于治疗咽喉炎。

单方07 绿豆芽木蝴蝶饮

【用料】绿豆芽 50 克，木蝴蝶 10 克，冰糖适量。

【用法】以开水 150 毫升温浸上药 10 分钟，加冰糖，当茶饮。

【功效】清肺利咽。适用于声音嘶哑、咽喉痹痛、咳嗽等。

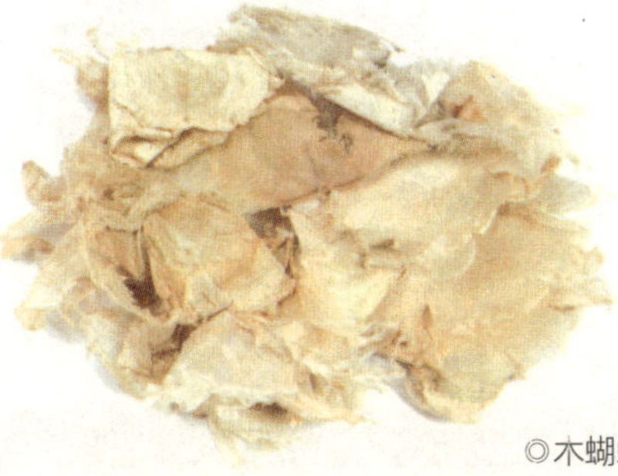

◎木蝴蝶

药材介绍

木蝴蝶性寒，味苦、甘，归肺、肝、胃经，具有利咽润肺、疏肝和胃、敛疮生肌的功效，用于治疗咽痛喉痹、声音嘶哑、咳嗽、肝胃气痛、疮疡久溃不敛、浸淫疮等。

单方04 醋调稻草灰

【用料】稻草 1 把，醋适量。

【用法】将稻草烧成黑灰，研细，用醋调匀，吹入鼻中或灌入喉中，吐出痰涎即愈。

【功效】解毒利咽，适用于喉炎、咽炎、咽喉肿痛、失声等。

单方06 醋调万年青叶

【用料】鲜万年青叶3～5片，醋50毫升。

【用法】将鲜万年青叶捣汁，加醋混匀，入口频频含咽。

【功效】清热解毒、化瘀止血。适用于咽喉肿痛。

单方08 双叶汤

【用料】鲜桑叶 20 克，薄荷叶 10 克。

【用法】水煎取汁，晾凉后漱口，每日含漱 5 次，每次 5 分钟，可咽下。

【功效】对伴有发热、头昏脑涨之咽喉炎有治疗作用。

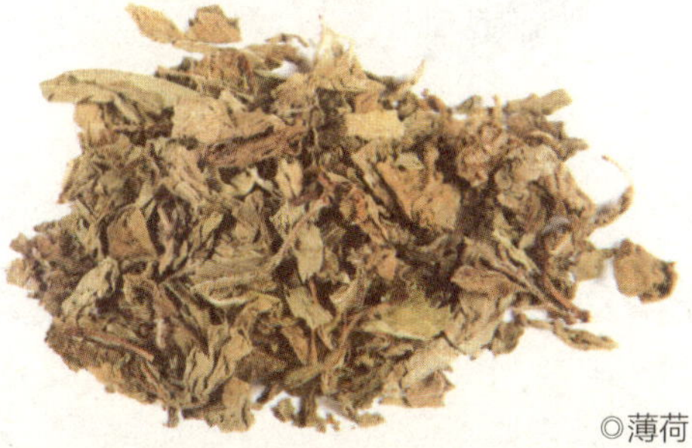

◎薄荷

药材介绍

薄荷性凉，味辛，归肺、肝经。薄荷具有疏风散热、清头目、利咽喉、透疹、解郁的功效，主治风热表证、头痛眩晕、目赤肿痛、咽痛声哑、鼻渊、牙痛、麻疹不透、肝郁致胁痛脘胀等。

中药单方

五官科

失音、声音嘶哑>>

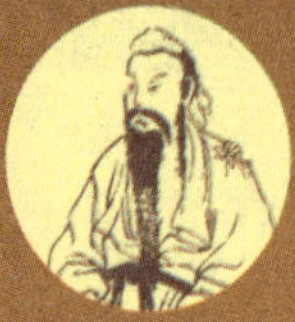

喉是人发出声音的主要器官，声音嘶哑是喉部病变的特有症状。病变轻时，声音失去清亮、圆润的音质，变低、变粗。严重时声音嘶哑，甚至只能像耳语一样，或者完全失音。引起声音嘶哑的主要疾病有急性或慢性喉炎、声带结节、声带或喉息肉、喉良性肿瘤、喉神经麻痹等。

单方01 荷花汁酒

【用料】荷花、黄酒各适量。

【用法】荷花捣汁，和入黄酒，频频含漱，每日数次。

【功效】主治烟酒过度、咽喉炎引起的声音嘶哑。

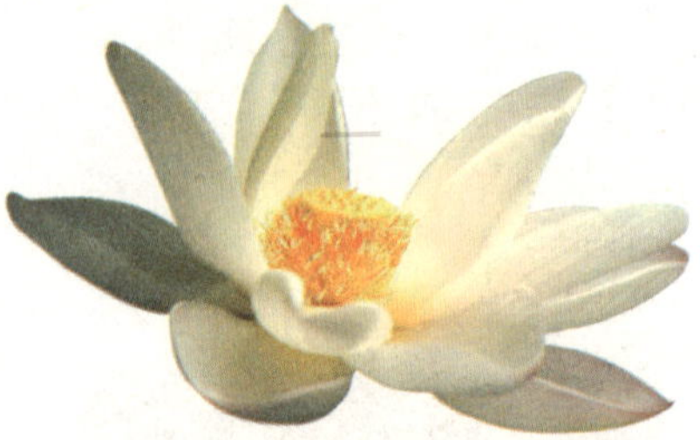

◎荷花

药材介绍

荷花为睡莲科植物莲的新鲜花朵。荷花质柔嫩，色泽鲜艳，花瓣通常为白色、粉色或红色，具有芳香气味。荷花性平，味苦、甘，归心、肝经，具有活血止血、去湿消风、清心凉血、解热解毒的功效，用于治疗暑热烦渴、跌打损伤等。

单方02 葡萄甘蔗汁

【用料】葡萄350克，甘蔗500克。

【用法】以上两物绞汁，混匀，用温开水送服。1日量，分3次服。

【功效】本方生津润肺，主治咽喉干痛、声音嘶哑等。

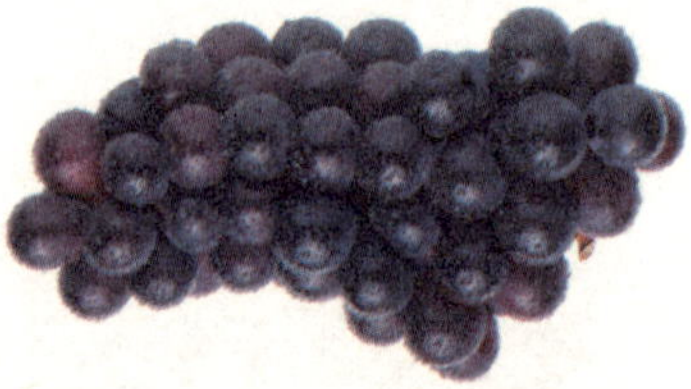

◎葡萄

药材介绍

葡萄性平，味甘、微酸，归肺、脾、肾经，能补气血、益肝肾、生津液、强筋骨、止咳除烦、通利小便，用于治疗气血虚弱、肺虚咳嗽、心悸盗汗、风湿痹痛、淋症、浮肿等，也可用于脾虚气弱、气短乏力、水肿、小便不利等病症的辅助治疗。

中篇

外用土单方

古老的中国医学文化中，单方不仅取材广，其使用方式也各有所长。食疗单方能调节五脏；中药方剂结合多味中药，以水为“媒”，经“煎”和“熬”使其发挥更好的药效，治标治本；如皮肤病、外伤、风湿病等疾病，在治疗上则以外用敷贴、熏蒸为主，还可适当配合传统医学中的按摩、刮痧等手法，以更适合的方式针对不同的病症进行治疗，以期达到更好的疗效。下面就为大家介绍这些外用土单方。

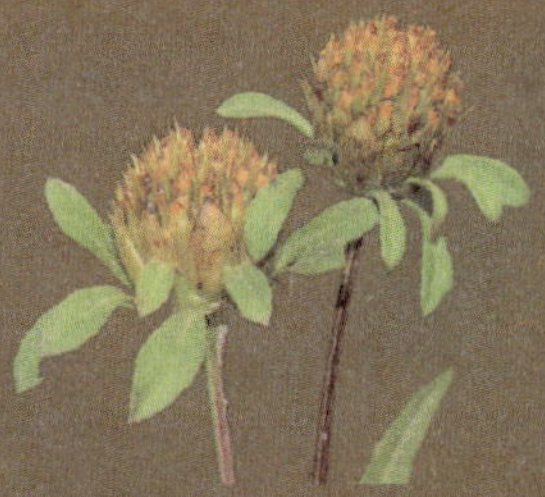

外用单方

内科

感冒>>

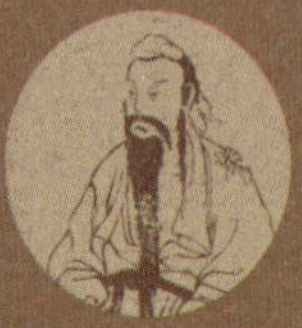

感冒俗称“伤风”，是一种外感风邪引起的发热性疾病，一年四季均可发生，尤以人体抵抗力低下及冬春两季气候骤变时发病较多。临床表现为发热、恶寒、头痛、鼻塞、流涕、咳嗽、胸闷、咽喉肿痛等症状。

单方01 芝麻姜茶

【用料】 白芝麻30克，茶叶5克，生姜5克。

【用法】 白芝麻嚼食，生姜茶叶煎汤冲服，盖被后适度取汗。

【功效】 主治感冒初起。

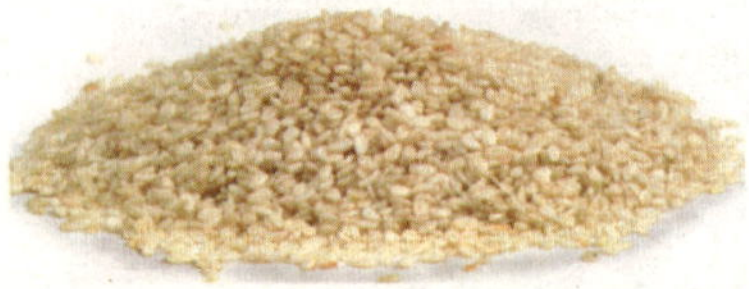

◎白芝麻

药材介绍

白芝麻为脂麻的干燥成熟种子，质油润，易碎，断面平整，颜色为白色或浅黄色。白芝麻性平，味甘，能补肝肾、润肠燥、降压降脂、美容养颜，用于治疗肝肾不足、头晕耳鸣、视物昏花、腰膝酸软、大便燥结、病后虚羸、须发早白、妇人乳少等。

单方02 葱姜外用方

【用料】 葱白、生姜各15克，盐3克。

【用法】 葱白、生姜洗净，捣烂成糊，用纱布包裹，用力涂搽前胸、后背、脚心、手心、腋窝、肘窝，搽后安卧。

【功效】 清热发表、通阳解毒。治风寒感冒。

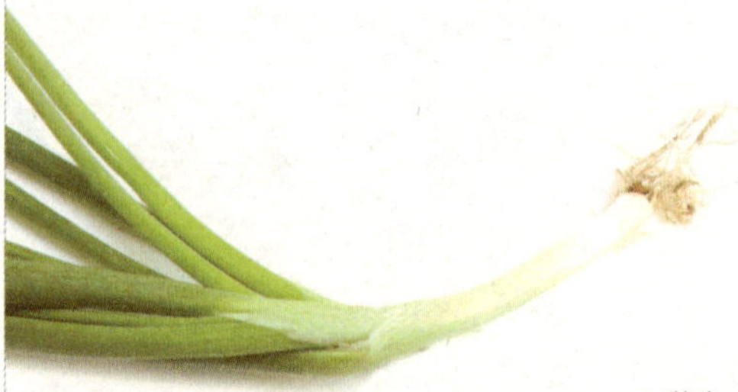

◎葱白

药材介绍

葱鳞茎入药，称为葱白。葱白性温，味辛，归肺、胃经，具有通阳活血、驱虫解毒、发汗解表、散寒散凝的功效，用于治疗风寒感冒轻症、痈肿疮毒、痢疾脉微、寒凝腹痛、小便不利等病症，对感冒、风寒头痛、阴寒腹痛、痢疾等有较好的治疗作用。

外用单方

内科

高血压>>

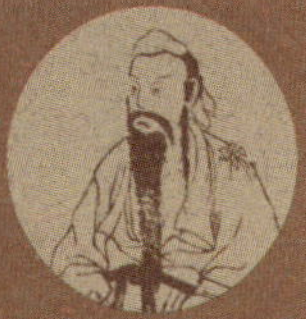

高血压是以体循环动脉血压升高为主要临床特征，并伴有血管、心、脑、肾等器官病理性改变的全身性疾病。初期患者往往多年无症状，随着血压变化，大脑中的血液流量增加，脑内压力升高，患者整个头部会感到沉闷疼痛，出现头晕、耳鸣、目眩、心慌、烦躁、失眠、四肢麻木、颈项僵硬等伴随症状。患者患病后期，可合并发生心、脑、肾等方面的问题。

单方01 五味贴敷降压方

【用料】生姜 150 克，蓖麻仁 50 克，吴茱萸、附子各 20 克，冰片 10 克。

【用法】将蓖麻仁、吴茱萸、附子先捣碎，研成细末。生姜捣烂为泥，加冰片末，共调成糊状。每晚睡前敷贴两足底涌泉穴，次日清晨取掉，连用 5 ~ 10 次，可获显效。

【功效】温补脾肾，平肝降压，可辅助治疗高血压。

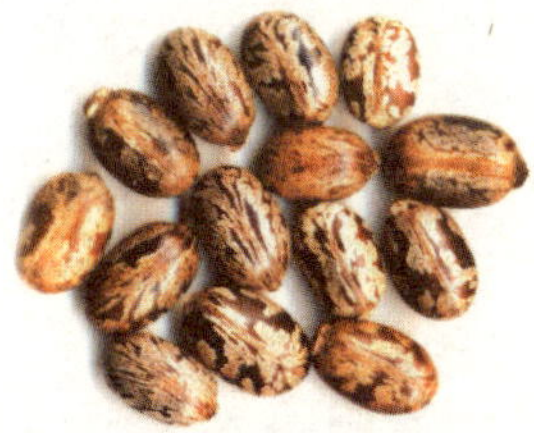

◎蓖麻仁

单方03 桑叶菊花汁

【用料】霜桑叶 30 克，黄菊花 10 克。

【用法】桑叶、菊花洗净入砂锅，加水适量，文火煎煮，去渣取汁。口服，每日 2 次。

【用法】可治高血压、头昏、头痛。

单方02 绿豆菊花枕头

【用料】绿豆干皮、干菊花各适量。

【用法】将绿豆干皮及干菊花装入枕芯。睡觉时当枕头用。

【功效】清火明目，降血压。

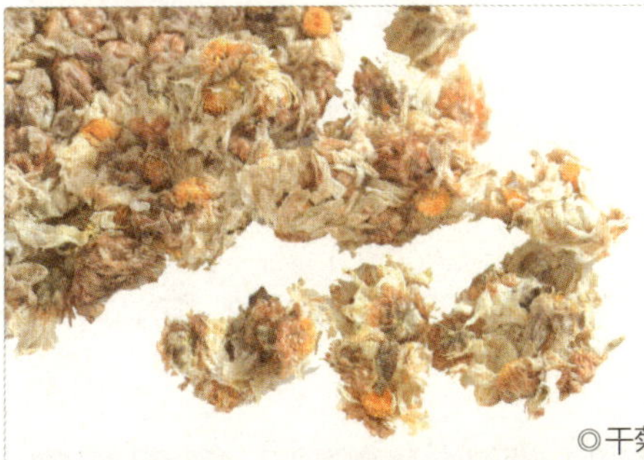

◎干菊花

单方04 桃杏仁膏贴

【用料】桃仁 12 克，杏仁 12 克，栀子 3 克，胡椒 7 粒，糯米 14 粒，鸡蛋 1 个。

【用法】将前 5 物研碎成细粉，用鸡蛋清调成糊状。每晚睡前分 3 次贴于足心涌泉穴处，次晨取下弃之。每夜 1 次，每次敷贴 1 足，双足交替敷贴。6 次为 1 个疗程。

【功效】降血压，止眩晕。

外用单方

内科

哮喘>>

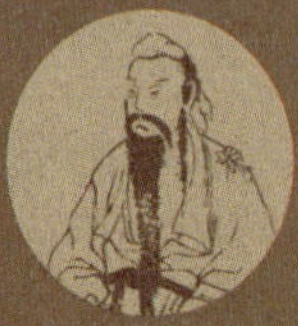

哮喘是支气管哮喘的简称，是一种常见病、多发病。其以反复发作性咳嗽、喘鸣和呼吸困难为主要症状。哮喘的发病机制目前还不完全清楚，包括：变态反应、气道慢性炎症、气道高反应性、气道神经调节失常、遗传机制、呼吸道病毒感染、神经信号传导机制、气道重构及其相互作用等。

单方01 麝香蒜泥敷贴法

【用料】麝香1～1.5克，紫皮大蒜10～15粒（蒜的用量随患者年龄而定）

【用法】麝香研成细末。紫皮大蒜去皮捣成泥，农历五月初五（即端午节）中午近12时，让患者俯卧，用肥皂水、盐水清洁局部皮肤。中午12时整，将麝香末均匀地撒在患者第7颈椎棘突到第12颈椎棘突的区域内，继而将蒜泥覆于麝香上，再敷上1层塑料薄膜，并以胶布固定。大部分患者做1次，哮喘即减轻，有的不再发作。为巩固疗效，可连续敷贴治疗3年。

单方03 平喘烟

【用料】细辛、猪牙皂角各10克，王不留行6克，艾叶适量。

【用法】上药共研末，分为3份，每日1份，分2次放入竹筒中燃烟，患者凑上吸烟。

【功效】主治各型哮喘。烟雾过敏者禁用。重度或哮喘持续状态慎用。

单方02 拔罐疗法

【取穴】风门、肺俞、大椎、膻中、尺泽、定喘。

【操作】寒饮者，取风门、肺俞、大椎、膻中穴，施以单纯火罐法、贮药罐法（方药用止嗽散，即桔梗、甘草、白前、橘红、百部、紫菀煎煮取汁），留罐10分钟，每日1次。

单方04 按摩疗法

（1）太溪、照海捏按30～50次，力度以局部胀痛为宜。

（2）足三里、上巨虚、丰隆各按揉30～50次。

（3）依次点按足部肾、肾上腺、垂体、膀胱反射区各50～100次，力度以局部胀痛为宜。

（4）推按足部输尿管、肺反射区各50～100次。推按速度以每分钟30～50次为宜。

外用单方

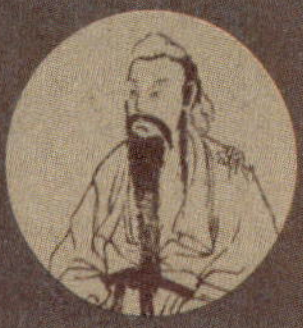

内科

慢性支气管炎 >>

慢性支气管炎多于秋冬寒冷季节或气候多变之际，因外感而发病，春暖后缓解，病程较长，反复发作，逐渐加重。其主要症状是咳嗽、咳痰、喘息或气短，尤以清晨或夜间为重，痰量多。

单方01 大蒜鼻烟壶

【用料】大蒜瓣（去皮）适量。

【用法】将大蒜瓣捣成糊状，装入1个塑料瓶内。每天早晨散步途中，打开瓶盖，把瓶口对准鼻孔，尽量吸嗅大蒜的辛辣味，待辛辣味淡后再换新的。

【功效】对慢性气管炎有治疗作用。

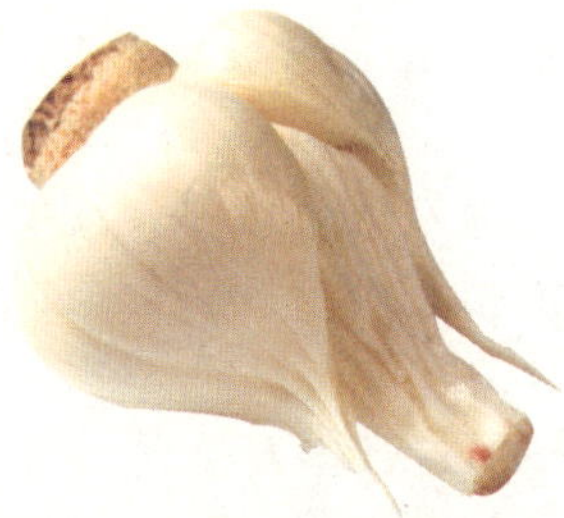

◎大蒜

单方02 葛根红花泡脚方

【用料】葛根30克，红花6克，杏仁、鱼腥草各15克，川贝母、百部、款冬花各10克。

【用法】将上药加适量清水泡10分钟，煎数沸后，取药液倒入足浴盆中，先熏蒸，待温度适宜时浸泡双脚。每次30分钟，每日2次，10日为1个疗程。

【功效】化痰止咳。治慢性支气管炎。

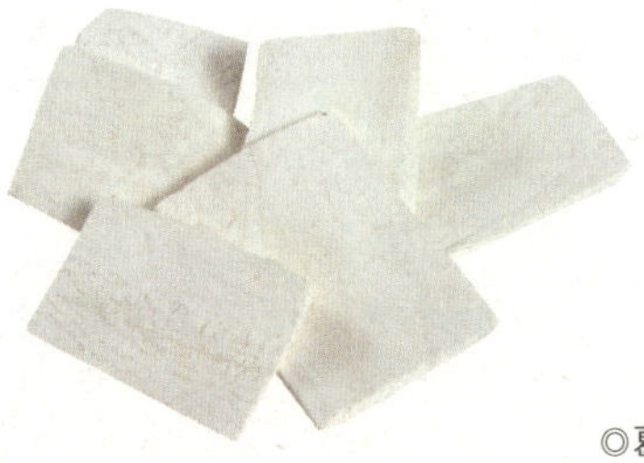

◎葛根

单方03 吸蒸汽

【用料】水壶内装小半壶水。

【用法】将小半壶水置于炉子上，待水烧至沸腾时，在一定距离处，口对准壶嘴里冒出的蒸汽，一口一口地吸入。每次持续20～30分钟，每日2～3次。

【功效】对咳嗽治疗效果十分显著，对外感风寒引起的慢性支气管炎疗效更好。

单方04 按摩疗法

（1）按压肺俞、厥阴俞、心俞、肾俞、志室各30～50次，力度以局部酸痛为佳。

（2）揉按中府、膻中、巨阙、肓俞各50次，力度轻柔。

（3）揉捏侠白、孔最、太渊、阴陵泉、三阴交各50～100次，力度稍重，以局部胀痛为宜。

外用单方

内科

胃痛 >>

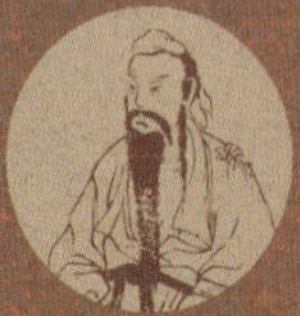

胃痛是临床上一个常见的症状，多见于急、慢性胃炎，胃及十二指肠溃疡，也见于胃黏膜脱垂、胃下垂、胰腺炎、胆囊炎及胆石症等病。胃病在中医学中又称“胃脘痛”，属于消化系统疾病。治疗胃痛，首应辨其疼痛的虚、实、寒、热性质，以及病在气还是在血，然后审证求因，给予适当的治疗。

单方01 按摩疗法

（1）患者仰卧，术者站于其旁。胃痛发作时，可点穴止痛。术者一手点内关，另一手点足三里，同时进行。先点左侧，再点右侧。

（2）患者俯卧，术者站于其旁。用双手掌揉背腰部数次。取至阳、脾俞、胃俞、三焦俞进行按压，如胃溃疡引起的胃痛，重点应在左侧的脾俞、胃俞、三焦俞；十二指肠溃疡引起的疼痛，重点应在右侧的脾俞、胃俞、三焦俞。

（3）用手掌揉搓小腿后侧（承山穴附近）数次，使局部有发热的感觉。因胃痛多属寒性，揉搓小腿后侧，有通络祛寒、温暖脾胃的作用。

单方02 自我按摩法①

（1）摩腹法：患者仰卧，屈双膝。两手掌相叠，置于腹部，以肚脐为中心，在中下腹部沿顺时针方向摩动约5分钟，以腹部有温热感为宜。用力宜先轻后重，然后扩大范围，摩动全腹部约2分钟。

（2）搽腰骶法：患者取坐位，腰部前屈。两手五指并拢，掌面紧贴腰眼，用力搽向骶部，如此连续反复进行约1分钟，使皮肤有热感为宜。

以上两种自我按摩方法每日1～2次，连续治疗24日，然后根据病情，可隔日治疗1次，直至症状消失。

单方03 自我按摩法②

（1）如因寒凉和胃痉挛而引起的胃痛，可一手按压另一手第二、三掌骨骨缝间的落零五穴（经外奇穴），局部有酸痛感，止痛效果好；还可用手捏起胃痛部位的表皮，提捻片刻，至胃里有发热的感觉，疼痛即可减轻或消失。

（2）用手掌自胸口向脐部做推法数次，然后用中指点中脘，再用拇指按压内关、足三里、三阴交各1分钟。

外用单方

内科

腹痛 >>

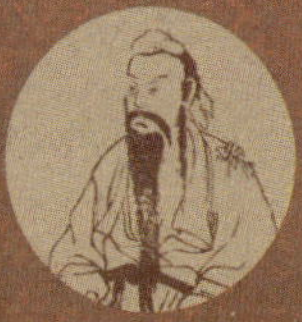

胃脘以下、耻骨毛际以上范围内出现疼痛的症状，均称腹痛。肝、胆、脾、肾、肠等腹内器官及经络因外感、内伤所致的气机郁滞，气血运行受阻，或气血虚少，失其濡养，皆可引发腹痛。

单方01 寒积腹痛按摩法

【取穴】三焦俞、气海俞、大肠俞、次髎、大横、气海、太冲。

【操作】可重用按压背俞镇痛法、搓搽胃俞温中法、推抹上腹和中法、按压腧穴止痛法。在施行搓搽胃俞温中法时，若为上腹痛，改胃俞为三焦俞；若为中腹痛，改胃俞为气海俞；若为下腹痛，改胃俞为大肠俞或次髎。使用推抹上腹和中法时，根据腹痛部位变换推抹位置，改开三门、运三脘为掌揉脐周。

【功效】温中散寒。

单方02 虚寒腹痛按摩法

【取穴】三焦俞、气海俞、大肠俞、膀胱俞、大横、灵墟、太溪。

【操作】重用按压背俞镇痛法、推抹上腹和中法、按压腧穴止痛法，配用掌揉脐周消食法。施行推抹上腹和中法时，可根据疼痛部位变换操作位置，改开三门、运三脘为掌揉脐周。

【功效】温中益气，助阳散寒。

【说明】若是小儿虚寒腹痛，治疗应以温中散寒止痛为主。可推上三关 3 分钟，顺揉天枢 2 分钟，拿列缺 2 分钟。

单方03 气滞腹痛按摩法

【取穴】肝俞、三焦俞、气海俞、大肠俞、章门、太冲。

【操作】可重用按压背俞镇痛法、捏拿腰肌抑肝法、按压腧穴止痛法，配用掌揉脐周消食法。

【功效】疏肝理气。

【说明】若是小儿气滞腹痛，治疗应以疏肝理气为主。可摩腹 1 分钟，分推腹阴阳 1 分钟，揉神阙 1 分钟，揉天枢 1 分钟（以双手拇指指端沿肋弓边缘，或者从中脘至脐沿正中线，向两旁分推）。推四横纹 2 分钟，揉足三里 1 分钟。

单方04 食积腹痛按摩法

【取穴】三焦俞、大肠俞、梁门、天枢、手三里、足三里。

【操作】可重用推抹上腹和中法、掌揉脐周消食法、拿揉抖颤导滞法、按压腧穴止痛法，配用按压背俞镇痛法。施行推抹上腹和中法时，可酌情加减。

【功效】和中消食。

【说明】若是小儿食积腹痛，治疗应以消食导滞、理气止痛为主。可清胃经（用推法自拇指指纹推向指尖）3 分钟，逆运内八卦 2 分钟，推四横纹 2 分钟，清补大肠 3 分钟。

外用单方

内科

便秘>>

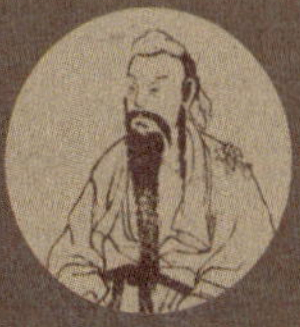

便秘是指排便困难、粪便干燥、大便次数减少的一种病症。引起便秘的原因有久坐少动、食物过于精细、缺少纤维素摄入等，这些因素会使大肠蠕动缓慢，水分被重吸收过多，使粪便干结坚硬，滞留肠腔，排出困难。同时伴有头痛、头晕、胸闷、腹胀、嗳气、食欲减退、睡眠不安、心烦易怒等。长期便秘可引起痔疮、肛裂。

单方01 葱白外用通便法

【用料】葱白（小指粗）1根，蜂蜜少许。

【用法】将葱白洗净，蘸上蜂蜜，徐徐插入肛门内5～6厘米，再来回抽插2～3次，拔出，约20分钟后，即欲大便。如仍不排大便，再插入葱白抽插2～3次。

【功效】通便。

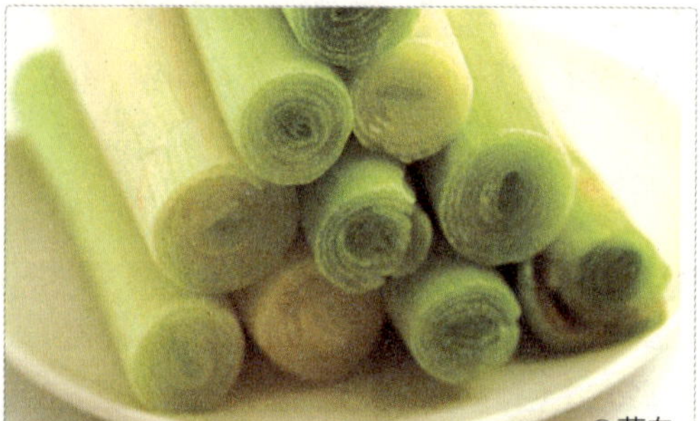

◎葱白

单方02 盐水胡萝卜

【用料】鲜胡萝卜1根，盐少许。

【用法】将胡萝卜洗净，用刀刮去表皮至胡萝卜光洁，削成纺锤形状，长约7厘米，浸泡在50%浓度的盐水内7日。用时慢慢塞入肛门内，约7分钟即可自行排便。

【功效】润肠通便。治便秘。

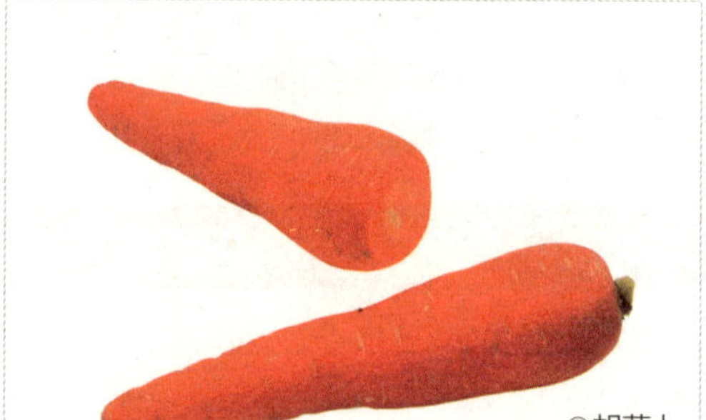

◎胡萝卜

单方03 按摩疗法

（1）患者仰卧，术者站于其旁，在患者腹部做左右方向的推揉法数次，再用手指拨揉左小腹部的硬块数次，以加强大肠蠕动功能。取穴：大横、腹结、照海、支沟。

（2）患者俯卧，术者站于其旁，揉腰骶部数次。取穴：大肠俞、次髎。

单方04 刮痧疗法

【取穴】大肠俞、小肠俞、次髎、天枢、关元、足三里、支沟。

【操作】（1）刮拭大肠俞、小肠俞、次髎，以出痧为度。

（2）轻刮天枢、关元，以出痧为度。

（3）刮足三里及支沟，以出痧为度。

外用单方

内科

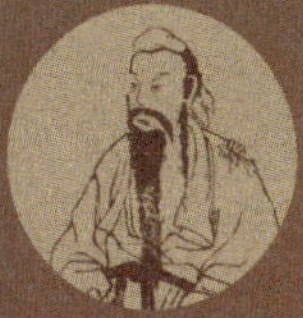

头痛>>

头痛是一种常见的自觉症状，是许多疾病的先兆和临床表现。引起头痛的原因有很多。有些发病很急，有些则是慢性病。头痛受许多因素影响，包括精神与情感等。

单方01 米醋熏法

【用料】米醋适量。

【用法】将米醋置于锅内煮沸，趁热气出时将头面伸向蒸汽上，以蒸汽熏头面，其痛可止。注意距离，以防烫伤。

【功效】散风止痛，用于外感头痛。

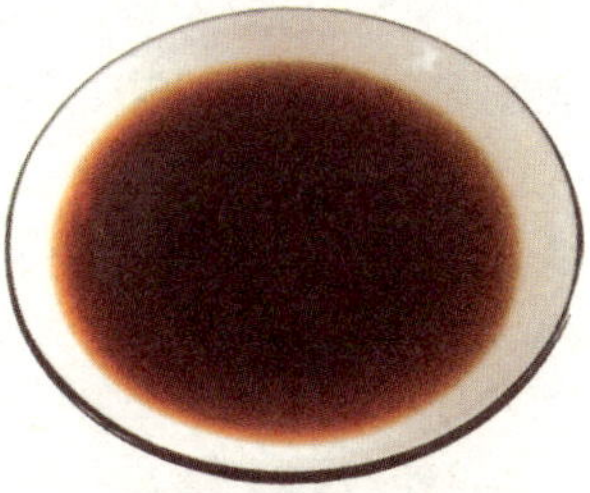

◎米醋

单方02 萝卜冰片

【用料】萝卜（选用辣者为佳），冰片少许。

【用法】萝卜洗净，捣烂取汁，加冰片溶化后，令患者仰卧，缓缓注入其鼻孔，左痛注右，右痛注左。

【功效】对偏头痛有治疗作用。

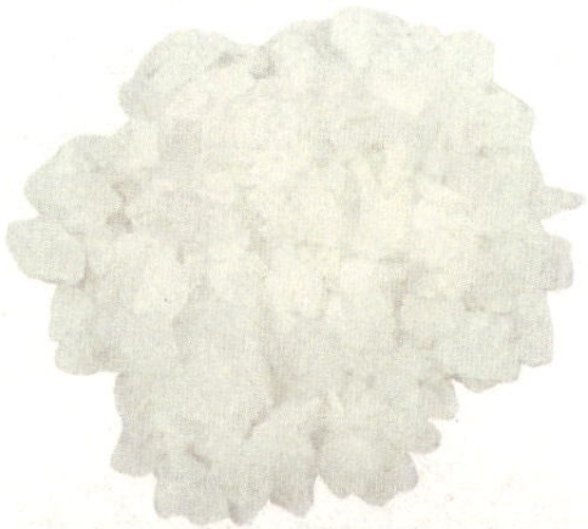

◎冰片

单方03 大白萝卜汁滴鼻方

【用料】大白萝卜。

【用法】将大白萝卜洗净，捣烂取汁，滴入鼻内。

【功效】对感冒头痛、中暑头痛及中风头痛等有治疗作用。

单方04 大黄细辛鼻塞方

【用料】大黄、细辛各6克。

【用法】以上研细末，左侧头痛塞左鼻，右侧头痛塞右鼻。

【功效】散寒化痰、通窍止痛。治鼻炎、鼻窦炎引起的头痛、鼻塞等。

单方05 温水浸手

【用料】40℃以上的温水。

【用法】把水倒入盆中，将双手浸泡在盆中。浸泡过程中，要不断加入温水，以保持合适的水温。半小时后，头痛即可逐渐减轻，甚至完全消失。

【功效】活血行血。治偏头痛。

药材介绍

偏头痛是脑血管充血扩张，压迫脑神经所致。双手浸泡在温水中后，手的血管充盈，血液将流聚于手部；此时脑血管充血量相对减少，脑神经的压迫症状减轻了，痛感便可逐渐消失。

单方06 按摩疗法

（1）前头痛：按压印堂、风府、合谷。

（2）偏头痛：按压风池、太阳、列缺、侠溪。

（3）后头痛：按压天柱、风府、后溪。

（4）头顶痛：按压百会、太冲、合谷。

（5）全头痛：按压百会、天柱、风池。

（6）头痛如兼有头晕者，可按压百会、率谷、内关、照海。

药材介绍

头部疼痛包括头的前、后、偏侧疼痛，以及整个头部的疼痛。应针对不同的头痛区域来按摩不同穴位，有针对性地使头痛得到充分的缓解。

单方07 荞麦粉

【用料】荞麦粉120克，醋适量。

【用法】将荞麦粉以小火炒热，加入适量陈醋炒热。装入袋中，趁热敷于头上，再用布包扎，勿令见风，冷则再换，日夜不断。

【功效】除湿热、祛风痛。

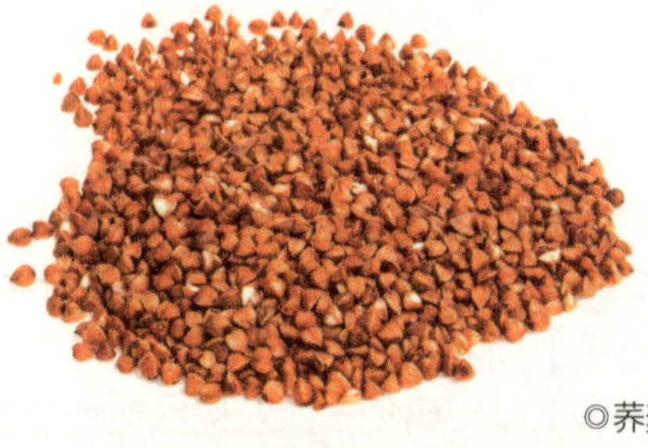

◎荞麦

药材介绍

荞麦性凉，味甘。茎叶具有降压、止血的功效，适用于高血压、毛细血管脆弱性出血，以及防治中风、视网膜出血、肺出血等。种子有健胃、收敛的功效，用于止虚汗；炒香研末，外用可收敛、止汗、消炎。

单方08 蚕沙石膏醋

【用料】蚕沙15克，石膏30克，米醋适量。

【用法】将前2味药研为细末，加米醋调成糊状，敷于前额，痛止去糊。

【功效】清热，利湿，止痛，用于发热、头晕、头痛如裹。

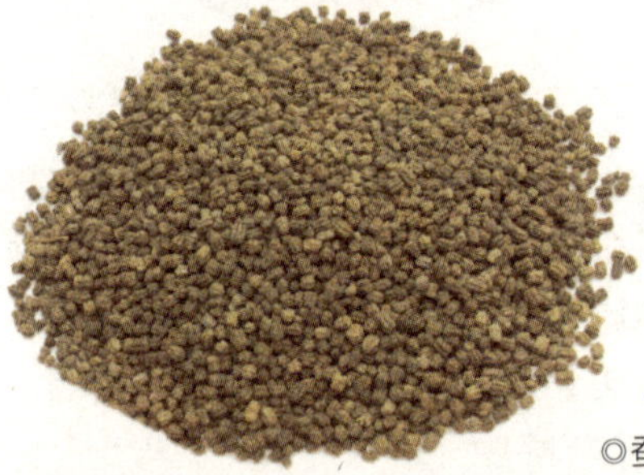

◎蚕沙

药材介绍

蚕沙为蚕蛾科昆虫家蚕蛾幼虫的干燥粪便。6~8月收集，以二眠到三眠家蚕蛾幼虫的粪便为主。蚕沙性温，味甘、辛，归肝、脾、胃经，具有祛风除湿、和胃化浊的功效。

外用单方

内科

眩晕 >>

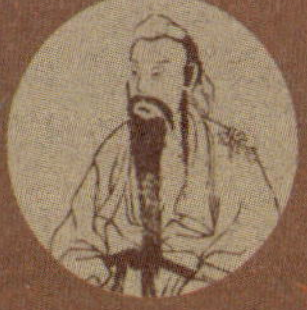

眩晕是多个系统发生病变时所引起的主观感觉障碍。患者一般会出现倾斜感、眼前发黑、头痛、下肢发软、耳鸣、复视等。因颈椎病刺激或压迫椎动脉，使脑供血不足而出现的眩晕称为颈性眩晕，多因第 5 ~ 6 颈椎发生错位，或者其他椎体错位，导致椎动脉发生痉挛、扭曲，引起椎动脉供血不足而出现眩晕。

单方01 按摩疗法

（1）两手拇指、示指分别按压双侧头维、风池，相对用力，沉稳按压 2~ 3 分钟。

（2）术者一手扶患者后枕，另一只手拇指按压印堂，并缓缓揉动，一般以顺时针方向揉动为宜，揉压交替进行。

（3）用双拇指分别推抹两侧眉弓，从印堂分推至太阳穴，然后用双拇指揉压太阳穴。

单方02 针灸疗法①

【取穴】取心俞、肝俞、膈俞、膻中、气海、足三里、百会、中冲、水沟等穴。

【操作】心俞等腧穴斜刺 1 ~ 1.5 厘米，血海、足三里直刺 3 ~ 4 厘米，其余按常法针刺。头晕显著者则以三棱针点刺中冲，放血 3 ~ 5 滴。

【功效】对头晕，伴心悸、失眠、自汗、气短、唇舌色淡者有治疗作用。

单方03 针灸疗法②

【取穴】取风池、太溪、京门、三阴交、肝俞、侠溪、太冲穴。

【操作】风池斜刺 1 ~ 1.5 厘米，太溪直刺 1 厘米，三阴交直刺 2 ~ 3 厘米，京门、侠溪、太冲直刺 2 厘米左右。有针感后行针 1 分钟，留针 30 分钟。

【功效】对头晕、耳鸣，伴心烦易怒、两胁窜痛、失眠多梦、手足心热、口苦、盗汗有治疗作用。

【说明】肝阳上亢型眩晕表现为头晕目眩、泛泛欲吐、腰膝酸软、舌红脉弦。治以肝胆两经为主，可选取风池、肝俞、肾俞、行间、侠溪，针用泻法。

单方04 针灸疗法③

【取穴】取肾俞、命门、太溪、悬钟、脾俞等穴。

【操作】肾俞、太溪、悬钟直刺 1 ~ 1.5 厘米，脾俞斜刺 1 ~ 1.5 厘米，命门直刺 2 厘米左右。

【功效】对头晕，伴腰酸腿软、疲乏无力、眼花、形寒肢冷有治疗作用。

【说明】痰湿中阻型眩晕表现为头晕目眩、胸痞欲呕、食欲缺乏、心烦、苔厚腻、脉滑。治以和中化浊为主，可取中脘、内关、丰隆、解溪。针用泻法。

外用单方

内科

风湿性关节炎>>

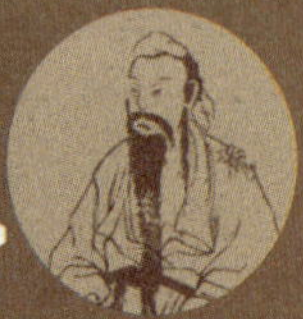

风湿性关节炎是一种常见的急性或慢性结缔组织炎症，临床典型表现是轻度或中度发热，游走性多发关节炎，受累关节多为膝、踝、肩、肘、腕等大关节，常由一个关节转移至另一个关节，病变局部呈现红肿、灼热、剧痛。部分患者也有几个关节同时发病，不典型的患者仅有关节疼痛而无其他炎症表现。

单方01 姜辣药汁熏敷法

【用料】干姜60克，干辣椒30克，乌头10克，木瓜25克。

【用法】将上药4味放入2000毫升水中煮30～40分钟。用煎好的药趁热熏患部，药凉再加热，将药汁倒出，用干净毛巾蘸药汁敷于患部。如此反复2次或3次，每日早、晚各1遍。

【功效】温经散寒、除湿止痛。

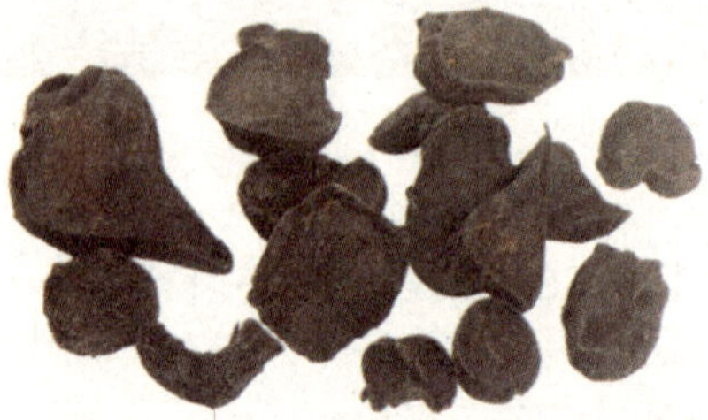

◎乌头

药材介绍

乌头为毛茛科植物，侧根入药的叫附子。有回阳、逐冷、祛风湿的作用。治大汗亡阳、四肢厥逆、霍乱转筋、肾阳衰弱的腰膝冷痛、形寒肢冷、精神不振，以及风寒湿痛、脚气等。

单方02 醋熏法

【用料】陈醋300毫升，新砖数块。

【用法】新砖放在炉内烧红，取出放入陈醋内浸透，趁热放在关节下烟熏。为了防止烟熏散热过快和醋味走失，可用被子遮盖，并根据砖的热度逐渐向砖贴近，以稍热些为好，砖凉即停止。隔日熏1次。

【功效】散瘀消肿。治关节炎。

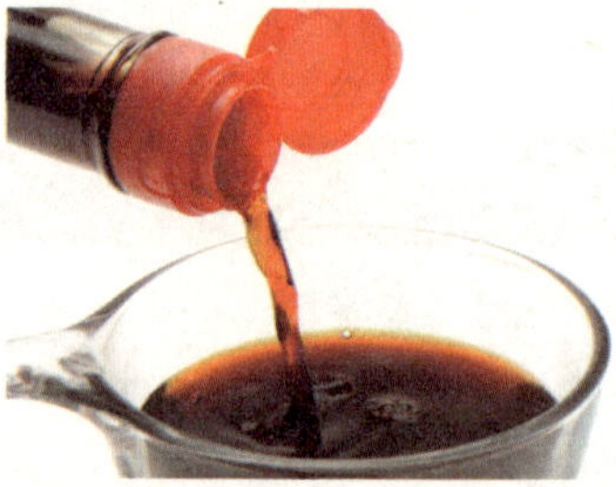

◎陈醋

药材介绍

陈醋具有散瘀、止血、解毒、杀虫的功效。可用于治疗产后血晕、痃癖症瘕、黄疸、黄汗、吐血、衄血、大便下血、阴部瘙痒、痈疽疮肿等，也可解鱼肉菜毒。醋有很好的抑菌和杀菌作用，能有效预防肠道疾病、流行性感冒和其他呼吸系统疾病。脾胃湿盛、痿痹、筋脉拘挛及外感初起者忌服陈醋。

单方03 烟叶松香粉

【用料】鲜烟叶、松香粉、高粱酒各适量。

【用法】鲜烟叶撕烂绞汁，和松香粉晒干，以高粱酒调匀。涂于布上，贴敷患处，每日1换。

【功效】祛风定痛，用于风湿性、类风湿性关节炎。

单方04 食盐熨烫法

【用料】食盐500克，小茴香120克。

【用法】2药共放锅内炒至极热。取出一半用布包住熨烫痛处，凉了换另一半，再炒。如此反复更换熨烫数回，每日上、下午各1次。

【功效】祛风散寒。治风湿性关节痛或风寒腰痛、腿痛。

单方05 硫黄艾叶方

【用料】硫黄、艾叶、生姜各适量。

【用法】将上药研细和匀，烤热，外敷患处。

【功效】治风湿性关节炎引起的肢体关节疼痛、肿胀、屈伸不利、肌肤麻木等。

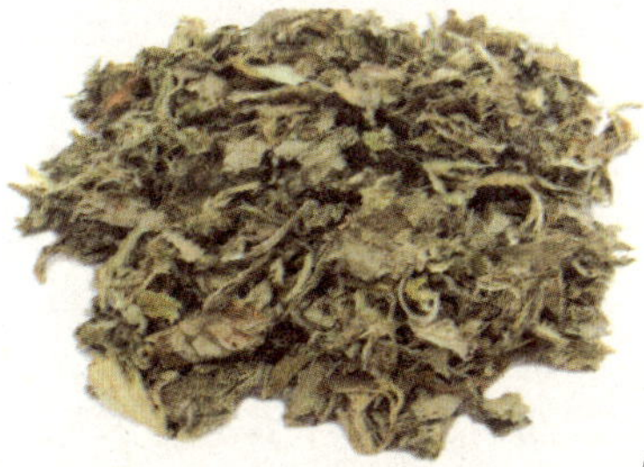

◎艾叶

药材介绍

艾叶性温，味苦、辛，有小毒，归脾、肝、肾经，具有散寒止痛、温经止血的功效，用于治疗少腹冷痛、经寒不调、痛经、宫冷不孕、胎动不安、吐血、衄血、崩漏、妊娠下血等。

单方06 红辣椒皮外用方

【用料】干红尖辣椒25个，花椒30克。

【用法】先将花椒加水3000毫升，小火煎半小时，再入干红辣椒煮软取出，去籽。将辣椒皮撕开，贴于患处，共3层，以花椒水热敷加熏1小时左右即可。每晚1次，连用1周。

【功效】散寒除湿。治慢性风湿性关节炎。

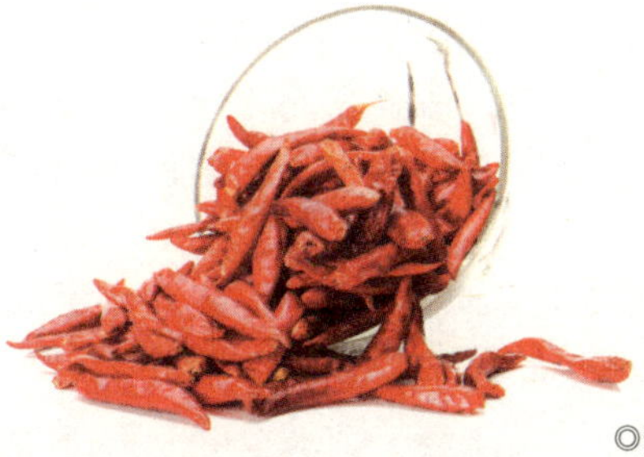

◎辣椒

药材介绍

辣椒性热，味辛，归脾、心经，具有健脾胃、祛风湿的功效，主治消化不良、虚寒性胃痛、风湿关节痛、腰腿痛等。

单方07 芒硝五味子膏

【用料】芒硝30克，五味子30克，白糖30克，生姜汁半碗、白酒少许。

【用法】将芒硝、五味子、白糖分别研磨为细末，倒入同一个碗中，再调入生姜汁、白酒，拌匀抹患处。每日2次，效果颇佳。

【功效】对风湿性关节炎引起的膝关节肿大、疼痛有治疗作用。脾胃虚寒者及孕妇禁用。

单方09 针灸疗法

【取穴】取风池、膈俞、血海、太冲等穴。

【加减】疼痛剧烈、遇寒加重者加刺肾俞、关元（直刺2～3厘米，针柄加艾炷温灸）；伴关节沉重、周身乏力者加足三里、阴陵泉（直刺3～4厘米）。

【操作】风池向脊柱方向刺入2厘米余；膈俞斜刺，进针后横向脊椎刺入2～3厘米；血海、太冲直刺1～2厘米，得气后，捻转提插1分钟，留针10～20分钟。

【功效】对肢体关节酸痛、游走不定及关节屈伸不利有治疗作用。

单方08 按摩疗法

（1）取大椎、曲池、天柱、肾俞、内关、足三里、阳陵泉、风门、腰阳关等穴，每次选3～5个穴位，以拇指探明穴位后，用力点按，每穴按1～2分钟，以感到酸胀发麻为佳。每日1次，15次为1个疗程。

（2）搓脊背：沿后背天柱到气海俞一线，脊柱的两侧，上下推搓，反复数次，以皮肤透热发红为度。

（3）揉后腰：横揉腰椎周围区域，往返10～20次，配合揉按命门、肾俞、腰眼，按顺时针、逆时针方向各揉按30～40次。

单方10 按摩疗法

【取穴】取大椎、合谷、曲池、天柱、昆仑等穴。

【加减】颈椎关节疼痛甚者，加天柱、风池、完骨；肩关节疼痛剧烈者，加极泉、肩髃、肩峰、天宗；肘关节痛重者，加小海、肘髃、手三里、曲池；膝关节痛甚者，加曲泉、委中、鹤顶、膝眼、犊鼻；踝关节痛甚者，加商丘、申脉、照海、太溪等。各穴均可使用灸法。

【操作】大椎以三棱针点刺放血，合谷、曲池直刺2～3厘米，昆仑、天柱针刺0.6～1厘米，后4穴得气后留针10～20分钟。

【功效】对关节局部红肿热痛、痛无定处、活动不灵活、发热、汗出有治疗作用。

外用单方

外科

流行性腮腺炎 >>

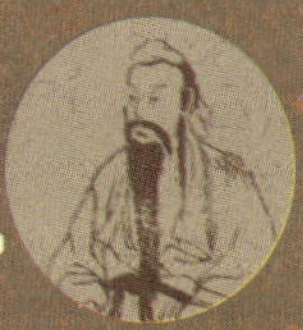

流行性腮腺炎俗称“痄腮”，是一种传染病，全年皆有，冬春季尤多，多发于学龄前及学龄期儿童。其以发热、耳下腮部漫肿疼痛为主要临床表现。这种病症是因风温邪毒壅阻少阳经脉，郁而不散，结于腮部所致。

单方01 白头蚯蚓

【用料】新鲜白头蚯蚓6条，白糖适量。

【用法】将蚯蚓身上的泥土去掉（不要用水冲洗），放入碗中，加白糖搅拌，约半小时即成糊状。用纱布蘸其浸液贴敷患处。3～4小时换药1次，换药前用盐水洗净患处。

【功效】清热解毒、退热止痛。治小儿流行性腮腺炎之高热、肿势较重。

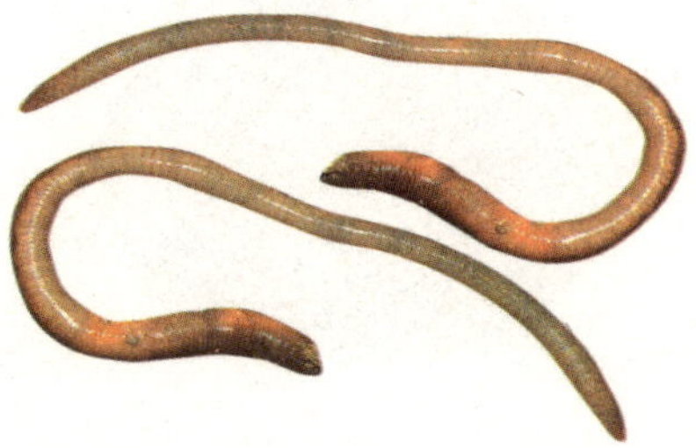

◎蚯蚓

单方02 红黄白膏

【用料】赤小豆100克，大黄100克，白矾20克，芒硝100克，凡士林300克。

【用法】前4味共研末，过细筛；将凡士林融化与药粉调为膏。外敷患处，每日数次。

【功效】泻热解毒、活血化瘀。治流行性腮腺炎。

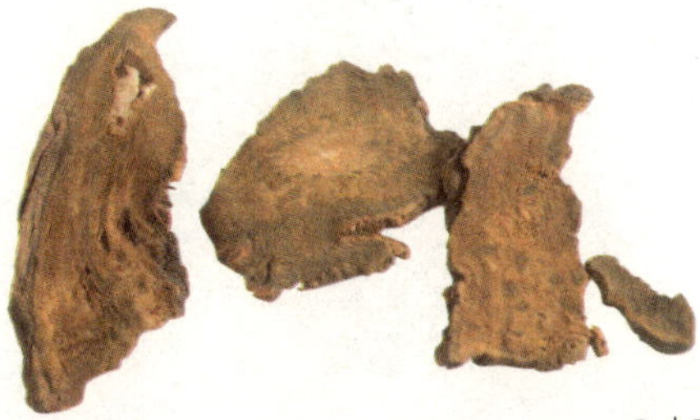

◎大黄

单方03 陈醋大蒜糊

【用料】陈醋、大蒜各等分。

【用法】大蒜去皮，将醋与蒜共捣成糊。敷于患处，每日1～3次，现捣现敷，直至炎症消退为止。

【功效】消积解毒。治流行性腮腺炎及一般痈肿。

单方04 胡椒粉

【用料】胡椒粉1克，白面8克。

【用法】以温水共调成糊状，涂于纱布上。敷患处，每日更换1次，连用数日可愈。

【功效】消积，解毒。治流行性腮腺炎之红肿。

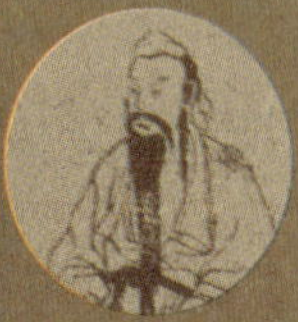

外用单方

外科

疝气>>

疝气多是因咳嗽、打喷嚏、用力过度、腹部肥胖、用力排便、妇女妊娠、小儿过度啼哭、老年腹壁强度退行性病变等引起的。中医理论中对“疝气”有“诸疝皆属于肝”之说，认为其发病多与肝经有关。本病多以气痛为主症。

单方01 荞麦面川乌胡椒方

【用料】荞麦面100克，生川乌15克，白胡椒9克，白酒适量。

【用法】将生川乌、白胡椒研成细末，同荞麦面加白酒拌成泥状，包扎在脚心处。连用1周，每日换药1次。

【功效】祛风除湿、散寒止痛。治疝气。

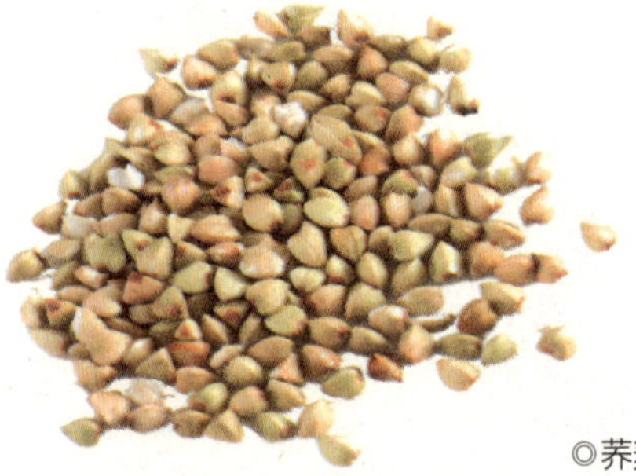

◎荞麦

单方02 黄芥子

【用料】黄芥子6～15克。

【用法】黄芥子研为细末，用新冷水调成糊状，涂于小口径的茶杯里面，最后将茶杯扣在大腿根内侧2～3小时即可。左病贴右，右病贴左。

【功效】清热利湿、散瘀消肿。治疝气。

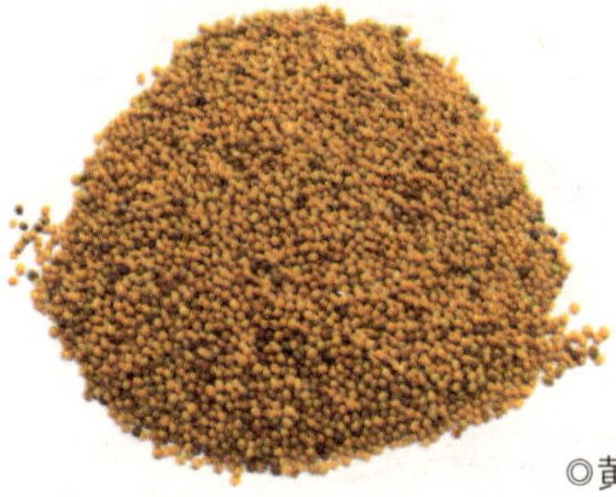

◎黄芥子

单方03 炒食盐

【用料】食盐、醋、艾绒各适量。

【用法】食盐一撮，炒热。与醋调涂脐中，上以艾绒搓成黄豆大，燃火灸之。

【功效】散寒，止痛。治小儿疝气。

单方04 葱衣熏

【用料】葱衣（葱白的外皮）适量。

【用法】葱衣用水煎沸，立即倒入小盆中。坐熏阴囊，待水稍温后再洗。每日2～3次。

【功效】驱寒渗湿。治阴囊坠痛。

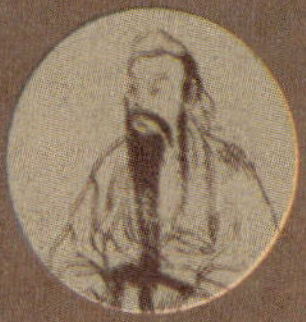

外用单方

外科

痔疮 >>

人体直肠末端黏膜下和肛管皮肤下静脉丛发生扩张和屈曲所形成的柔软静脉团，称为痔疮，又名痔、痔核、痔病、痔疾等。医学所指“痔疮”包括内痔、外痔、混合痔，是肛门直肠底部及肛门黏膜的静脉丛发生曲张而形成一个或多个柔软的静脉团的一种慢性疾病。

单方01 鳗鲡油外涂

【用料】鳗鲡数尾。

【用法】将鳗鲡用清水漂洗，先于锅中煮沸清水，再将鳗鲡投入，加盖煮2～3小时，待鳗鲡油浮于水面，取油备用。用时先洗净患处，以鳗鲡鱼油涂拭，每日2～3次。

【功效】对痔疮、漏疮、瘰疬、阴疽（相当于结核性瘘管）久不收口有治疗作用。

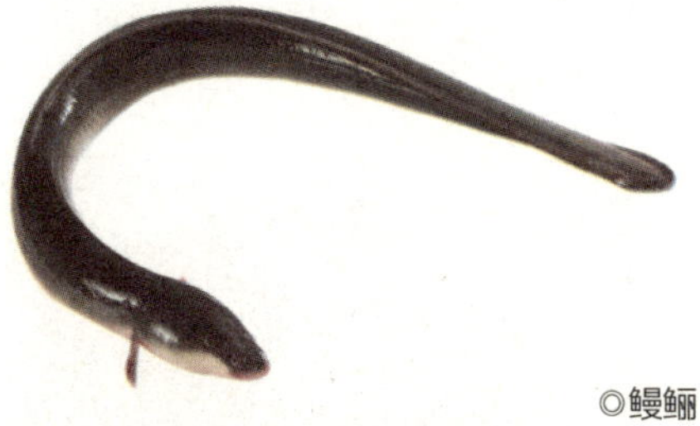

◎鳗鲡

单方02 螺矾汁外涂

【用料】活大田螺1个，白矾末少许。

【用法】把活大田螺用清水漂养2天，使其吐尽泥沙，然后以针刺破，加入白矾末，1夜后，除去螺壳。用鸭毛或棉花每小时蘸汁涂患处1次，一般5～8次可愈。

【功效】对痔疮有治疗作用。

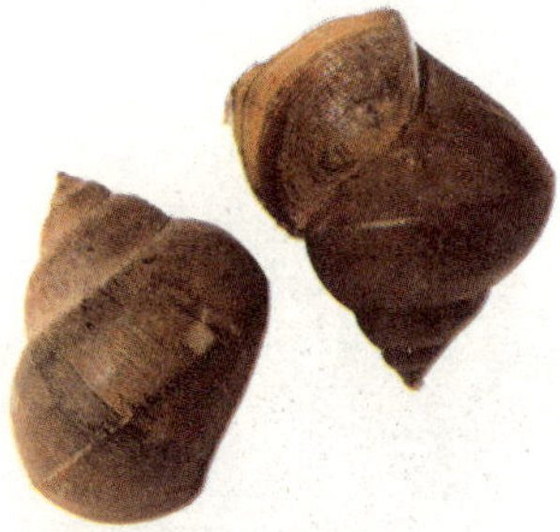

◎田螺

单方03 无花果叶熏洗

【用料】无花果叶40～60克。

【用法】煎汤半盆。趁热熏洗痔疮痛处半小时到1小时，每夜熏洗1次，一般2～3日可愈。

【功效】消炎，散肿，止痛。治外痔肿痛。

单方04 外痔熏洗液

【用料】黄芩、栀子、干莲房、荆芥各30克，防风、枳壳、薄荷、朴硝各15克。

【用法】上药以水共煎，先熏后洗患处。

【功效】对外痔，伴有肛门肿痛、灼热有治疗作用。

单方05 南瓜子煎熏

【用料】南瓜子 1000 克。

【用法】加水煎煮，趁热熏肛门，每日至少 2 次，连熏数日即愈。

【功效】对内痔有治疗作用。

单方07 血栓外痔熏洗液

【用料】丹参、茜草、鱼腥草、制大黄各 30 克，赤芍、甘草各 20 克。

【用法】将上药水煎后，去渣，趁热先熏，待温度适宜后坐浴 20 分钟。每日 2 次，10 日为 1 个疗程。

【功效】对痔疮、血栓性外痔有治疗作用。

单方09 香薷石蚕鸭跖草外敷

【用料】鲜大叶香薷、鲜白花石蚕、鲜鸭跖草各适量。

【用法】捣烂，敷患处，每日 2 次。

【功效】治湿热瘀滞型痔疮。

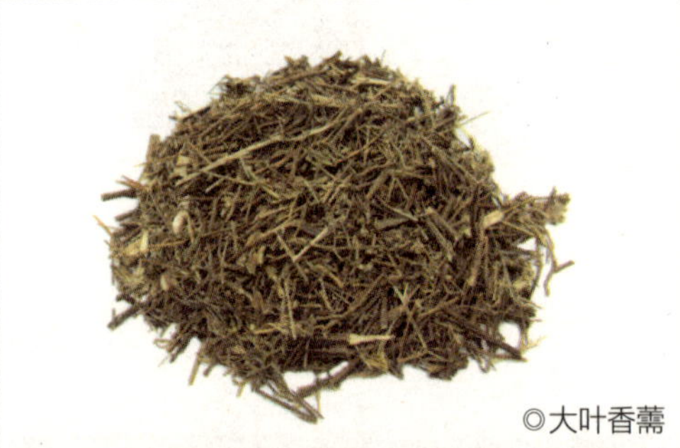

◎大叶香薷

药材介绍

大叶香薷具有祛风顺气、温中止痛的功效，用于治疗伤暑腹胀、痧气作痛、痔瘘下血等。外用可杀虫止痒，治湿疹风痒、滴虫性阴道炎，还能散寒发表、祛风止痒。

单方06 韭菜根汤熏

【用料】韭菜根。

【用法】洗净煎水，倒入便盆内趁热坐熏。每日 2 次，待痔疮逐渐收缩治愈为止。

【功效】对痔疮、脱肛、子宫脱垂有治疗作用。

单方08 苦参祛湿洗剂

【用料】苦参 15 克，蛇床子、马齿苋、大黄、菊花、五倍子各 10 克。

【用法】水煎，外洗患处。

【功效】对湿热瘀滞型痔疮、外痔，症见肛门奇痒、发胀和有异物感有治疗作用。

单方10 灵仙外痔方

【用料】威灵仙根 20 克，红鸡冠花 20 克，槐花 15 克，藕节 15 克。

【用法】水煎。每日 2 次分服。亦可水煎取汁，外洗患处，每日 2 次。

【功效】对痔疮、外痔，症见肛门灼热有治疗作用。

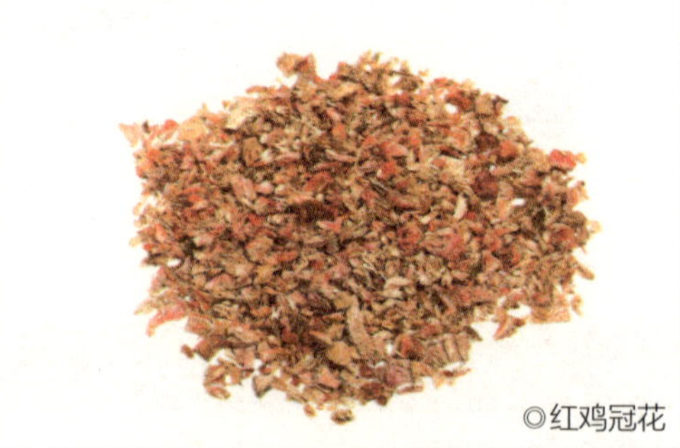

◎红鸡冠花

药材介绍

红鸡冠花具有收敛止血、止带止痢的功效，用于治疗吐血、崩漏、便血、痔血、赤白带下、久痢不止等。

外用单方

外科

丹毒>>

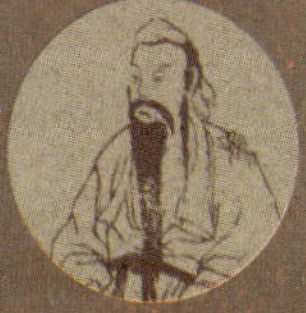

丹毒虽以“毒”命名，但不是由病毒感染引起的，而是由细菌感染引起的化脓性真皮炎症。其主要致病菌为A组β溶血性链球菌，诱发因素为手术伤口或鼻孔、外耳道、耳垂下方、肛门、阴茎和趾间存在裂隙。皮肤任何炎症，尤其是有皲裂或溃疡的炎症，为丹毒病菌提供了侵入的途径。

单方01 泥糖液

【用料】泥鳅若干尾，红糖适量。

【用法】将泥鳅养于清水中，漂去泥土，置碗中，加入红糖，用筷子不断搅动，待泥鳅涎液溶于红糖中，去泥鳅。用此泥糖液厚涂患处，干则换之。

【功效】祛湿，消炎。治丹毒、关节炎红肿疼痛、疔疮等。

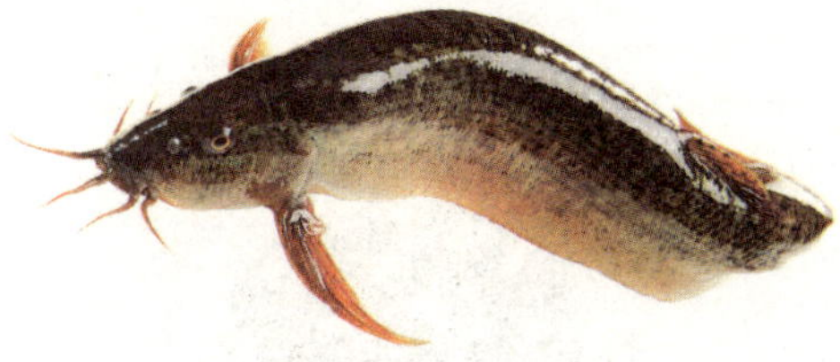

◎泥鳅

单方02 红糖蚯蚓水

【用料】红蚯蚓、金银花各20克，红糖适量。

【用法】红蚯蚓用水洗净，放入小盆里，再将红糖放入搅拌，待化成水后即成。金银花加水煎，用时先以金银花水洗净患部，再用棉球蘸上红糖蚯蚓水涂搽患部，每日数次。

【功效】散寒祛风、活血消肿。治丹毒。

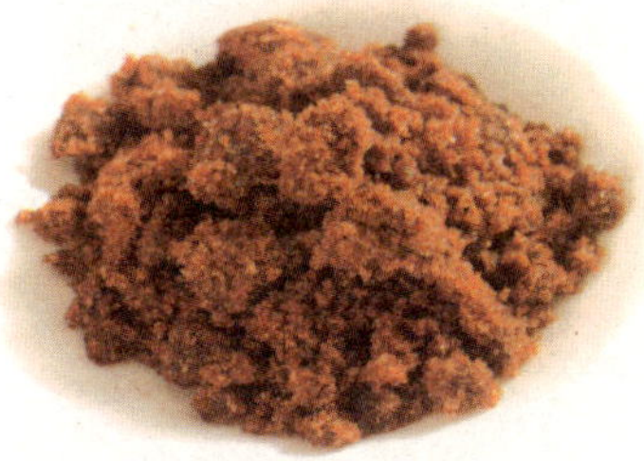

◎红糖

单方03 苦瓜茎叶汁

【用料】苦瓜茎叶1把。

【用法】洗净捣烂，绞取其汁。涂于患处，每日2～3次。

【功效】清热，解毒，明目。治丹毒、热疮等。

单方04 鲫鱼肉赤小豆粉

【用料】鲫鱼肉、赤小豆粉各适量。

【用法】将鲫鱼肉捣烂，同赤小豆粉调匀，加水和之。敷于患处，每日2～3次。

【功效】清热，解毒，祛湿。治小儿丹毒。

单方05 青鱼胆干粉

【用料】青鱼胆、青黛各等分，香油少许。

【用法】将青鱼胆晒干，同青黛共研细，以香油调匀，涂于患处，每日2～3次。

【功效】清热解毒。治丹毒、腮腺炎。

单方07 泥鳅

【用料】活泥鳅。

【用法】将活泥鳅捣烂如泥，敷于患处，每日换药2次。

【功效】消炎解毒。治丹毒及疔疮等红肿炎症。

单方09 油菜叶

【用料】油菜叶适量。

【用法】将油菜叶洗净，捣烂为泥，敷于患处，每日更换2～3次。

【功效】散血，消肿。治成年人丹毒。

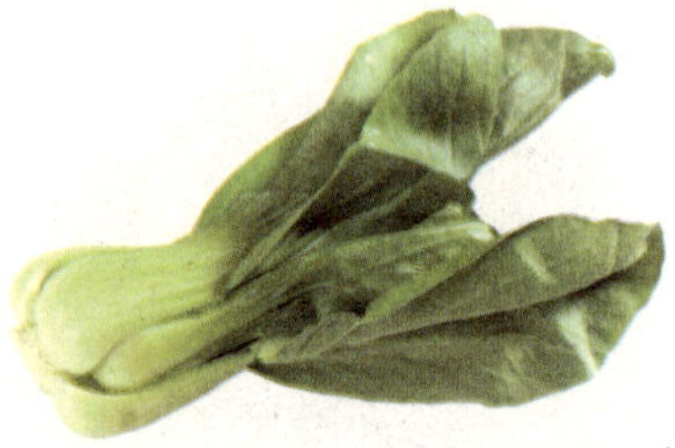

◎油菜叶

药材介绍

油菜叶具有活血化瘀、解毒消肿、宽肠通便的功效，用于治疗游风丹毒、手足疖肿、乳痈、习惯性便秘、老年人缺钙等。中医认为，油菜叶能活血化瘀，多用于治疗疖肿、丹毒等。

单方06 鲜白菜帮豆芽菜

【用料】鲜白菜帮、绿豆芽菜、马齿苋各等分。

【用法】将以上用药洗净，共捣如泥状。外敷患处，每日换药1～2次。

【功效】清热，解毒。治丹毒。

单方08 绿豆大黄

【用料】绿豆25克，大黄10克，薄荷汁、蜂蜜各少许。

【用法】将绿豆与大黄研成末，用薄荷汁加蜂蜜调匀。涂于患处，每日更换2～3次。

【功效】解毒，泻热。治小儿丹毒。

单方10 香油豆豉

【用料】豆豉、香油各适量。

【用法】豆豉炒焦，研成细末，以香油调匀。涂搽患处，每日2次。

【功效】解表，清热。治丹毒作痒难忍。

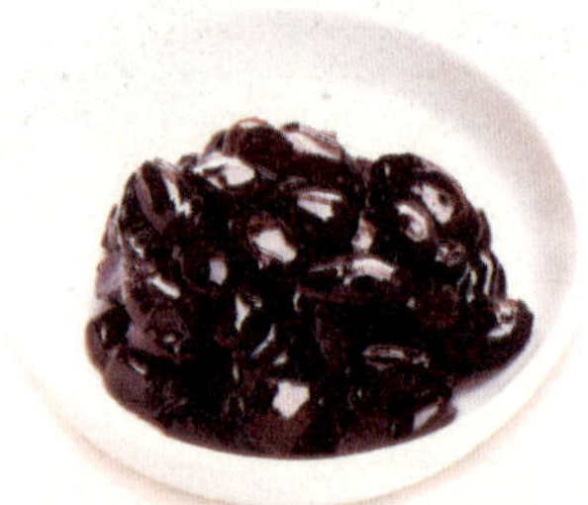

◎豆豉

药材介绍

豆豉具有解肌发表、宣郁除烦的功效，用于治疗外感表证、寒热头痛、心烦、胸闷等。外用能治小儿丹毒破作疮、黄水渗出等。

外用单方

外科

痈疽疔疖 >>

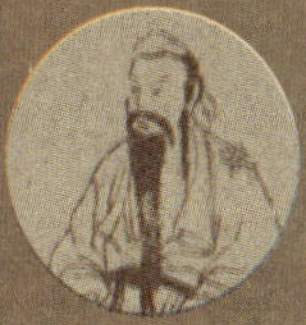

痈疽疔疖是不同类型的炎症，“痈”是感染毒邪，气血壅塞不通而致的局部化脓性疾病；“疽”是由毒邪阻滞而致的化脓性疾病；“疔”又称疔疮，发病迅速，且病情较重，发无定所，随处可生；“疖”发于皮肤浅表部位，随处可生，多生于头、面、颈、项、臂、臀等处。

单方01 柳叶膏

【用料】鲜柳树叶或嫩芽各适量。

【用法】鲜柳树叶或嫩芽洗净，加水浸煮，2～4小时后过滤，如此浸煮2次，合并2次滤液，浓缩成膏状，装入瓶中密封备用。使用时将患处用医用酒精消毒，涂敷柳叶膏，然后用纱布包扎固定，每日换药1次。

【功效】对疔疮疖肿及外伤感染诸疾有治疗作用。

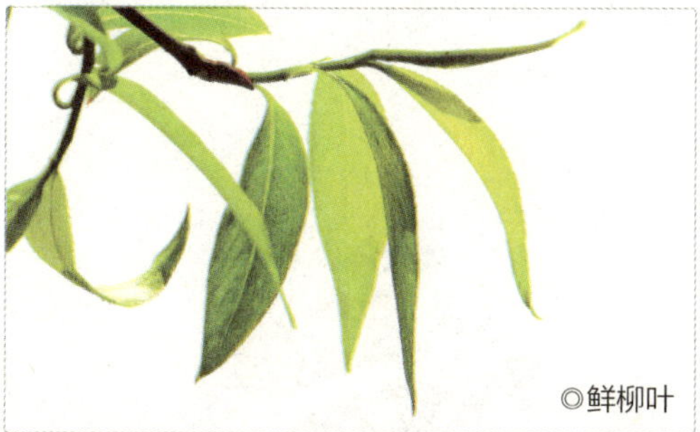

◎鲜柳叶

单方02 黄豆泥

【用料】黄豆适量。

【用法】将黄豆洗净，煮至豆粒饱胀半熟，捞出搅拌，令其皮脱掉，然后将豆捣如泥即成。敷于患部，并用纱布包扎固定，每日换药1次。

【功效】活血解毒。

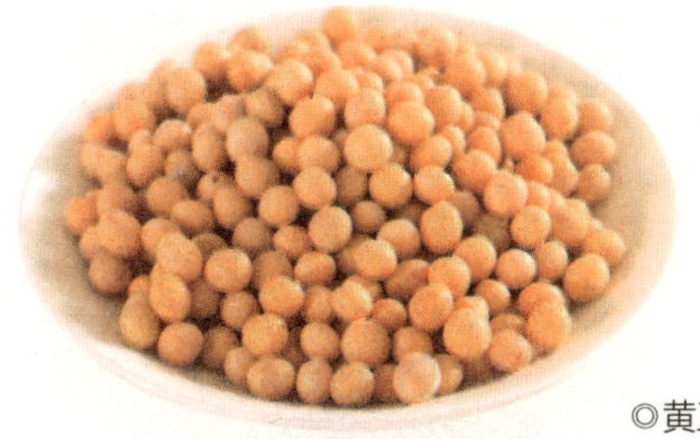

◎黄豆

单方03 生芋头

【用料】生芋头1个，食盐少许。

【用法】将生芋头洗净，加食盐捣烂。敷于患部，每日更换2次。

【功效】消炎，消肿，镇痛。治无名肿毒、指头疔，对小儿头部毛囊炎也有较好治疗作用。

单方04 老辣椒粉

【用料】老红尖辣椒。

【用法】将老红尖辣椒放于锅内焙焦，研成极细粉末。将粉末撒于疮面，每日1次。或用食油调粉末成糊状，敷于患处，每日2次。

【功效】对腮腺炎、蜂窝织炎、下肢溃疡、多发性疖肿等有治疗作用。

单方05 芜菁叶猪油膏

【用料】芜菁叶、猪油各适量。

【用法】将芜菁叶晾干，烧灰存性，用猪油调和。患处用浓茶汁洗净后涂之，每日换1次。

【功效】凉血，解毒。治小儿头疮、头癣。

单方07 南瓜蒂

【用料】南瓜蒂1个，香油少许。

【用法】将南瓜蒂烧炭后研为细末，用香油调匀，敷于患处。

【功效】消瘀化结。治乳房经络阻滞所致的乳头红肿疼痛、生疮及阴囊湿疹等。

单方09 蒲公英糊

【用料】干蒲公英适量，甘油、75%酒精以1∶3的比例准备适量。

【用法】干蒲公英研为细末，与甘油、75%酒精调成糊状，装瓶密封备用。使用时将药糊摊于纱布上，敷于患处固定。每日换药1次。

【功效】清热解毒、消肿散结。治蛇头疔。

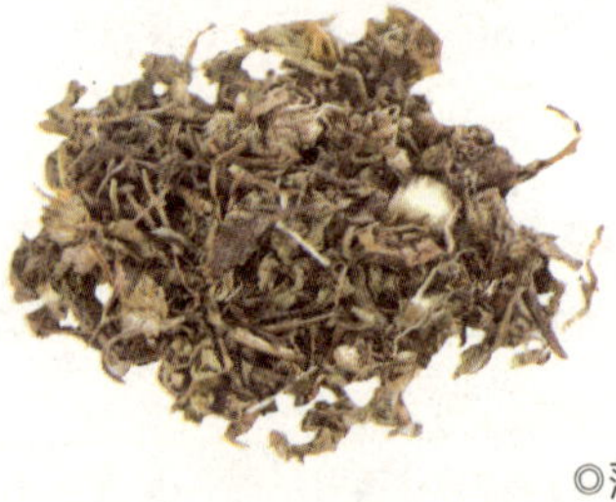

◎蒲公英

药材介绍

蒲公英性寒，味苦、甘，归肝、胃经，具有清热解毒、消肿散结的功效。

单方06 葱白麻油

【用料】麻油、大葱白（根部以上）各适量。

【用法】将麻油加热，待起泡冒烟后倒出晾凉，用葱白蘸麻油涂患处。每次涂20～30分钟，连涂3日，有奇效。

【功效】解毒凉肌，消炎散肿。

单方08 醋和鲤鱼灰

【用料】鲤鱼、醋各适量。

【用法】将鲤鱼烧成灰，以醋调和成稠状。敷于患处，每日更换1次，至痊愈为止。

【功效】消肿止痛。治一切红肿毒疮。

单方10 紫甘蔗皮

【用料】紫甘蔗皮、香油各适量。

【用法】紫甘蔗皮煅烧存性，研细末，以香油调匀。涂于患处，每日更换1次。

【功效】清热，消肿，生肌。治对口疽、背疽、疔疮、坐板疮等，有生肌收口之效。

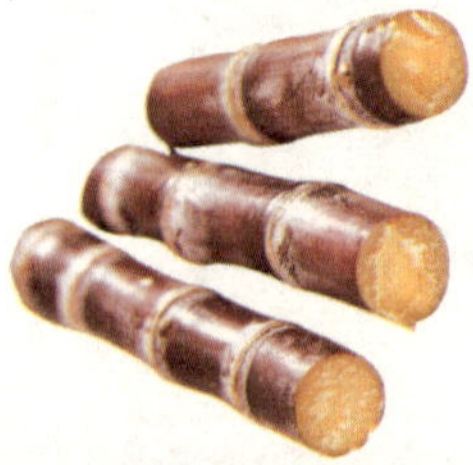

◎甘蔗

药材介绍

甘蔗属于补益药，具有清热生津、下气润燥、补肺益胃的功效。甘蔗可治疗因热病引起的伤津、心烦口渴、反胃呕吐及肺燥引发的咳嗽气喘。外用治小儿口疳、秃疮等。

单方11 绿豆血余炭

【用料】绿豆粉30克，血余炭（人的头发煅烧成的炭）30克。

【用法】将2味用水调成糊状，敷患处。每日换1次。

【功效】清热解毒。治乳痈初起。

单方12 芜菁根

【用料】芜菁鲜根、食盐各适量。

【用法】将芜菁鲜根洗净，切碎，同食盐共捣烂。涂于患处，每日3次。

【功效】清热，解毒，消肿。治热毒疮肿、乳痈。

单方13 鲜葵花

【用料】鲜葵花、葵叶、蜂蜜各适量。

【用法】将鲜葵花和葵叶洗净，捣烂如泥，加蜂蜜调匀备用。取适量药膏摊在纱布上，敷患处后包扎固定，每日换药1次。

【功效】凉血解毒。主治疔疮疖肿。初起者敷后可消散，脓肿者敷后可消炎排脓。

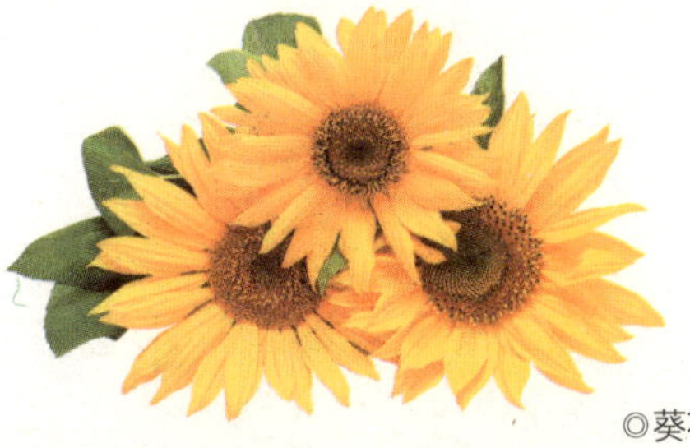

◎葵花

药材介绍

葵花种子、花盘、茎叶、茎髓、根、花等均可入药。葵花适量，与酒水各半煎服，可治疗乳痈。葵花适量，捣烂外敷或烘干研末，以麻油调敷，可治疗疮痈疖肿、乳腺炎。

单方14 烟叶樟脑

【用料】烟叶5克，樟脑3克，蜂蜜适量。

【用法】烟叶切丝，焙干研细末，和樟脑调匀，以蜂蜜拌如糊状。贴于患处，每日换1次。

【功效】解毒，活血，镇痛。治项痈（蜂窝疮）、背痈。

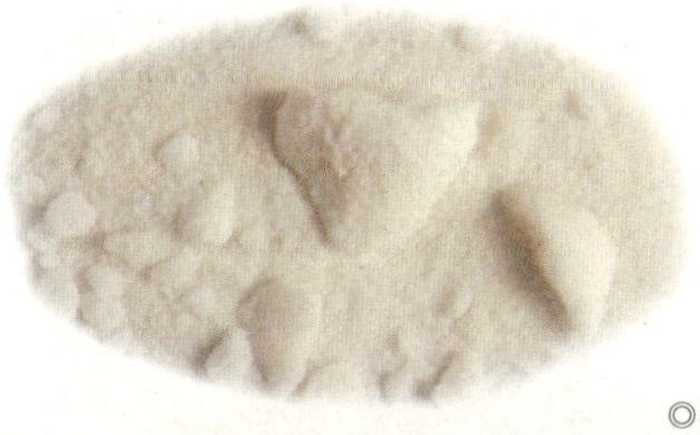

◎樟脑

药材介绍

樟脑主治疥癣瘙痒、跌打伤痛、牙痛等。

单方15 黄酒浸黑芝麻

【用料】黄酒、黑芝麻各适量。

【用法】黄酒浸黑芝麻2日后，将黑芝麻放到蒸锅中蒸熟，捣烂，涂于布上，敷贴患处。每日换1次。

【功效】清热，消肿。治小儿头面热疖、疱疮。

外用单方

外科

蛇虫兽咬伤>>

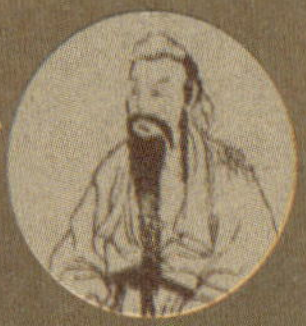

我们在野外活动时，难免会遇到被蛇虫兽叮、咬、蜇伤等的状况，这些叮、咬、蜇伤如不及时处理，轻者可引起伤处疼痛、发炎，活动受限，重者还可引起全身过敏、中毒，甚至死亡。这里给大家提供一些能就地取材的紧急处理小妙方，防止病情恶化。

单方01 鲜桃树叶

【用料】鲜桃树叶适量。

【用法】洗净，捣烂成饼状。伤口未化脓者将药饼敷于伤口，1 贴可愈。伤口化脓者切不可将药敷于伤口上，只宜敷在创口周围，每日换药，直至痊愈。用药量视创面大小而定。用药前应用盐水洗净伤口。

【功效】解毒，敛疮。治狗咬伤。

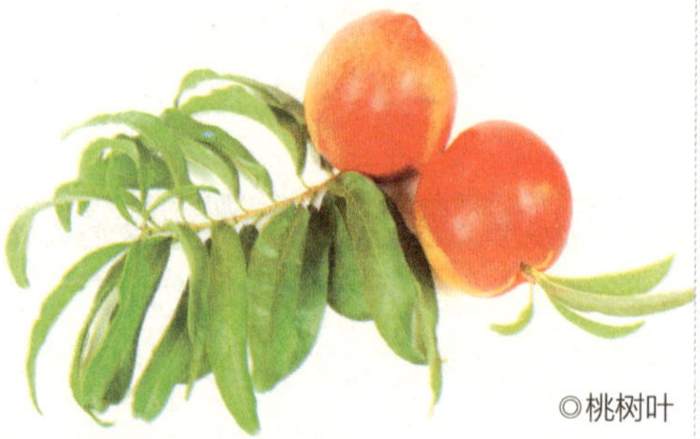

◎桃树叶

单方02 白矾液

【用料】白矾适量。

【用法】将白矾放于热锅中溶化，趁温热滴于伤处。

【功效】清热解毒、消炎定痛。治蛇咬伤。

◎白矾

单方03 香椿南瓜泥

【用料】香椿叶适量，明矾 15 克，瓦松 15 克，嫩南瓜 1 个。

【用法】以上 4 味共捣烂如泥，敷伤处，每日换药数次。

【功效】治蛇咬伤。

单方04 蜂蜜葱泥

【用料】蜂蜜 30 克，大葱 2 根。

【用法】将大葱洗净，捣成烂泥，调以蜂蜜搅匀。敷于患处，每日换药 1 次，约 3 日可愈。

【功效】清热，解毒，止痛。治蛇咬伤，蝎、蜂蜇伤。

单方05 番薯叶番木鳖

【用料】番薯叶、番木鳖各适量。

【用法】同捣烂，敷于伤处，每日换药1次。

【功效】解毒。治狂犬咬伤。

单方06 蕹菜

【用料】蕹菜适量，盐少许。

【用法】将蕹菜洗净，加盐捣烂。敷患处，每日换药1次。

【功效】凉血，解毒。治蜈蚣咬伤。

单方07 番薯苗

【用料】番薯嫩苗1把，红糖少许。

【用法】番薯嫩苗捣烂，加入红糖搅拌直至成稀水样。敷于伤口，每日换药1次。

【功效】清热解毒。治蛇、虫、蜈蚣、蜂、蝎咬伤或蜇伤。

单方08 杏仁雄黄

【用料】鲜杏仁、雄黄各等分。

【用法】将鲜杏仁捣烂如泥，调入雄黄和匀。将伤口洗净，敷上药泥，包扎固定，每日换药1次。

【功效】解毒，生肌。治狗咬伤。

单方09 鲜茄子

【用料】鲜茄子1条。

【用法】将鲜茄子切开，捣烂，涂搽患处。或加白糖适量，一并捣烂，涂敷患处，每日换药1次。

【功效】解毒、止痛。治野蜂蜇伤、蜈蚣咬伤。

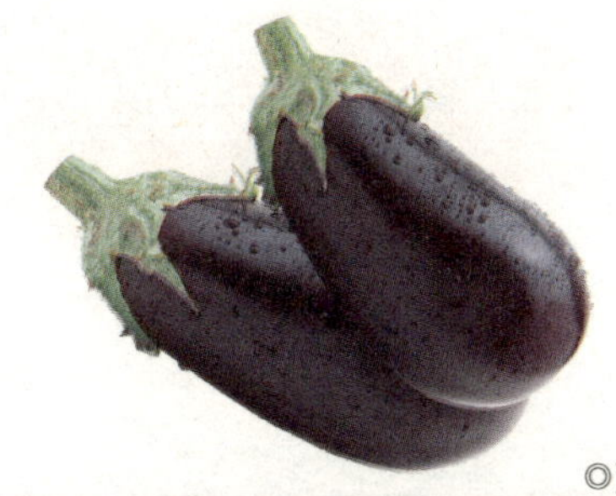

◎茄子

药材介绍

茄子具有清热止血、消肿止痛的功效，用于治疗热毒痈疮、皮肤溃疡、口舌生疮、痔疮下血、便血、衄血等。

单方10 梨树叶汤

【用料】梨树叶2把（干鲜不拘）。

【用法】将梨树叶洗净，加水煎汤。饮服1大碗，出汗，并以梨树叶汤洗伤口。

【功效】清热解毒。治蛇咬伤。

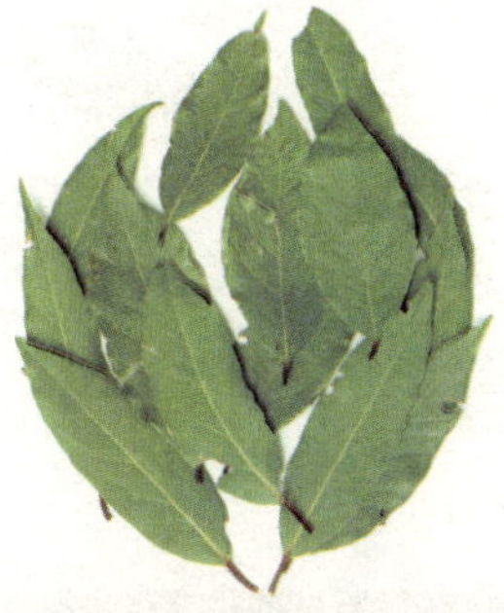

◎梨树叶

药材介绍

梨树叶为白梨、沙梨或秋子梨等的叶，能清热解毒、理气止痛，主治食菌中毒、疝气、肝气郁滞、皮肤湿疹、腹痛腹泻等，蛇虫咬伤时也可外敷使用。

外用单方

外科

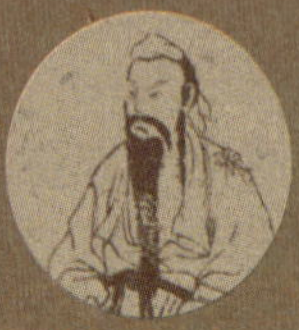

烫伤>>

烧烫伤是沸水、滚油、蒸汽、烈火、电、化学物质或放射物质等作用于人体，引起的损伤性外科疾病。水火烫伤的处理原则是首先除去热源，迅速离开现场，用各种灭火方法，如水浸、水淋、就地卧倒翻滚、立即将湿衣服脱去或剪开，将肢体浸泡在冷水中，直到疼痛消失。

单方01 黄瓜汁

【用料】黄瓜2根。

【用法】将黄瓜（老黄瓜）切开去籽，用纱布挤压取汁，过滤，装入瓶内备用。蘸汁涂于患处，每日数次。

【功效】清热，止痛。治水烫伤、火灼伤、蜂蜇伤。

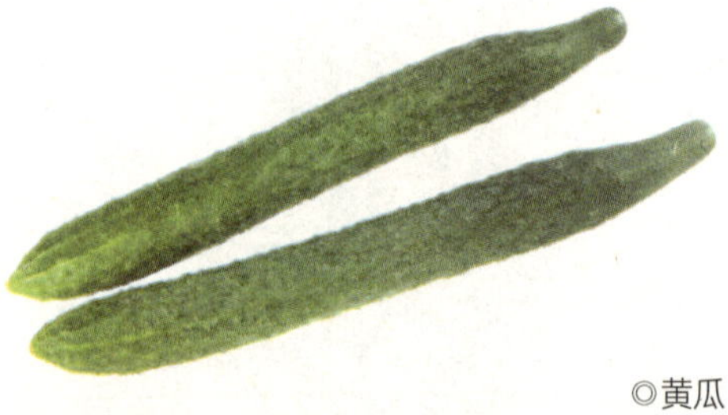

◎黄瓜

单方02 西瓜液

【用料】大西瓜1个（选熟透者为佳）。

【用法】西瓜切开去籽，取瓜瓤和汁装入玻璃瓶内密封，存放3个月，等产生似酸梅汤气味时过滤，即可使用。用时先洗净伤口，以消毒棉球蘸西瓜液（浸透）敷于患处。每日更换2次，轻者1周可愈，较重者2周即愈。

【功效】清热，生肌。治烫伤、灼伤。

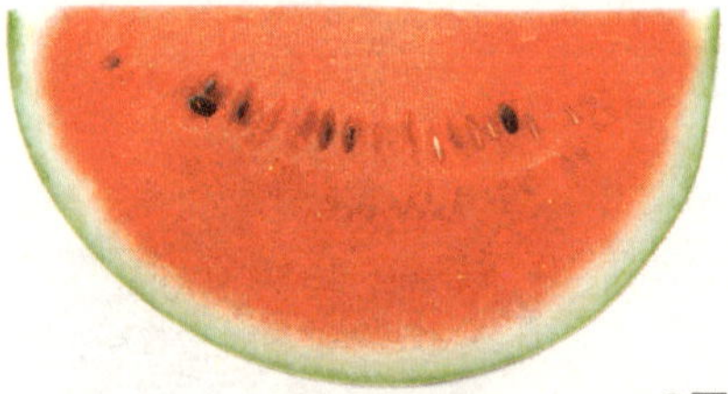

◎西瓜

单方03 泡桐叶

【用料】泡桐叶、麻油各适量。

【用法】将泡桐叶洗净晒干，研末，过筛备用。用时取麻油少许与泡桐叶粉调成糊状，清洁创面后敷于创面。每日换药3次。

【功效】清热，止痛，消肿。

单方04 蛋清白酒

【用料】鸡蛋1个，白酒15毫升。

【用法】取蛋清与白酒同调匀。敷患处，每日3～4次。

【功效】消炎止痛。治水火烫伤，有收敛、营养和促进创面愈合的作用。

单方05 天麻腰痛方

【用料】天麻、半夏、细辛各适量。

【用法】上药打碎，装入布袋蒸，热熨疼痛部位。药袋冷则更换。每日 1 ~ 3 次，每次 20 ~ 30 分钟。

【功效】对风湿腰痛有治疗作用，多用于治疗腰部冷痛。

单方07 细沙热腰袋

【用料】细沙 1000 克。

【用法】将细沙入锅炒热，用布包裹，分装数袋。熨于肾俞、秩边、环跳、委中、承山等穴。

【功效】对寒湿型腰痛，伴有腰部冷痛重着、痛处喜温者有治疗作用。

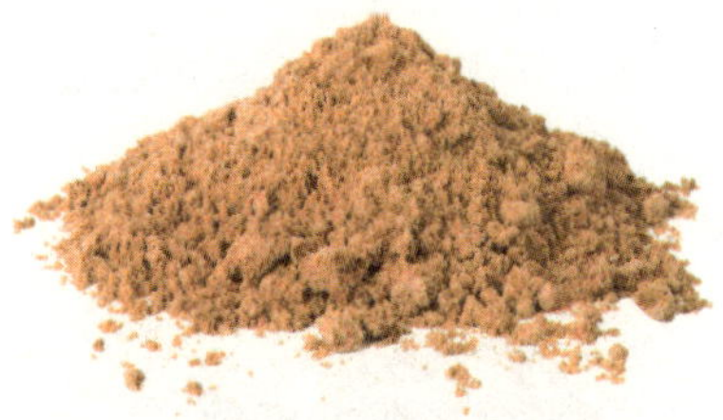

◎沙

药材介绍

寒湿型腰痛主要是腰部受风寒侵袭引起，痛感为局部（腰部偏上）疼痛，表现为冷痛。此时将细沙炒热，装袋，针对腰痛的位置进行敷、熨，对缓解腰痛有很好的效果。

单方06 散瘀腰痛方

【用料】当归 50 克，红花 30 克，乳香 20 克，没药 20 克，川牛膝 15 克，醋 300 毫升。

【用法】诸药放入醋内浸泡 4 小时，放锅内加热数十沸，以纱布包好，放醋内浸透备用。趁热敷腰眼穴，如冷再换，每日 1 次，每次敷 4 ~ 6 小时。

【功效】多用于腰部刺痛、活动不便者。

单方08 二活二乌腰痛贴

【用料】羌活、独活、细辛各 15 克，川乌、草乌、桂枝各 10 克，威灵仙、伸筋草、透骨草各 30 克，白酒适量。

【用法】上药研为粗末，加白酒适量拌炒，以布包裹热熨患处，每日 1 ~ 2 次。

【功效】对各类型腰痛有治疗作用。

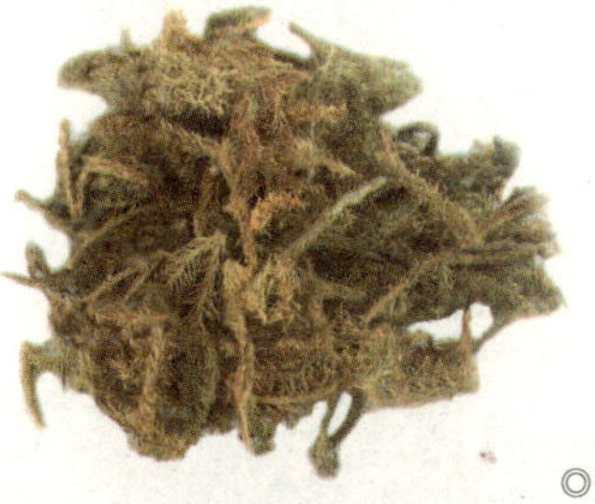

◎伸筋草

药材介绍

伸筋草性温，味苦、辛，归肝、脾、肾经，具有祛风散寒、除湿消肿、舒筋活络的功效，多用于治疗风寒湿痹、筋脉拘挛；外用治跌打扭伤、各类疼痛及肿痛等。

外用单方

外科

腰痛 >>

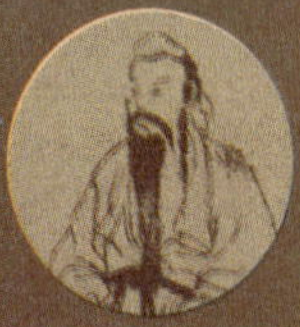

腰痛是一个症状，不是一个独立的疾病，引起腰痛的原因是比较复杂的，临床以腰部一侧或两侧发生疼痛为主要症状。中医认为，缠腰疼痛多由肾阳不足，寒凝带脉，或肝经湿热侵及带脉，经行之际，阳虚气弱，以致带脉气结不通而出现疼痛；或冲任气血充盛，以致带脉壅滞，湿热滞留而疼痛。

单方01 寒湿腰痛贴

【用料】肉桂5克，川芎10克，乳香10克，蜀椒10克，樟脑1克。

【用法】将上药研末，装瓶备用。治疗时取适量药末用白酒炒热，贴敷于肾俞、命门、次髎，外用玻璃纸和胶布固定，每2日换药1次。

【功效】对寒湿肾虚、瘀血腰痛有治疗作用。

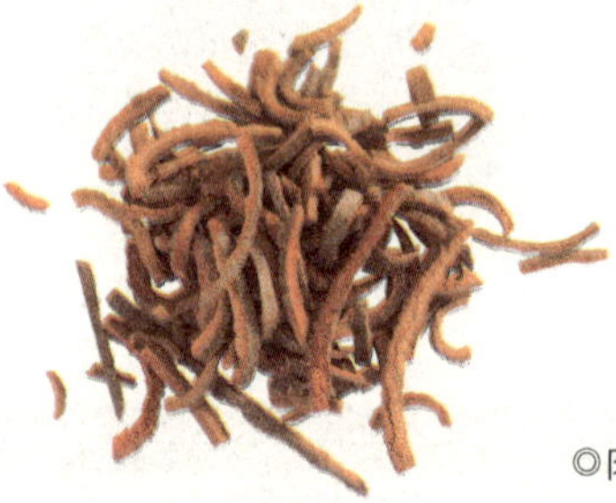

◎肉桂

单方02 腰扭伤药膏

【用料】马钱子12克，骨碎补20克，生南星10克，三七20克，威灵仙12克，羌活10克，独活10克，乳香12克，桃仁12克，红花6克，大黄10克，凡士林适量。

【用法】将上药研细末，调拌凡士林。外敷腰部，每日1～2次。

【功效】对扭伤腰痛有治疗作用。

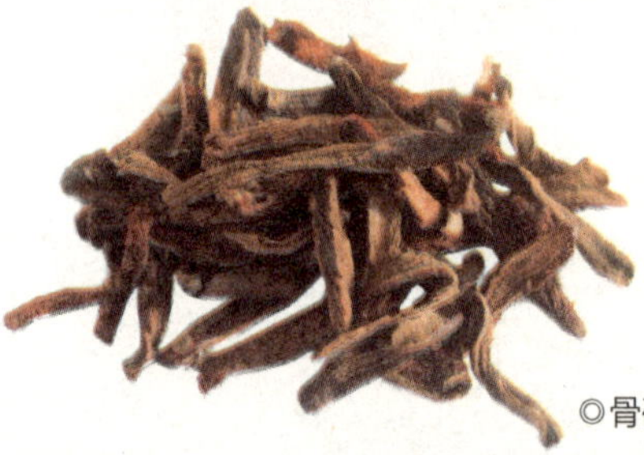

◎骨碎补

单方03 生姜椿叶敷方

【用料】生姜、椿树叶各100克。

【用法】将上药捣烂，敷腰部。每日1次。

【功效】对腰部冷痛重着、转动不利，遇寒加剧，静卧痛不减等有治疗作用。

单方04 马铃薯汁

【用料】马铃薯适量。

【用法】将马铃薯去皮，洗净，切碎，捣烂如泥，用纱布挤汁。以汁涂患处，每日1～2次。

【功效】清热，防腐。治轻度烧伤及皮肤破损等。

单方05 南瓜露

【用料】老南瓜1个。

【用法】将瓜切片，装入罐内密封，埋于地下，待其自然腐烂化水（越久越好），然后过滤，即为南瓜露。每日2～3次涂于患处，连涂数日即愈。

【功效】清热解毒。治水烫伤、火灼伤。

单方06 草乌生姜敷方

【用料】草乌1个，生姜1块，食盐少许。

【用法】上药共捣烂研细，用酒炒热，布包。敷熨腰部痛处，冷则再炒再敷，每日1次。

【功效】对寒湿型腰痛，遇阴雨天或感寒后加剧，伴有腰骶部疼痛、沉重不适、压痛点不明显、喜暖畏寒、舌淡脉弱有治疗作用。

单方07 海螺壳灰

【用料】海螺壳适量。

【用法】海螺壳烧灰研成细末，放在瓷瓶中密封，存于井水中，3日后可使用。用前先将患部用硼酸水洗净，再将海螺壳灰撒布创面，然后以纱布和绷带包扎。每日上药2次。

【功效】清热祛湿、消肿止痛。治水火烫伤。

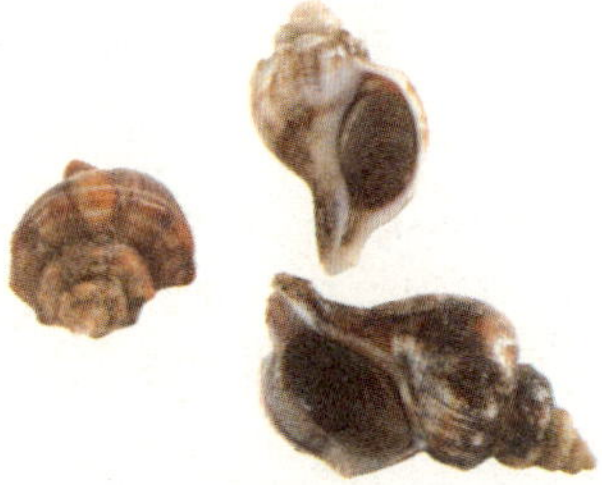

◎海螺壳

药材介绍

海螺壳为骨螺科动物红螺的贝壳，洗净晒干而成。海螺壳能制酸、化痰、软坚、止痉，用于治疗胃痛、吐酸、淋巴结结核、手足拘挛等。外用治水火烫伤有很好的效果。

单方08 蜂房水

【用料】蜂房30克。

【用法】用1000毫升水煮蜂房，煮15分钟后，过滤去渣，用于冲洗或浸泡创面脓液、污物，然后用消毒纱布包扎患处。每日1次。

【功效】祛腐，生肌，消炎，止痛。

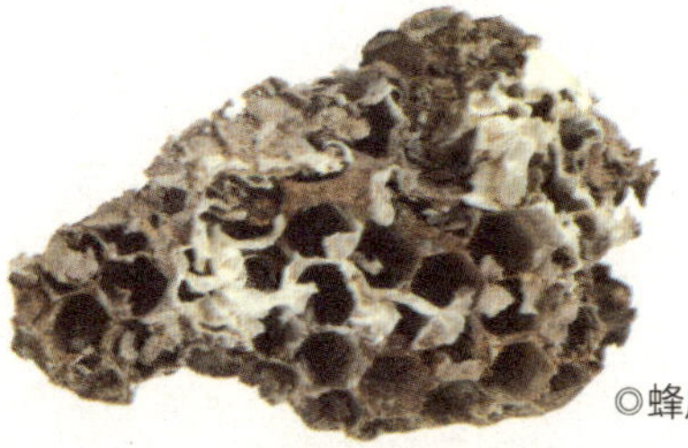

◎蜂房

药材介绍

蜂房性平，味甘，归胃经，具有祛风、攻毒、杀虫、止痛、抗过敏的功效，用于治疗龋齿牙痛、疮疡肿毒、乳痈、瘰疬、皮肤顽癣、鹅掌风、过敏性体质等。

外用单方

外科

颈椎病 >>

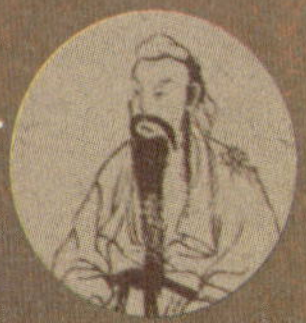

颈椎病指颈椎间盘组织退行性改变及椎间结构继发性改变，刺激或压迫神经根、脊髓、椎动脉、交感神经等周围组织，出现各种相应的症状或体征。一些人有脖子发僵发硬、疼痛、肩背部沉重、上肢无力、手中握物不自觉落下等表现；有些人则出现头痛头晕、视力减退、恶心等异常感觉；少数人出现大小便失控，甚至四肢瘫痪等症状。

单方01 按摩疗法

【取穴】颈部的风池、风府、天柱、翳风，肩部的大椎、肩中俞、肩井、肩髃，背部的天宗，前臂部的曲池、合谷、后溪，腋下的极泉，足部的内尾骨、外尾骨、肩、颈椎、腰椎、胸椎、骶骨等反射区，以及足部的昆仑、悬钟等穴。

【操作】（1）按揉天柱、风池、风府、翳风各 30 ~ 50 次，力度轻缓平稳，以局部酸胀为宜。（2）按压肩部的肩井、大椎、肩中俞各 30 ~ 50 次，力度适中。（3）掐按肘部的曲池，腋下的极泉，手部的合谷、后溪，以及足部的悬钟、昆仑各 30 ~ 50 次，力度稍重，以局部酸痛为佳。（4）推压足部的颈椎、腰椎、肩、胸椎、骶骨及内外尾骨各反射区 50 次，力度适中平稳，以局部有胀痛感为宜。

单方02 脊疗法

（1）先松弛颈肩部及上肢肌肉软组织。

（2）患者取坐位，双臂下垂，全身放松。术者立于患者身后，一手扶住患者下颌部，另一手拇指触及其偏歪的棘突。患者后枕部紧靠术者前胸。复位时，术者用手引导患者头部缓缓向左右两侧转动，当转到某一恰当位置，术者指下棘突可有松弛感，再稍用力向一侧推动。此时，多可听到关节复位时的弹响，再用手指沿棘突，自上而下，分左右两侧轻轻按揉，以把项韧带贴附在棘突上。

（3）将颈部向左压向左肩 5 次，再向右压向右肩 5 次，如此交替进行，每侧做 15 次。

（4）颈部往前后方向以尽可能大的角度做弧状旋动 30 ~ 50 次。每日完成 4 个方向的颈部活动 1 ~ 2 遍。摇颈动作务必均匀、徐缓，伴随深呼吸，有一定的节律，幅度和强度不宜过大。活动的目的在于松弛颈椎附近韧带，减轻骨质增生对血管的压迫。此外，还可以按揉颈椎旁的压痛点，每穴按揉 30 次。

外用单方

外科

腰椎间盘突出症>>

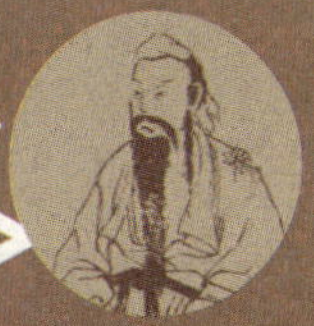

腰椎间盘突出症在中医归于“腰痛”“腰腿痛”范畴。腰痛和一侧下肢放射痛，并伴有麻木感是本病的主要症状。患者卧床休息后，症状多可缓解，下床活动一段时间后又出现疼痛，咳嗽、打喷嚏或提重物时疼痛可突然加重。外伤者如突然负重或闪腰，受湿邪侵袭，都会引起腰椎间盘突出。

单方01 祛风热敷方

【用料】秦艽、防风、川椒、桂枝、小茴香、当归、川芎、羌活、独活、干姜、乳香、没药、红花、艾叶、桑寄生、千年健、苍术、桃仁、鸡血藤、伸筋草、透骨草各 10 ~ 30 克，白酒适量。

【用法】将药物粉碎成粗末，治疗时用适量白酒拌药末，装入纱布袋内，将口扎紧。把药袋平稳地放在患处，将热水袋装入热水后放在药袋上面。若患处部位小，药袋周围可用纱布或毛巾保护皮肤，以免烫伤。热敷温度以热而不烫为佳，治疗时间为每次 20 ~ 30 分钟，视药袋温度及时更换热水，以保持一定温度，每日 2 ~ 3 次。根据患处部位、病情，每袋药可连续使用 5 ~ 8 次后再更换药末。7 ~ 10 日为 1 个疗程。

单方03 针灸疗法

【取穴】取水沟、委中、然谷、压痛点、殷门。

【操作】水沟用强刺激，委中、然谷可点刺出血，不留针，每日 1 次；压痛点直刺 2 ~ 3 厘米，用提插手法，产生触电样感觉，效果更好；再针刺殷门，强刺激，留针 2 ~ 3 分钟，每日 1 次。

单方02 脊疗法

（1）先松弛腰骶部软组织。

（2）患者双腿伸直，坐于床上，双手指交叉置于颈后。术者站在患者身后，双手抓住其肘部，双膝顶住其肩背部。术者双手用力下压患者肘部，使患者上身前俯。同时，术者双膝顶压在患者脊柱两侧，自然地向下滑压，从肩背滑压到腰骶部。

（3）患者左侧卧，左下肢伸直，右下肢屈髋、屈膝，放于左大腿内侧上，左手放于枕上，右手屈肘放于身旁，头略后仰。术者立于患者左侧，右肘顶压住患者右肩锁骨部，左手拇指按于患者腰 4 棘突处，左肘稍屈并按压于右臀部，嘱其全身放松。术者双手同时轻松地将患者右肩、右臀部前后扭转推摇 2 ~ 3 次，待感到放松后，右手将其肩推向后固定，左肘用力将其臀部向前扳按至最大角度。术者紧收左肘，加上身按压的闪动力，常可听到患者腰后关节声响或拇指触及其腰 4 后关节还原时的弹跳感。让患者再转右侧卧，重复上述手法。

外用单方

皮肤科

痱子 >>

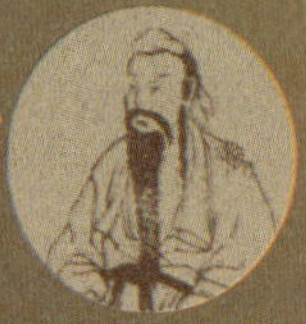

痱子多发于炎夏，初起时为针尖大小红色斑疹，接着出现成群红色小丘疹或小水疱，有瘙痒感或烧灼感，天气转凉后数天内消退。其好发于颈、胸、背、腹、女性乳房下及小儿头面部、臀部，消退后的病变部位皮肤有轻度脱屑。

单方01 丝瓜叶黄柏末

【用料】 丝瓜叶 100 克，黄柏 20 克。

【用法】 将丝瓜叶洗净晒干，研为细末，黄柏晒干研末；将两种粉末混合后，撒于患处即可，每日 1 ~ 2 次。

【功效】 对痱子有治疗作用。

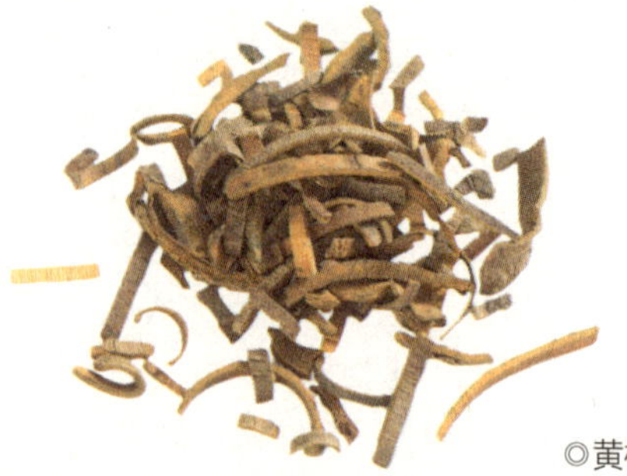

◎黄柏

单方02 鱼腥草汤

【用料】 鲜鱼腥草 120 克。

【用法】 取鱼腥草煎水，（水量可稍多，以能坐浴为宜），适当晾温后倒入澡盆中，给患儿洗澡。每日 1 次。

【功效】 对小儿热痱有治疗作用。

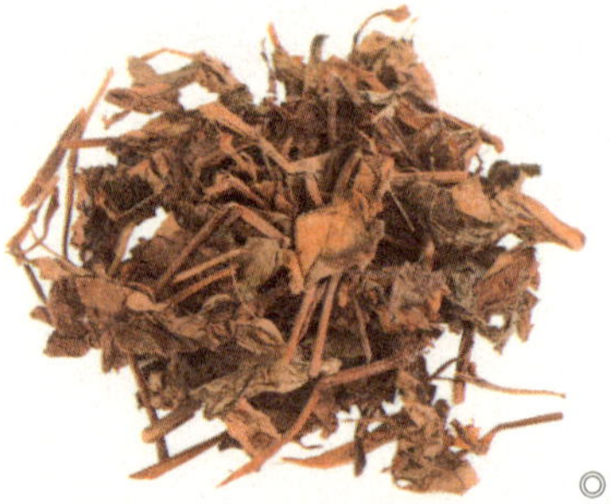

◎鱼腥草

单方03 苦瓜汁

【用料】 鲜苦瓜 1 个。

【用法】 将鲜苦瓜切成丝，装入碗中，加食盐 1 撮（0.3 ~ 0.5 克），搅拌，腌制几分钟，揉汁搽患处，每日 1 ~ 2 次。

【功效】 清热解毒。治痱子。

单方04 丝瓜叶汁

【用料】 鲜嫩丝瓜叶。

【用法】 将鲜嫩丝瓜叶洗净，切碎，捣成泥状，用干净的纱布绞挤汁液。以汁液涂搽患处，每日 1 ~ 2 次。

【功效】 对痱子、疖肿、癣等有治疗作用。

单方05 马齿苋汤

【用料】鲜马齿苋150克。

【用法】将鲜马齿苋切碎，加水200毫升，煎15分钟，只取汁，放凉后外涂，每日5～6次。

【功效】清热解毒。治痱子。

单方07 花椒水

【用料】花椒30克。

【用法】将花椒加水3000毫升，煎煮，待温后洗患处。

【功效】杀虫止痒。治痱子。

单方09 枸杞子梗叶汤

【用料】枸杞子梗叶适量。

【用法】将枸杞子梗叶洗净，放入盆内，加水煮1小时，晾温，冲洗身上的痱子，每日2次。

【功效】清血热，止痛痒。治夏日皮肤长痱子、疮疖。

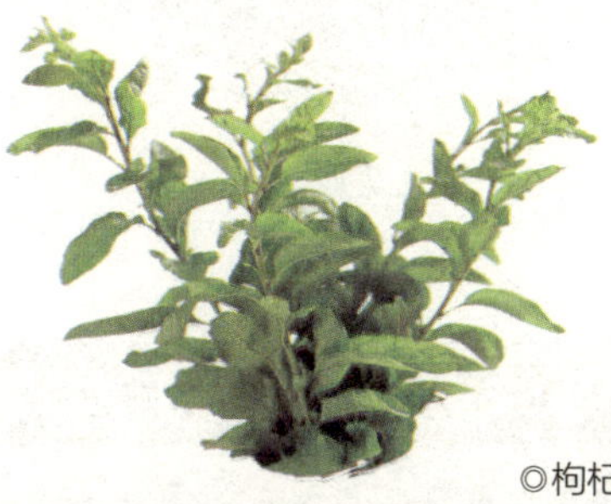

◎枸杞子叶

药材介绍

枸杞子梗叶为枸杞子或宁夏枸杞子的嫩茎叶，具有补肝益肾、生津止渴、祛风除湿、活血化瘀的功效，用于治疗虚劳发热、烦渴、目赤昏痛、热毒疮肿等。

单方06 绿豆粉

【用料】绿豆粉30克，滑石15克，黄柏9克，轻粉6克。

【用法】上药为细末。以软绢帛蘸药敷于患处。

【功效】止痛收敛。治痤疮、痱子作痒，抓之皮损，随后疼痛者。

单方08 寒水石末

【用料】寒水石、滑石粉、甘草粉各等分。

【用法】研成极细末。沐浴后，将患处擦干，撒上此种药末，每日2～3次。

【功效】对痱子有治疗作用。

单方10 滑石粉冰片

【用料】滑石粉35克，冰片10克，天花粉30克。

【用法】共同和匀，沐浴后敷用，每日2～3次。

【功效】对痱子有治疗作用。

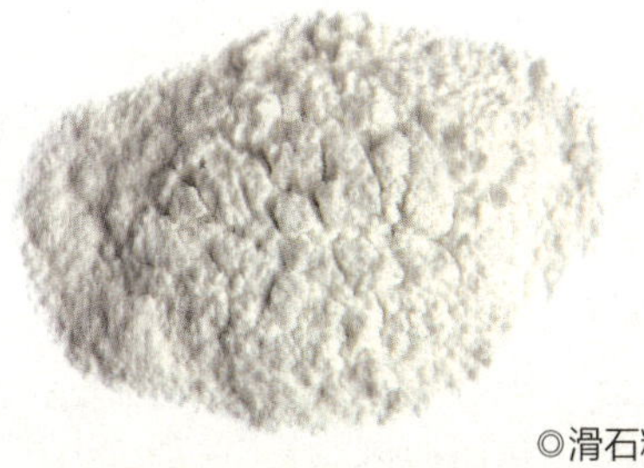

◎滑石粉

药材介绍

滑石粉具有利尿通淋、清热解暑、祛湿敛疮的功效，用于治疗热淋、石淋、尿热涩痛、暑湿烦渴、湿热水泻；外治湿疹、湿疮、痱子等。

外用单方

皮肤科

皮炎>>

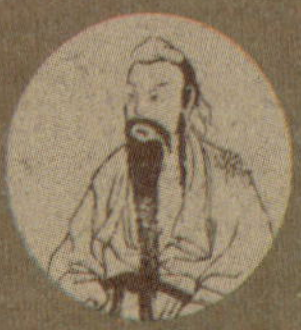

皮炎是一种常见而顽固的疾病，常常反复发作，在治疗上颇为棘手。皮炎最为常见的特征是瘙痒、流水、脱屑等。常见的皮炎有神经性皮炎、脂溢性皮炎和接触性皮炎等。

单方01 苦参陈醋汤

【用料】陈醋500毫升，苦参200克。

【用法】先将苦参用水洗净，放入陈醋中浸泡5日。用前先将患处洗净，用棉签蘸药液涂搽患处，每日早、晚各1次。

【功效】止痒去屑。治神经性皮炎。

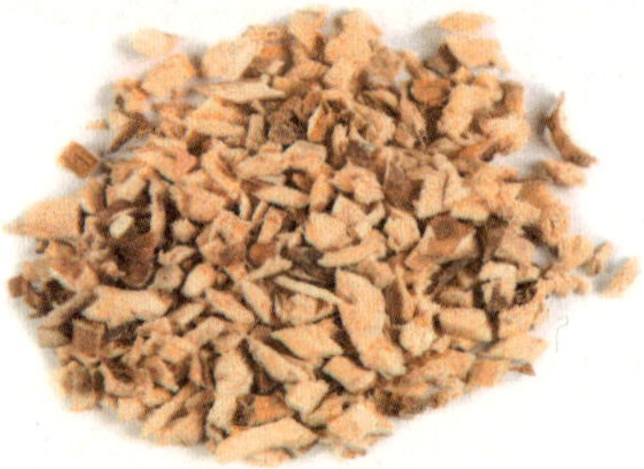

◎苦参

单方02 茶叶明矾汤

【用料】茶叶60克，明矾60克。

【用法】先用500毫升水将上述2味浸泡半小时，然后煎煮半小时。下水田前，用此水将手脚浸泡10分钟，不用布擦，令其自然干。

【功效】清热，化湿，收敛。预防和治疗下水田引起的皮炎。

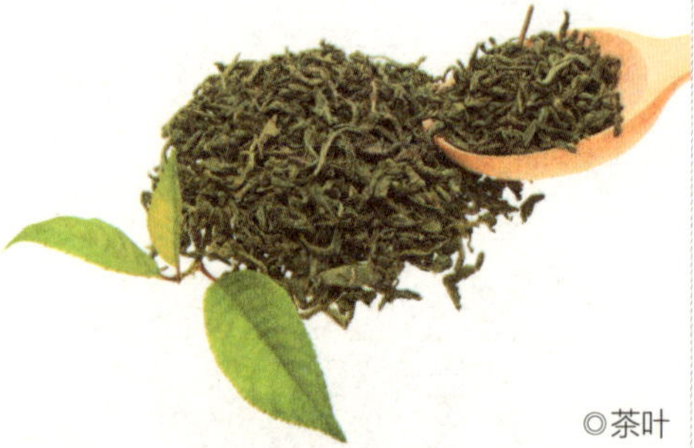

◎茶叶

单方03 醋蒜汁

【用料】蒜瓣、米醋各适量。

【用法】将较鲜蒜瓣洗净、捣烂，用纱布包扎，浸于米醋内，2～3小时后取出。以纱布包擦洗患处，每日2次，每次10～20分钟。

【功效】散瘀，解毒，杀虫。治神经性皮炎。

单方04 麻油豆腐皮

【用料】豆腐皮、麻油各适量。

【用法】豆腐皮烧存性，研成细末，以麻油调和匀。涂于患处，每日2次。

【功效】清热，润燥，止痒。治变应性皮炎之湿痒难忍。

外用单方

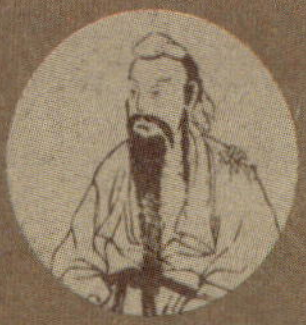

皮肤科

湿疹 >>

湿疹是一种常见的变态反应性、非传染性表皮炎症，是由多种内外因素引起的表皮及真皮浅层的炎症性皮肤病。其具有对称性、渗出性、瘙痒性、多形性和复发性等特点。本病可发生于任何年龄、任何部位、任何季节，但常在冬季复发或加剧，有渗出倾向，呈慢性病程，易反复发作。

单方01 绿豆粉蜂蜜冰片膏

【用料】绿豆粉 30 克，蜂蜜 9 克，冰片 3 克，醋 30 毫升。

【用法】将绿豆粉用锅炒成灰黑色，同蜂蜜、冰片、醋共调和为胶状，摊于油纸上，当中留孔。敷于患处，每日 1 ~ 2 次。

【功效】清热，解毒，防腐。治湿疹、疮疖、痈疽等。

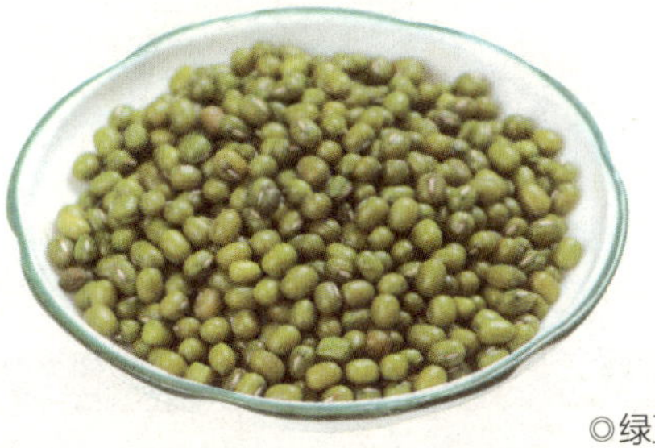

◎绿豆

单方02 蝉蜕龙骨膏

【用料】蝉蜕 30 克，龙骨 15 克，凡士林 30 克。

【用法】将蝉蜕、龙骨研为末，用凡士林调为软膏，涂患处，每日 1 ~ 2 次。

【功效】散风祛湿。治湿疹。

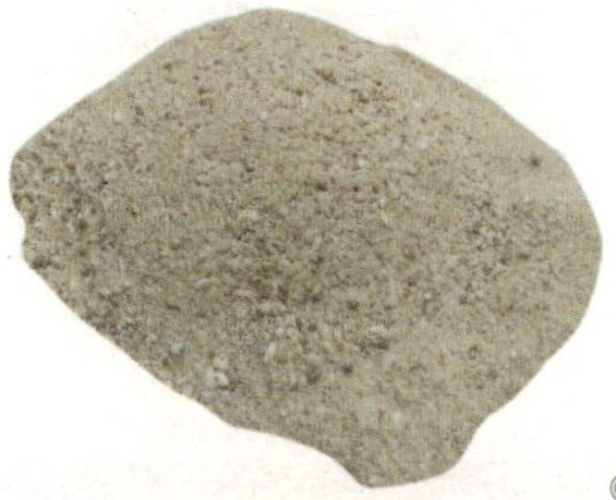

◎龙骨

单方03 黄连蜂巢膏

【用料】川黄连 6 克，蜂巢 3 个，凡士林 80 克。

【用法】将川黄连研极细，蜂巢研末，前 2 味加凡士林，小火融化，搅拌成油膏；先用 2%温盐水洗净患处，后涂油膏。注意不可用热水烫，越烫越难治愈。

【功效】散风祛湿。治湿疹。

单方04 核桃仁

【用料】核桃仁适量。

【用法】将核桃仁捣碎，炒至焦黑出油为度，研成糊状。敷患处，连用数日可痊愈。

【功效】滋阴润燥，祛湿解毒。治各种湿疹。

单方05 玉米须

【用料】玉米须适量。

【用法】将玉米须烧灰存性，研为末，以香油调拌，外敷患处，每日 1 ~ 2 次。

【功效】清利湿热。治湿疹。

单方07 生艾叶水

【用料】生艾叶 30 克，花椒、石菖蒲、蛇床子、地肤子各 15 克，苦参 12 克，白矾 5 克。

【用法】加水 2000 毫升，煎煮 20 分钟，不去渣，再用纱布浸药液做淹包敷病变处。每日 3 次，每次 20 分钟，每剂可用 2 日，用前煮沸。

【功效】对湿疹、肢癣等有治疗作用。

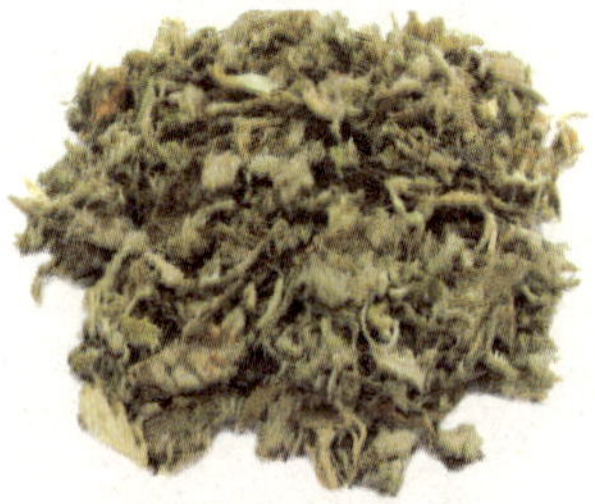

◎艾叶

药材介绍

艾叶性温，味苦、辛，有小毒，归脾、肝、肾经，具有散寒止痛、温经止血的功效，用于治疗少腹冷痛、经寒不调、痛经、宫冷不孕、胎动不安、吐血、衄血、崩漏经多、妊娠下血；外治皮肤瘙痒、脱皮等。

单方06 地榆马齿苋汤

【用料】生地榆、马齿苋各 10 克。

【用法】水煎 200 毫升，用纱布取液于患处湿敷。干后再行浸药，每日敷 3 ~ 6 次。

【功效】对婴儿湿疹有治疗作用，用于治疗渗出液多的患儿。

单方08 三叶汤

【用料】核桃树叶 100 克，麻柳树叶 80 克，艾叶 50 克。

【用法】以上 3 种叶用水洗净、剪碎，入砂锅内加水 500 毫升，煎沸 30 分钟后滤汁（每剂药煎 3 次）。趁热用纱布反复蘸洗患部，每日早、晚各 1 次。

【功效】对老年性阴囊湿疹有治疗作用。

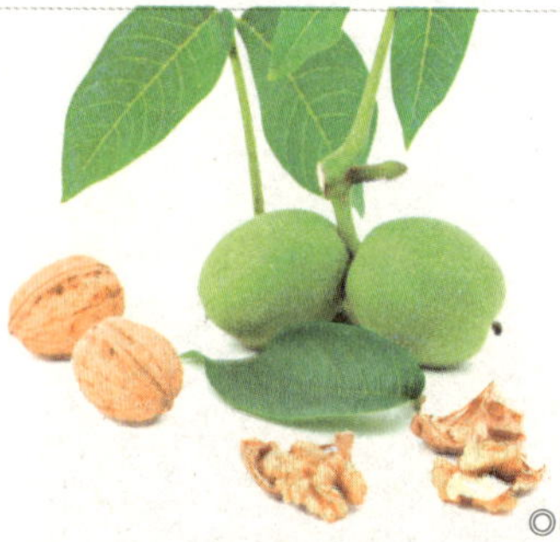

◎核桃树叶

药材介绍

核桃树叶为胡桃科植物胡桃的叶。多鲜用，随用随采。核桃树叶具有解毒、消肿的功效，可用于治疗象皮肿（即下肢淋巴水肿）、白带过多、疥癣等；外用适量，用鲜品捣烂敷患处。

单方09 黑豆油膏

【用料】 黑豆适量。

【用法】 黑豆入砂壶，嘴向下，以木柴烧壶，半小时即有黑油汁自壶嘴滴出。用黑豆油10克，氧化锌90克配成10%的黑豆油氧化锌膏。用时直接涂患部，每日或隔日换药1次。

【功效】 对湿疹有治疗作用。

单方11 车前草汤

【用料】 车前草15克，龙胆草9克，羊蹄9克，乌蔹莓9克，黄柏6克，地肤子12克，明矾6克，野菊花9克。

【用法】 上药碎成粗末，水煎洗患处，每日2次。

【功效】 清热燥湿，杀虫止痒。治肛门湿疹。

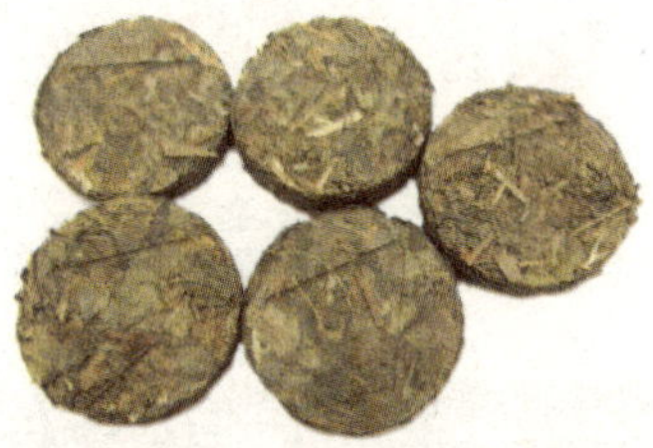

◎车前草

药材介绍

车前草性寒，味甘，归肺、肝、肾、小肠经，具有清热利尿、渗湿止泻、明目、祛痰的功效，用于治疗小便不利、淋浊带下、目赤障翳、痰热咳喘等。

单方10 青鱼胆汁

【用料】 青鱼胆、黄柏各等分。

【用法】 将青鱼胆剪破，取胆汁，与黄柏粉末调匀，晒干研细。用纱布包裹，敷于患处。治疗期间应忌食煎、熏、烤等食物，以免内火加重，使皮疹易发或加重。

【功效】 对皮肤湿疹久治不愈者有治疗作用。

单方12 按摩疗法

【取穴】 头顶的百会，颈后的天柱，肩部的肩井，背部的肺俞、三焦俞、肾俞、大肠俞、上髎、次髎、中髎、下髎，腹部的巨阙、期门、天枢、肓俞、大巨、关元，手部的阳池，足部的太溪等穴位。

【操作】

（1）按压头顶的百会，肩部的肩井，背部的肺俞、三焦俞、肾俞、大肠俞、上髎、次髎、中髎、下髎各30次，力度宜重，以局部胀痛为宜。

（2）按揉颈后的天柱，腹部的巨阙、期门、天枢、肓俞、大巨、关元各30～50次，力度轻柔。

（3）掐按手部的阳池和足部的太溪各30～50次，力度适中，以局部酸痛为佳。

外用单方

皮肤科

头癣 >>

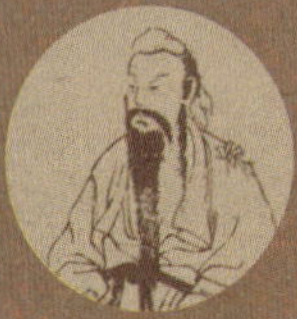

头癣是头皮和头发的浅部真菌感染，根据病原菌和临床表现的不同，可分为黄癣、白癣和黑点癣 3 种。头癣好发于儿童，传染性较强，易在托儿所、幼儿园、小学及家庭中互相传染。

单方01 明矾松香方

【用料】明矾 750 克，嫩松香 90 克，鲜板油（猪油）250 克。

【用法】明矾经火煅成枯矾研末。松香研末装入板油内。用松明柴点燃板油，融化滴下并冷却后，加入枯矾末调匀。涂患处，连续使用 3 ~ 4 次即愈。

【功效】清热解毒。治头癣。

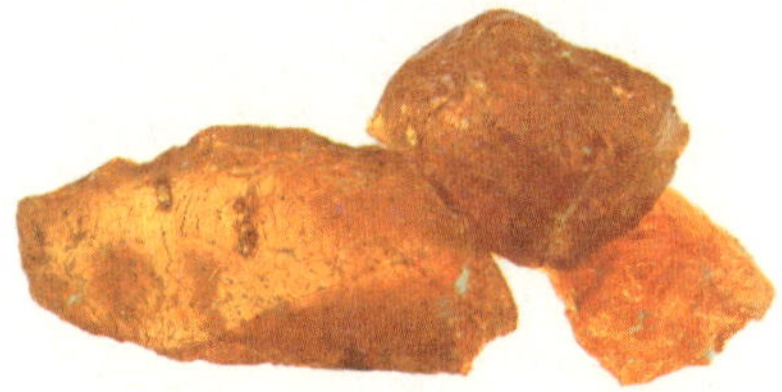

◎松香

单方02 烟叶水

【用料】烟叶 150 克。

【用法】水煎，涂拭患处，每日 2 ~ 3次。

【功效】解毒，消肿，杀虫。治头癣。

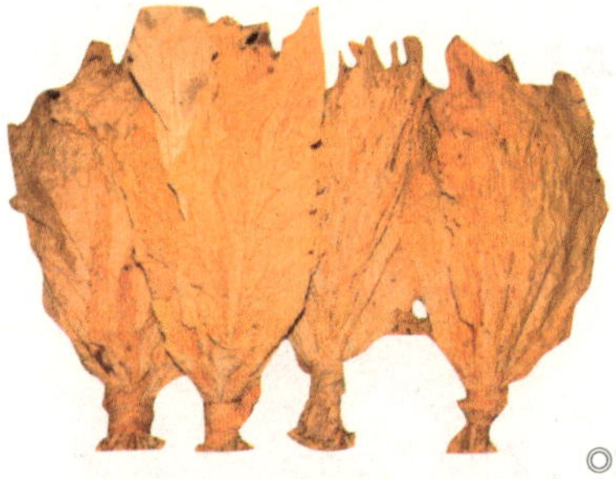

◎烟叶

单方03 猪胆汁雄黄粉

【用料】猪胆 1 个，雄黄粉 15 克。

【用法】猪胆取汁，放入雄黄调匀。涂抹患处，每日 1 次。

【功效】清热，解毒，杀虫。治头癣。

单方04 大蒜油膏

【用料】大蒜适量。

【用法】大蒜去皮，捣烂如泥，调麻油或凡士林成软膏。将患者头发剃去，敷药。每日或隔日换药 1 次，敷后有灼热感。

【功效】杀菌驱虫。治头癣。

单方05 轻粉苦参汤

【用料】轻粉 3 克，冰片 5 克，硼砂 30 克，苦参 30 克，白鲜皮 20 克，土茯苓 20 克，黄柏 20 克，雄黄 20 克，蜈蚣 1 条。

【用法】后 6 味药加水 2500 毫升，煎至水剩八成去火，入前 3 味药搅匀，先熏后洗头皮，每日 1 次。

【功效】治头癣。

单方07 白头翁方

【用料】白头翁 60 克。

【用法】水煎，洗患处，每日 1 次。

【功效】对头癣有治疗作用。

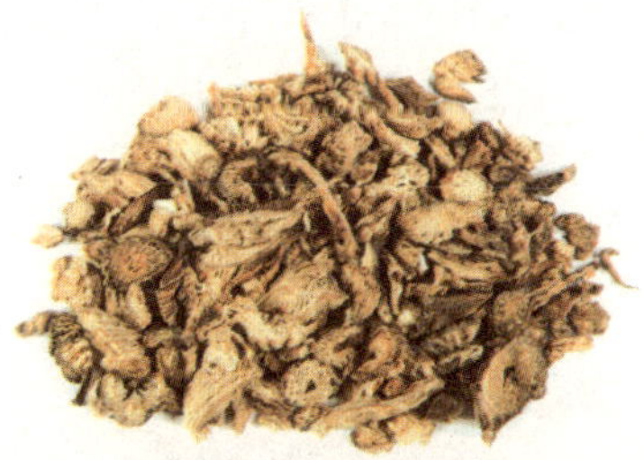

◎白头翁

药材介绍

白头翁性寒，味苦，归胃、大肠经，具有清热解毒、凉血止痢、燥湿杀虫的功效，用于治疗热毒痢疾、鼻衄、血痔、阴痒、痈疮、瘰疬等。

单方06 芦荟甘草方

【用料】芦荟 30 克，炙甘草 15 克。

【用法】将芦荟晒干，和炙甘草共为细末，用热水洗净患处，敷药粉于患处，连涂数次。

【功效】泻热导积、杀虫消炎，用于治疗头癣。

单方08 紫草麻油方

【用料】紫草 9 克，老麻油 15 克。

【用法】先将老麻油烧热，加入紫草炸焦后，放冷；把头癣痂洗净，再将此油搽于患处，连搽数次。

【功效】凉血解毒，用于治疗头癣。

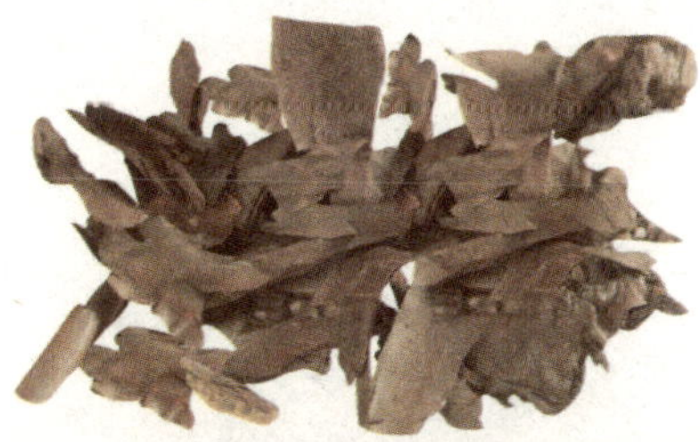

◎紫草

药材介绍

紫草为紫草科植物紫草、新藏假紫草或滇紫草的根。紫草性寒，味甘、咸，归心、肝经，具有凉血活血、解毒透疹的功效，用于治疗血热毒盛、斑疹紫黑、疮疡、湿疹、水火烫伤等。

外用单方

皮肤科

手癣 >>

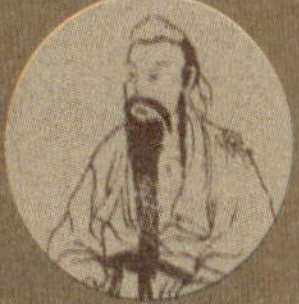

手癣，中医称为“鹅掌风”，是由真菌感染引起的皮肤病，多由足部传染而来，亦可直接发病。其临床表现以水疱、脱皮、皲裂为主，自觉痒，轻重不等。中医认为，手癣多由湿、热、虫三邪所致，治宜除湿杀虫。

单方01 紫荆皮方

【用料】紫荆皮 100 克。

【用法】将药打为粗末，加水煎煮 30 分钟；用药液浸泡患部 30 分钟，每日 2 次，连续浸泡 3 日可治愈。

【功效】对手癣有治疗作用。

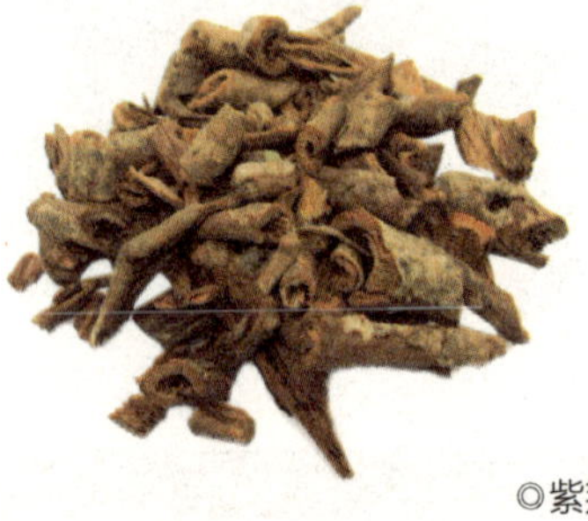

◎紫荆皮

单方02 地骨皮白矾方

【用料】地骨皮 30 克，白矾 15 克。

【用法】将地骨皮、白矾同时放入盆中，加沸水 2000 毫升，盖严闷 10 分钟；趁热先熏，再浸泡患处，约 30 分钟，每日 1 次。阴虚内热伴舌红少苔者，在外洗的同时，用生地黄 20 克水煎内服，每日 2 次，疗效更佳。

【功效】对手癣有治疗作用。

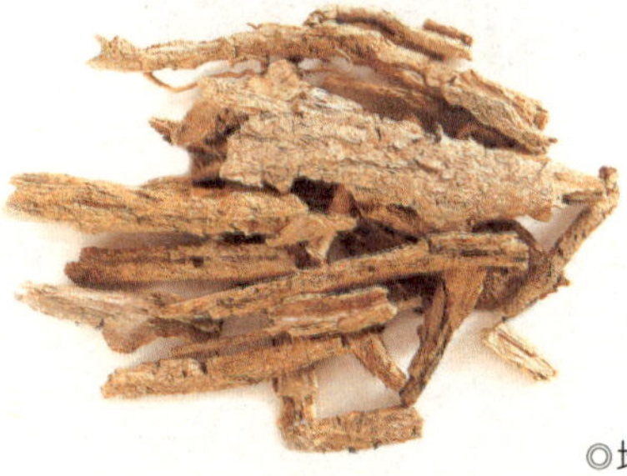

◎地骨皮

单方03 苦参千只眼方

【用料】苦参、千只眼、千里光各 100 克，地肤子 50 克，猪胆 3 个，75% 酒精 1000 毫升。

【用法】将前 4 味药用 75% 酒精浸泡 7 日，取出；猪胆汁加入搅匀，外搽患处。

【功效】对手癣有治疗作用。

单方04 公丁香汤

【用料】公丁香 20 克，地肤子 20 克。

【用法】加水 3000 毫升，煮沸 20 ~ 30 分钟，待温后浸泡患处，每次 20 ~ 30 分钟，每日 1 ~ 2 次。

【功效】对手癣有治疗作用。

外用单方

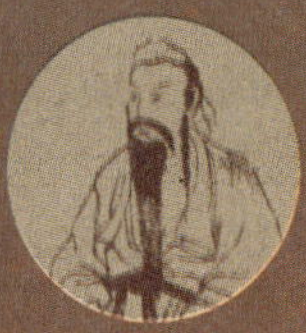

皮肤科

足癣 >>

足癣俗称“脚气”，临床表现为趾间起水疱、糜烂、脱皮，瘙痒时轻时重，时疼时痒，容易复发。由于此病病程长、难根治，常给患者带来极大的烦恼。本病多由湿热侵袭生虫，邪毒下注足部所致，也可由接触染毒而得。当以清热利湿、解毒杀虫为治法。

单方01 椰壳油

【用料】椰子壳适量。

【用法】取椰子壳半边与小锡碗对扣，接缝以黄泥封固，置火炭上烧10分钟，使椰壳被烧出小孔，然后将椰壳及黄泥去掉，锡碗内即有椰油。用时，足洗净并拭干，以羽毛蘸油涂患处，干了再涂，隔日再涂2次。

【功效】清热利湿。治脚癣之脚趾部溃烂。

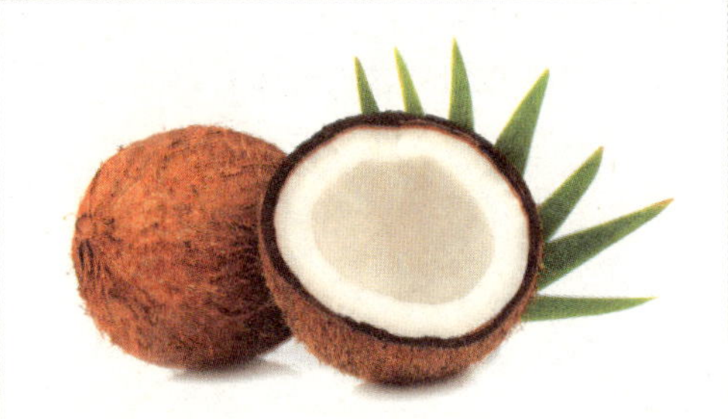

◎椰壳

单方02 蜗尿藤黄浆

【用料】青蜗牛、藤黄各适量。

【用法】用竹筷轻击青蜗牛尾，蜗便排尿，把蜗尿倒在粗碗内，将嫩藤黄枝杈磨成浆至浓度适当，不宜过稀。用时患处先以75%酒精消毒，再用棉签蘸浆涂搽，每日3～4次。

【功效】解毒杀虫、燥湿止痒。

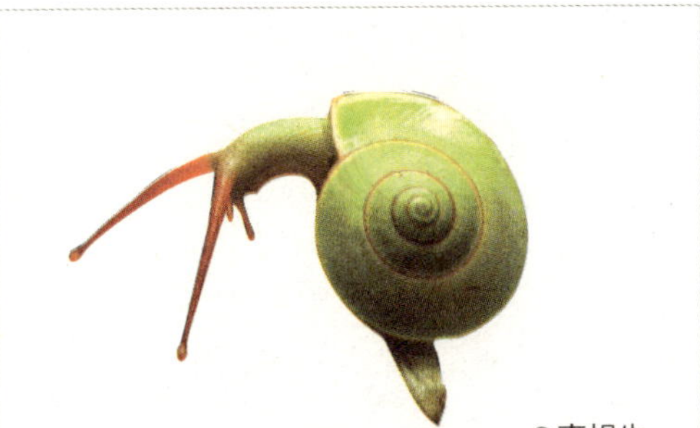

◎青蜗牛

单方03 黄豆水

【用料】黄豆150克。

【用法】将黄豆砸成碎粒，加水煎煮。常用此法洗脚，效果良好。

【功效】除水湿、祛风热。治脚癣、湿疹。

单方04 蒸热盐方

【用料】盐3000克。

【用法】蒸热倒在布上。将足裹紧，以足踏盐，令脚心热，以踏至盐而不热不烫为度。每晚1次。

【功效】凉血解毒。治脚癣。

单方05 白萝卜水

【用料】大白萝卜适量。

【用法】将大白萝卜洗净，切片加水煮。以水洗烫脚，每日2次。

【功效】对足癣有治疗作用。

单方07 猪蹄甲末

【用料】猪蹄甲5个。

【用法】将猪蹄甲焙至焦黄，研为末，以凡士林配成20%的软膏，敷患处，每日1次。

【功效】对足癣有治疗作用。

单方09 鳝鱼骨冰片

【用料】生鳝鱼骨100克，冰片末3克。

【用法】将生鳝鱼骨烘干研末，与冰片末混合后贮瓶备用。用时以麻油调敷患处，每日1次。

【功效】对足癣有治疗作用。

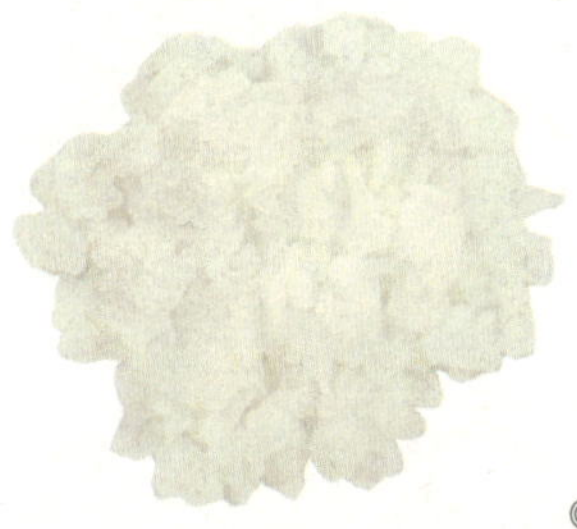

◎冰片

药材介绍

冰片性微寒，味辛、苦，归心、脾、肺经，具有通诸窍、散郁火、去翳明目、消肿止痛的功效，用于治疗中风口噤、热病神昏、惊痫痰迷、气闭耳聋、喉痹、口疮、中耳炎、痔疮、目赤翳膜、蛲虫病等。

单方06 藿香正气水

【用料】藿香正气水1瓶。

【用法】置患足于温热水中浸泡洗净，擦干，再将藿香正气水涂于趾间患处。每天早、中、晚各1次，5日为1个疗程。

【功效】对足癣有治疗作用。

单方08 葛根粉

【用料】葛根、白矾、千里光各70克。

【用法】烘干研为细末，密封包装，每袋40克重。患者每晚取药粉1袋倒入盆中，加温水约3000毫升混匀，浸泡患足20分钟，7日为1个疗程。

【功效】对足癣有治疗作用。

单方10 食醋泡脚水

【用料】食醋150毫升，凉开水250毫升。

【用法】用温水将双脚洗净，向盆里倒入食醋并兑凉开水，将双脚浸入盆中。每次浸泡20分钟左右，每日1次。

【功效】食醋不仅能治疗足癣，而且对足汗过多和足臭都有良好的治疗作用。

外用单方

皮肤科

汗斑>>

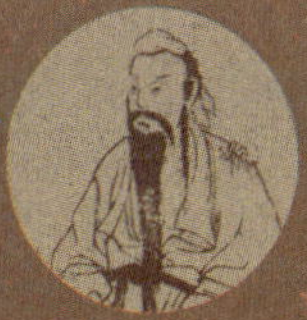

汗斑也称“花斑癣”，是由糠秕马拉色菌感染表皮角质层引起的一种浅表性真菌病。其常见于相对湿度较高的热带和温带地区。汗斑还多见于应用类固醇皮质激素的人，因这类人的表皮细胞更换周期延长，利于真菌生长，若停用激素一段时间，汗斑即好转。

单方01 玉容散

【用料】樟脑、藿香、密陀僧、茯苓各30克，白芷15克，胡粉、花粉各3克。

【用法】上药共为细末，每用少许，临卧时水调搽面上，次早洗去，数日可治愈。

【功效】治雀斑、汗斑等。

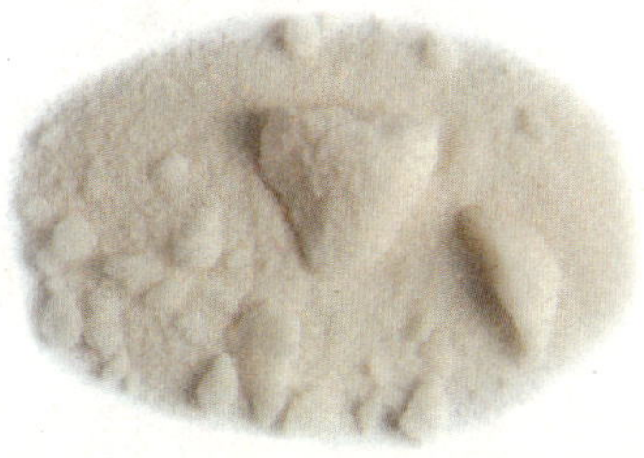

◎樟脑

单方02 密陀僧苦瓜方

【用料】苦瓜2根，密陀僧10克。

【用法】将密陀僧研细末，去尽苦瓜的瓤、籽。取密陀僧末灌入苦瓜内，放火上烧熟，切片，搽患处，每日1～2次。

【功效】对汗斑有治疗作用。

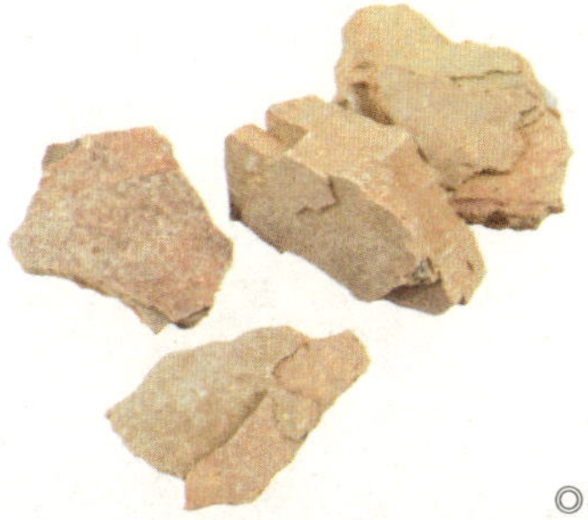

◎密陀僧

单方03 香黄百部酒

【用料】丁香、雄黄、百部各10克，酒300毫升。

【用法】前3味浸酒中1周后去渣，外搽患处，每日1次。

【功效】对汗斑有治疗作用。

单方04 山姜米醋方

【用料】鲜山姜20克，米醋100毫升。

【用法】将鲜山姜捣碎，放入米醋内浸泡12小时，密封保存备用。先以肥皂水洗净患处，再用棉签蘸药水涂患处，每日1次，连用3日。

【功效】对汗斑有治疗作用。

外用单方

皮肤科

痤疮>>

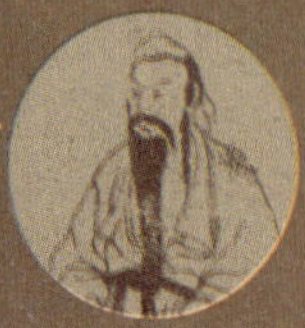

痤疮是美容皮肤科最常见的病种之一，多发于青春期，又叫青春痘、粉刺、毛囊炎。其通常好发于面部、颈部、胸背部、肩膀和上臂等。临床以白头粉刺、黑头粉刺、炎性丘疹、脓疱、结节、囊肿等为主要表现。痤疮是发生在毛囊皮脂腺的慢性皮肤病，诱发因素多种多样，但最直接的因素就是毛孔堵塞。

单方01 银杏仁方

【用料】银杏适量。

【用法】每晚睡前用温水将患部洗净（不能用肥皂或香皂），然后将银杏仁切成片，反复涂患部，边搽边削去用过的部分。每次按病程和数目的多少，用 1 ~ 2 粒即可。

【功效】解毒排脓，用于治疗痤疮。据观察，一般用药 7 ~ 10 次即可收到效果。

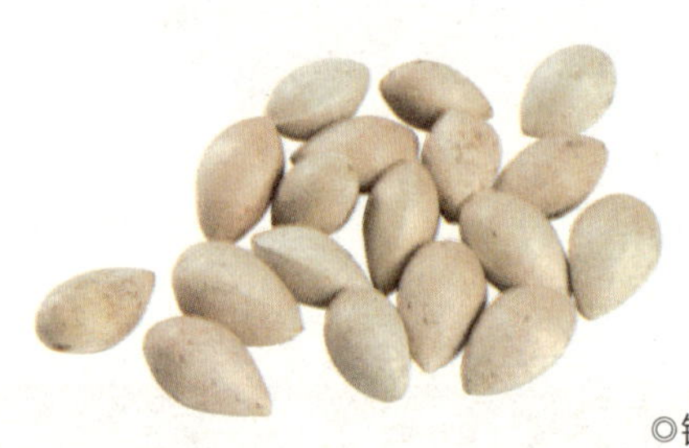

◎银杏

单方02 皂角刺米醋膏

【用料】皂角刺 30 克，米醋 120 毫升。

【用法】用米醋大火煎煮皂角刺，后改用小火煎，以浓稠为度。取药液涂于患处，每日 1 次。

【功效】排毒，排脓。治青春痘。

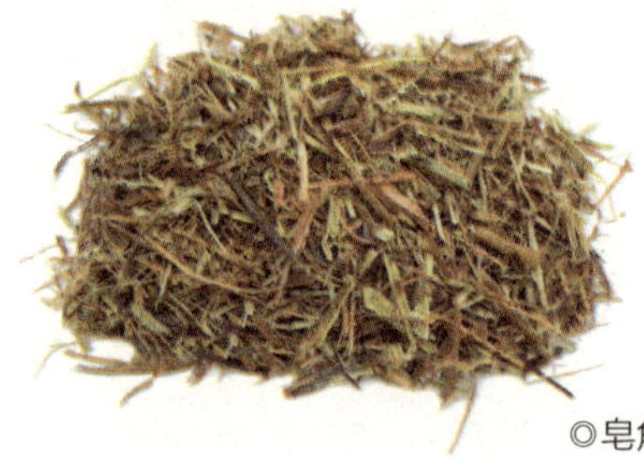

◎皂角刺

单方03 丝瓜藤水

【用料】丝瓜藤水适量。

【用法】丝瓜藤生长旺盛时期，在离地 1 米以上处将茎剪断，把根部剪断部分插入瓶中（勿着瓶底），以胶布护住瓶口，放置 1 昼夜，至藤茎中有清汁滴出，即可得丝瓜藤水，外涂患处。

【功效】清热润肤。治痤疮。

单方04 盐水洗脸

【用料】盐适量。

【用法】往盆里倒入稍热的水，放入 1 大匙盐使之溶化，然后用盐水洗脸。每日使用 1 ~ 2 次。

【功效】活血，祛痘，美容。治青春痘。

单方05 绿豆霜

【用料】绿豆适量。

【用法】将绿豆洗净，磨成粉末，加入适量温水拌匀。每晚临睡前将脸洗净，用此霜敷于面部，次日清晨用温水洗净，至痘消为止。

【功效】消炎，除痘。治青春痘。

单方06 枯矾水

【用料】枯矾 10 克，硫黄、大黄各 5 克，黄连、黄柏各 3 克。

【用法】以冷开水 70 ~ 100 毫升浸上药 1 昼夜。每晚睡前将药液摇匀，涂于面部。

【功效】对痤疮有治疗作用。

单方07 枇杷叶煎汤

【用料】枇杷叶适量。

【用法】将枇杷叶洗净，加水煎汤。取药液洗搽患处，每日 2~3 次。

【功效】活血，通络。治青春痘。

单方08 桃花南瓜子方

【用料】干桃花、南瓜子各适量。

【用法】将南瓜子去皮，与干桃花混合研成细末，加入适量蜂蜜调和均匀。涂搽于患处，每日 1 ~ 2 次。

【功效】活血，通络，排毒。治青春痘。

单方09 杏仁鸡蛋方

【用料】杏仁 60 克，鸡蛋 1 个。

【用法】将杏仁去皮，捣成如泥状，用鸡蛋清调成糊状。睡前清洁面部后，取其涂于患处，轻微摩擦片刻，次日清晨用清水洗掉。

【功效】活血，排毒。治青春痘。

单方10 双白辛夷糊

【用料】白及、白芷、辛夷各 10 克，黄芩 5 克。

【用法】上药共研成细末，装入瓶中，用胶纸封好。每晚睡前洗脸，取药末加水调成糊状，搽于患处。坚持使用，愈后每周至少再涂 1 ~ 2 次，以作保养与预防之用。

【功效】清热解毒。治青春痘。

外用单方

皮肤科

疥疮 >>

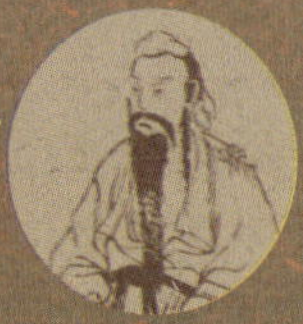

疥疮是由于疥虫（或称“疥螨”）感染皮肤引起的皮肤病。疥虫寄生于皮肤中，其在挖掘“隧道”中产生的机械刺激，及其分泌物和排泄物引起过敏反应，导致感染者皮肤剧烈刺痒，夜间尤甚（因疥虫在夜间活动力较强）。本病多发生于冬季，病程长短不一，有的可迁延数月。

单方01 黑狗脊雄黄方

【用料】黑狗脊 15 克，寒水石 15 克，炒蛇床子 15 克，雄黄 15 克，硫黄 15 克，斑蝥（去翅、足）3 个。

【用法】研末，以麻油调搽患处。

【功效】对疥疮有治疗作用。

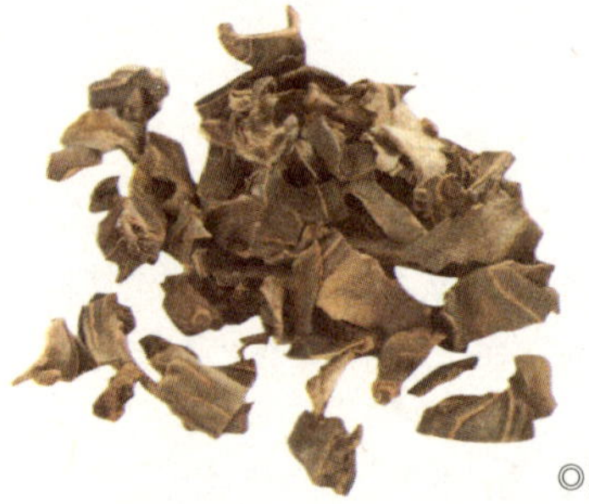

◎黑狗脊

单方02 雄黄硫黄方

【用料】雄黄、硫黄、三仙丹各 25 克。

【用法】研成粉末，用布包起来，蘸樟脑油搽在患处，3 日后，即可痊愈。有脓的疥疮搽过 5 日，也可消除。

【功效】对疥疮有治疗作用。

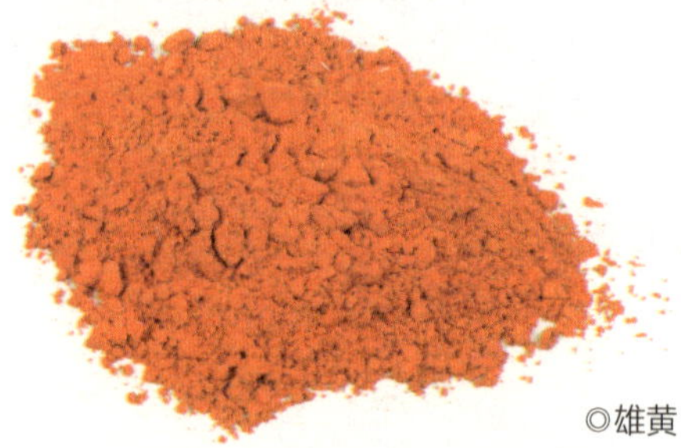

◎雄黄

单方03 花椒地肤汤

【用料】花椒 10 克，地肤子 30 克。

【用法】煎汤洗浴，将疥洗去，再将 5% ~ 10% 的硫黄膏搽于患处，每日早、晚各洗搽 1 次。

【功效】对疥疮有治疗作用。

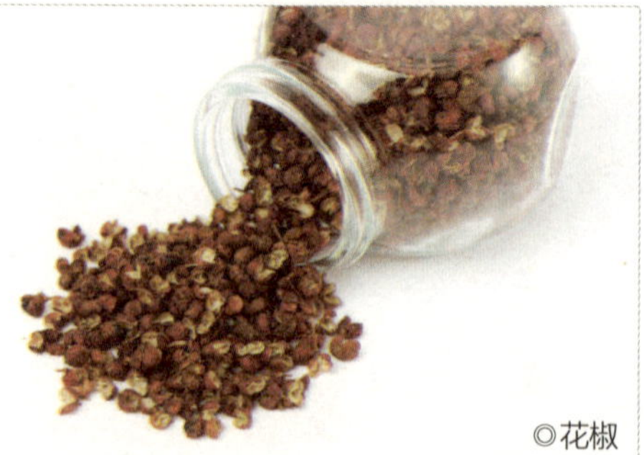

◎花椒

外用单方

皮肤科

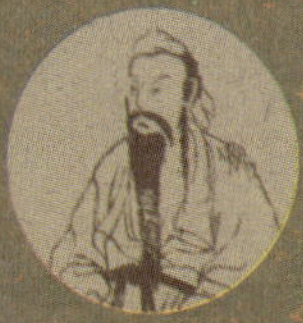

冻疮>>

冻疮是指局部皮肤、肌肉因寒气侵袭，血脉凝滞，形成局部血液循环障碍，而致皮肉损伤的病症。其常由患者耐寒性差，或由暴冷着热与暴热着冷等引起。本病多见于手、足、耳郭等暴露部位，初起局部皮肤苍白漫肿、麻木冷感，继则呈青紫色，或有斑块、边缘赤红，或自觉灼痛、瘙痒等。

单方01 荆芥苏叶汤

【用料】荆芥、苏叶、桂枝各15克。

【用法】将上3味药加清水2000～3000毫升，煮沸后温洗患处，每日1～2次。

【功效】对冻疮有治疗作用。

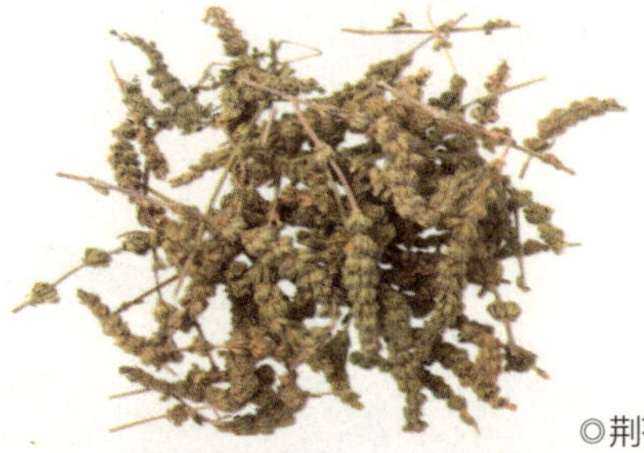

◎荆芥

单方02 蛋黄油

【用料】鸡蛋1个。

【用法】将鸡蛋煮熟，取出蛋黄放在铁勺中，以小火烤。取析出的蛋黄油敷患处，并用纱布包扎，几日后，溃烂处即会愈合结痂。

【功效】解热毒，补阴血。治冻疮溃烂。

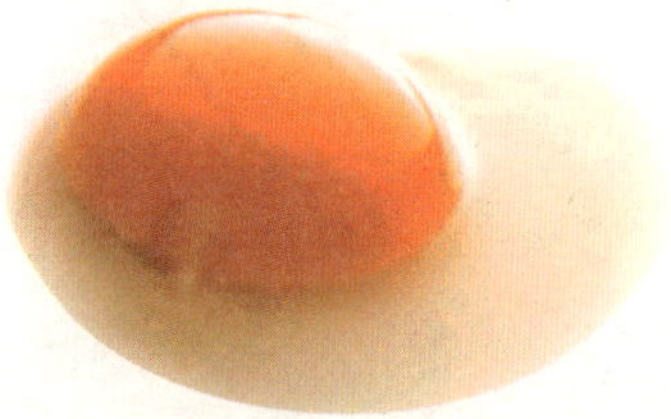

◎蛋黄

单方03 辣椒油膏

【用料】尖辣椒、凡士林各适量（用量比例为2：8）。

【用法】将尖辣椒焙干，研细粉，同凡士林搅匀即成。搽于耳轮、手背、足跟等处。

【功效】活血，消肿。预防冻伤。

单方04 热醋湿敷

【用料】米醋适量。

【用法】将米醋煮热，趁温用毛巾或纱布浸醋湿敷。每日3次，连用1周即消。

【功效】对冻疮初起未溃、红肿刺痒有治疗作用。

外用单方

皮肤科

褥疮 >>

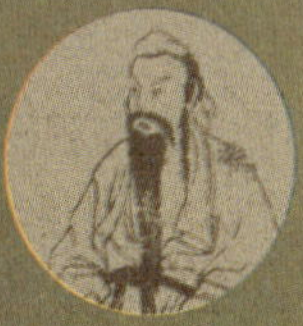

褥疮是由久病卧床，气血运行失畅，护理不周致皮肤溃疡、疮口经久难愈的严重外科疾病，是一种重病或慢性消耗性疾病引起的并发症。其特点是：受压部初起红斑，继而溃烂，坏死难敛，甚至累及皮下组织、肌肉、骨骼。其好发于尾骶部、肩胛部及股骨大粗隆等部位。

单方01 白杨叶水

【用料】白杨叶 1 把。

【用法】白杨叶洗净加水，以水没叶子 2 指为度，待水熬开 10 分钟即可。待温热时，反复用布蘸药水敷于患处，至水将凉，用温热的白杨叶子贴在患处，十几分钟后拿下。每日 4 次，几日即可痊愈。

【功效】活血祛瘀。治褥疮。

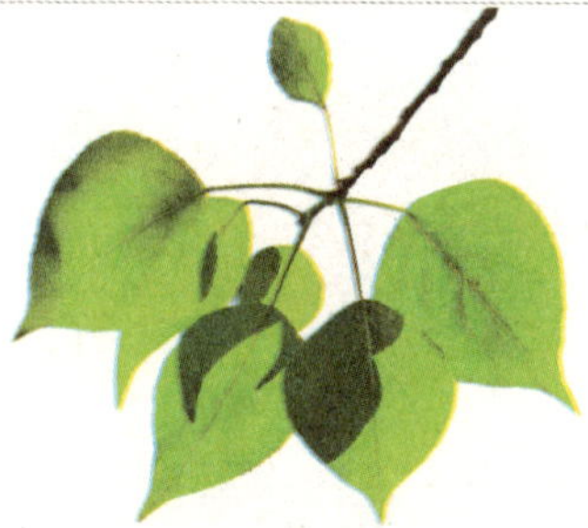

◎白杨叶

单方02 红当酒

【用料】红花 30 克，当归 30 克，50% 酒精 1000 毫升。

【用法】上 2 味浸入酒精中浸泡 1 个月，滤取清液。用时将红花酒少许涂于受压部位，用大、小鱼际在受压部位由轻至重地做环形按摩 3 ~ 5 分钟，再涂滑石粉或爽身粉，每日 4 ~ 6 次。

【功效】活血祛瘀、通络止痛。治褥疮。

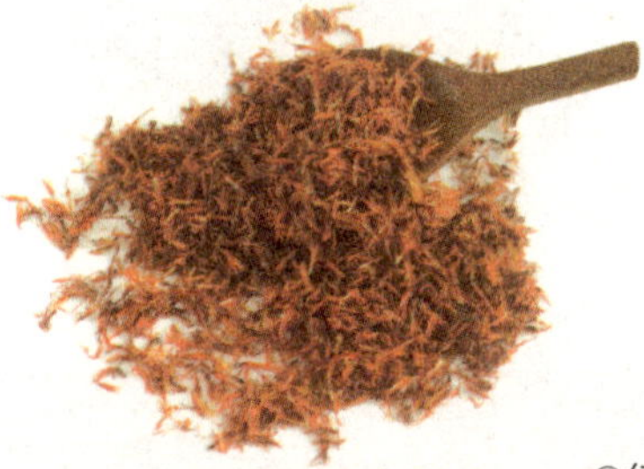

◎红花

单方03 葡萄糖粉

【用料】葡萄糖粉适量。

【用法】葡萄糖粉直接涂在破溃处，上面再用凡士林膏涂上 1 层，以纱布包扎，每日 1 次。

【功效】对褥疮有治疗作用。

单方04 按摩疗法

用手掌大、小鱼际部按摩患处，由外向内，手法由轻到重，以使患者感到舒适为度。每次按摩 10 ~ 15 分钟，每日 3 ~ 4 次。如皮肤未破，按摩前涂 50% 酒精于患部，效果更好。

外用单方

皮肤科

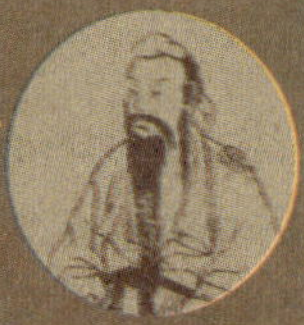

赘疣 >>

寻常疣俗称“刺瘊”“千日疮”。皮疹为黄豆大或更大的灰褐色、棕色或正常皮色的丘疹；跖疣是发生于足底的寻常疣。初起为角质小丘疹，逐渐增至黄豆大或更大，因在足底受压而形成角化性、淡黄或褐黄色、胼胝样斑块或扁平丘疹；扁平疣好发于青少年。皮疹为帽针头至黄豆大小的扁平光滑丘疹，呈圆形或椭圆形，肤色正常或淡褐色；尖锐湿疣是由人乳头瘤病毒（HPV）感染所致的生殖器、会阴、肛门等部位表皮的瘤样增生。

单方01 丝瓜叶搽剂

【用料】 鲜丝瓜叶数张。

【用法】 鲜丝瓜叶洗净后反复搽搓患处，以叶片搓烂、水汁渗出为度。每次 10 分钟左右，每日 2 次。

【功效】 治疗寻常疣。

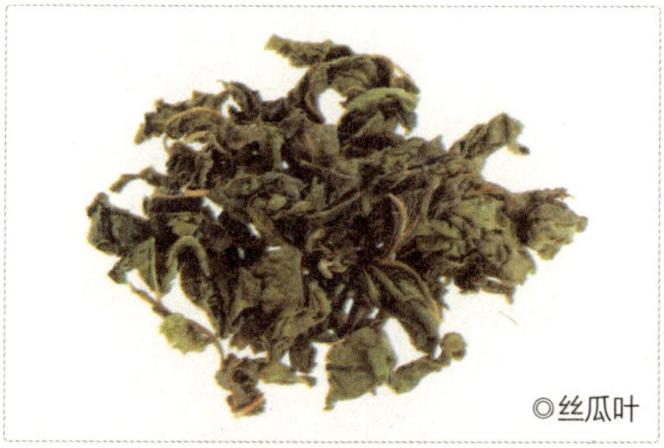

◎丝瓜叶

单方02 茄子外搽方

【用料】 茄子适量。

【用法】 将茄子切开，用切口搽患处，每日 1 ~ 2 次。

【功效】 主治赘疣。

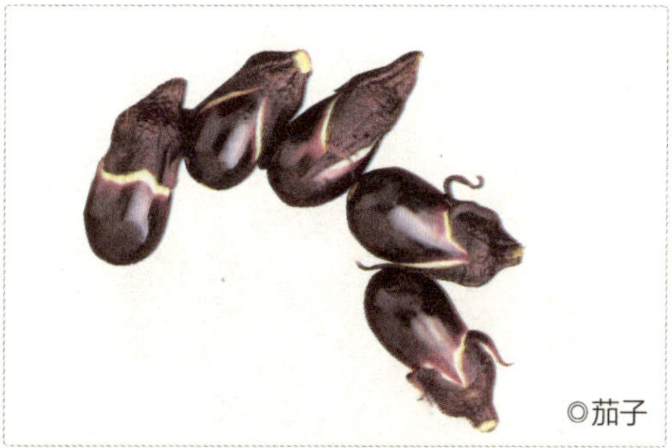

◎茄子

单方03 雄黄散

【用料】 雄黄、鲜茄子各适量。

【用法】 茄子切片，雄黄研细末。患处用温水洗净，用刀将疣表面修平，以不出血为度。用茄子片蘸雄黄末搽患处 2 ~ 3 分钟，每日 1 次。

【功效】 主治寻常疣。

单方04 天南星方

【用料】 天南星适量，米醋少许。

【用法】 天南星研末，以米醋调为膏，贴涂患处，每日 1 ~ 2 次。

【功效】 主治寻常疣。

单方05 薏苡仁霜

【用料】薏苡仁 100 克，雪花膏适量。

【用法】薏苡仁研末，用雪花膏调和成霜，洗脸后搽患处，每日早、晚各 1 次。

【功效】主治扁平疣。

单方07 鱼香草搽剂

【用料】鲜鱼香草、75% 酒精各适量。

【用法】先用酒精消毒疣体及周围皮肤，用消毒刀片将疣的表面削去一部分，后取适量鲜鱼香草搓成绒，搽于疣体表面，每日 3 次。

【功效】治疗寻常疣。

单方09 鸡内金搽剂

【用料】鸡内金 20 克。

【用法】上药加水 200 毫升，浸泡 2 ~ 3 日，外搽患处，每日 5 ~ 6 次，10 日为 1 个疗程。

【功效】治疗扁平疣。

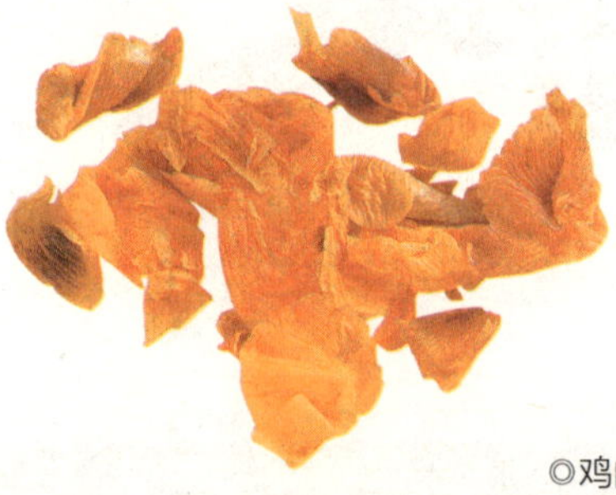

◎鸡内金

药材介绍

鸡内金性平，味甘，归脾、胃、小肠、膀胱经，具有消食健胃、涩精止遗、利小便、除热止烦的功效，用于治疗食积胀满、呕吐反胃、泻痢、疳积、消渴、遗尿、喉痹乳蛾、牙疳口疮等。

单方06 芝麻花搽剂

【用料】新鲜芝麻花适量。

【用法】以芝麻花揉搽患处，每日 3 次，连用 7 ~ 10 日。如为干品，可用水浸泡 30 分钟后煎沸，冷却后以汁涂搽患处。

【功效】主治寻常疣。

单方08 鲜半夏搽剂

【用料】鲜半夏（7—9 月间采挖的最佳）适量。

【用法】将疣局部用温水泡洗 10 ~ 20 分钟，用消毒刀片轻轻刮去表面角化层；再将鲜半夏洗净去皮，在疣表面涂搽 1 ~ 2 分钟，每日 3 ~ 4 次。

【功效】主治寻常疣。

外用单方

皮肤科

鸡眼 >>

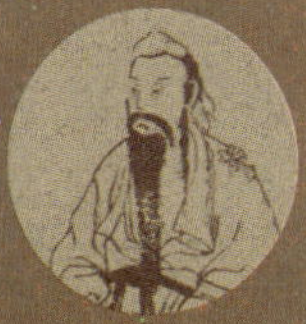

鸡眼就是局部皮肤角质层增生，常常发生在脚心前5趾下方或脚趾间，初生时往往会误认为是鞋底摩擦所长的老皮，稍久会有不平的感觉，且渐粗硬，行走时如垫脚般很不方便，甚则疼痛不已。其形状透明浑圆，中有绿豆般大小的颗粒，左右脚常对称发生。

单方01 乌桕叶柄汁

【用料】乌桕嫩叶（春季采）适量。

【用法】折断乌桕叶柄，取断叶柄渗出之乳白色汁液直接搽鸡眼。每只鸡眼搽5分钟，每日上午搽2次（因上午其汁较多），晚上用热水泡脚，并刮去软化之角质。连用10～15日。

【功效】主治鸡眼。

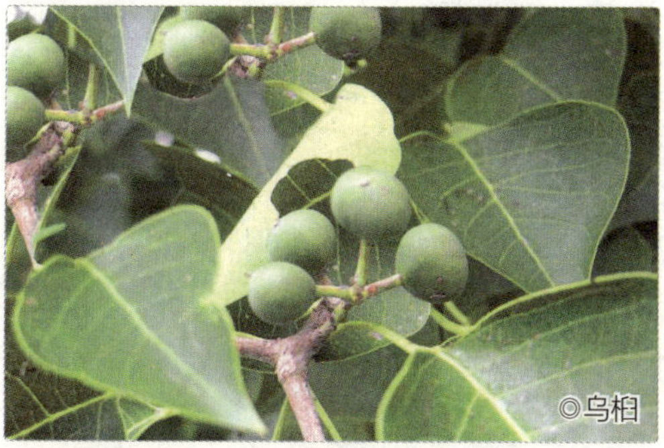

◎乌桕

单方02 银杏叶方

【用料】银杏叶20～30片，米饭少量。

【用法】银杏叶放入平底锅中用小火烧，然后把烧焦的叶子研成粉，加入米饭，使之带黏性，随后敷于患处，以纱布扎牢，几天后换去。

【功效】主治鸡眼，连用几次即可见效。

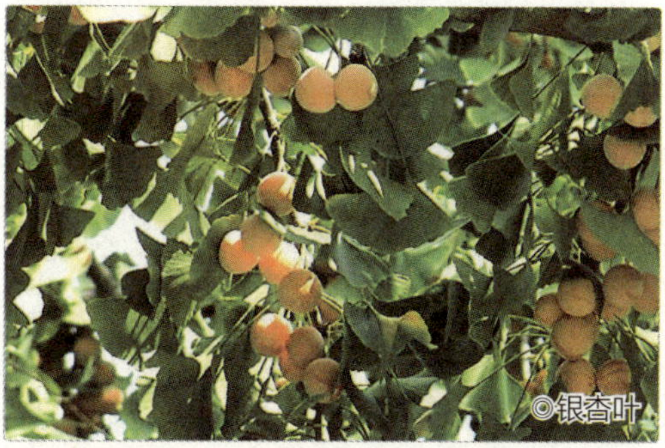

◎银杏叶

单方03 大蒜葱白方

【用料】葱白1根，紫皮大蒜1个

【用法】上2物共捣烂，敷鸡眼，以绷带固定。每2天换药1次，连用3～5次。

【功效】主治鸡眼。

单方04 花茶敷贴方

【用料】一级茉莉花茶1～2克。

【用法】花茶嚼成糊状，敷鸡眼，以胶布固定。每5日换1次，3～5次为1个疗程。

【功效】主治鸡眼。

外用单方

妇产科

痛经 >>

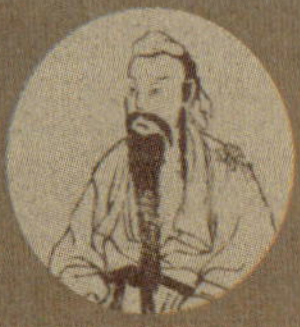

痛经是指女性在经期及其前后出现小腹或腰部疼痛，甚至痛及腰骶。目前临床常将其分为原发性和继发性两种，原发性痛经多指生殖器官无明显病变者，故又称功能性痛经，多见于青春期、未婚及已婚未育者。此种痛经在正常分娩后，疼痛多可缓解或消失。继发性痛经多由生殖器官有器质性病变所致。

单方01 炒醋盐方

【用料】 粗盐（或粗沙）250克，陈醋50毫升。

【用法】 将粗盐（或粗沙）爆炒，再将陈醋慢慢地撒入，边撒边炒，撒完再炒片刻，装入布袋，热熨腰及腰骶部。

【功效】 温经，理气，止痛。适用于经期小腹痛和腰痛者。

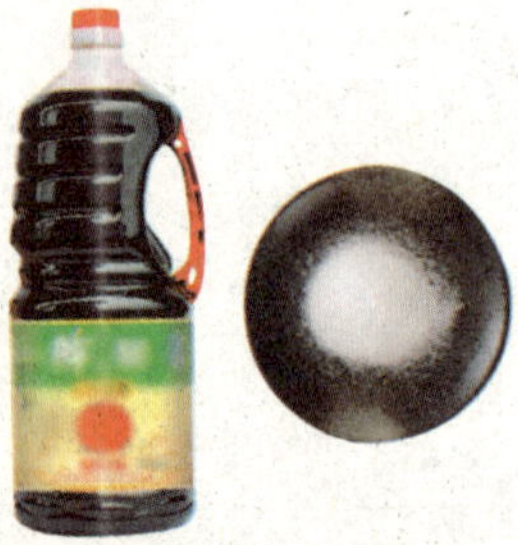

◎盐、醋

单方02 盐姜葱方

【用料】 食盐（研细）500克，生姜（切碎）120克，葱（洗净）1握。

【用法】 将食盐、生姜、葱一起炒热，热熨痛处。

【功效】 散寒，通经，止痛。治痛经。

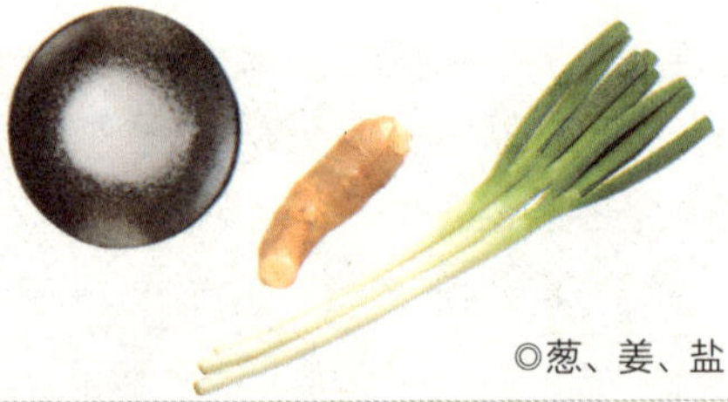

◎葱、姜、盐

单方03 按摩疗法

（1）患者仰卧，两膝屈曲，术者站于其旁，用双手在其小腹部做拿提法数次，取穴：关元、血海、三阴交、劳宫。

（2）患者俯卧，术者站于其旁，用手掌搓揉腰骶部数次，以使局部发热为宜。取穴：腰骶部的痛经放射点（压痛点）、志室、足底的调经穴。

单方04 自我按摩法

（1）用手掌揉摩小腹部20～30次。

（2）用手掌揉摩腰骶部、大腿内侧各20～30次。

（3）按压血海、三阴交、关元、劳宫各1分钟。

【说明】 治疗痛经的自我按摩一般主张在经前5～7日开始，月经来潮后停止；待下次月经来潮前，再施手法。

外用单方

妇产科

月经不调 >>

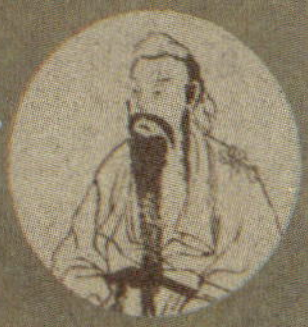

月经失调也称月经不调，是一种常见的妇科疾病。其表现为月经周期或出血量的异常，或是月经前、经期的腹痛及全身症状。其病因可能是器质性病变或是功能失常。血液病、肝病、内分泌疾病、妊娠病（流产、宫外孕、葡萄胎）、生殖系统感染、肿瘤（如卵巢肿瘤、子宫肌瘤）等均可引起月经失调。

单方01 按摩疗法

【功效】腹部的关元、背部的肾俞是治疗月经不调的特效穴，应重点按揉、反复刺激。另外，足部的三阴交是脾经、肝经、肾经的三经交会穴，应重点按摩，对调理脾、肝、肾功能有很好的疗效。

【取穴】头部的百会、风池、太阳、印堂，腹部的章门、关元，背部的肝俞、肾俞、命门，手部的合谷、阳池，腿部的地机、三阴交、太冲等穴。

【操作】按压头顶百会、印堂、太阳、风池穴各 30 ~ 50 次，力度以局部酸痛为宜；按压背部的肝俞、肾俞、命门，腿部的地机各 50 次，力度稍重；按揉腹部的章门、关元，腿部的三阴交、太冲，手部的阳池、合谷各 50 次，力度以局部胀痛为宜。

单方03 针灸疗法

【取穴】关元、血海、三阴交。

【随症加减】气虚者加足三里、脾俞，血虚者加脾俞、膈俞，肾虚者加肾俞、太溪，气郁者加太冲、期门，血热者加行间、地机，血寒者加归来、命门。

【操作】诸穴常规操作。

单方02 脊疗法

（1）先松弛患者腰骶部软组织。

（2）腰椎错位者取左侧卧，左下肢伸直，右下肢屈髋、屈膝，放于左大腿内侧上，左手放于枕上，右手屈肘放于身旁，头略后仰。术者面对患者立于床边，右手肘顶压患者右肩锁骨部，左手拇指按于患者腰 4 棘突处，右肘稍屈并按压于其左臀部，嘱其全身放松。术者双手同时轻松地将患者右肩、右臀部做前后扭转推摇 2 ~ 3 次。待感到放松后，右手将其肩推向后固定，左肘用力将其臀部向前扳按至最大角度。术者紧收左肘，加上身按压的闪动力，常可听到腰后关节声响或拇指触及其腰 4 后关节还原时的弹跳感。让患者转右侧卧，重复上述手法。

（3）骨盆错位者取侧卧位，贴床一侧下肢屈髋、屈膝，离床一侧下肢向后伸直，术者立于其后，一手抓扶其髂前上棘部，另一手掌根按于其骶椎中部。嘱患者放松腰臀部，术者用爆发力，双手同时一推一拉进行扳按，重复 2 ~ 4 次。若为双侧骶髂关节错位，另一侧用同样手法。

外用单方

妇产科

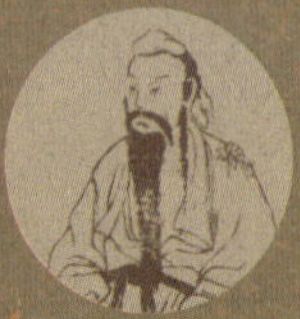

子宫脱垂 >>

子宫脱垂是指支撑子宫的组织受损或薄弱，致使子宫从正常位置沿阴道下降，甚至子宫全部脱出于阴道口外的一种生殖器官伴邻近器官变位的综合征。根据其脱垂的程度，可分为 3 度。子宫脱垂患者平时就会有腰酸背痛，严重时还会累及膀胱与直肠，而引起尿频、小便解不干净或大便不顺之感。

单方01 金银花蒲公英

【用料】金银花、紫花地丁、蒲公英各 30克，苦参 15克，黄连、黄柏各 10克，蛇床子 15 克，枯矾 10 克。

【用法】上药加水煎煮，去渣。先熏后洗，并可坐浴，每日 1 次。

【功效】对子宫脱垂并发感染者有治疗作用。

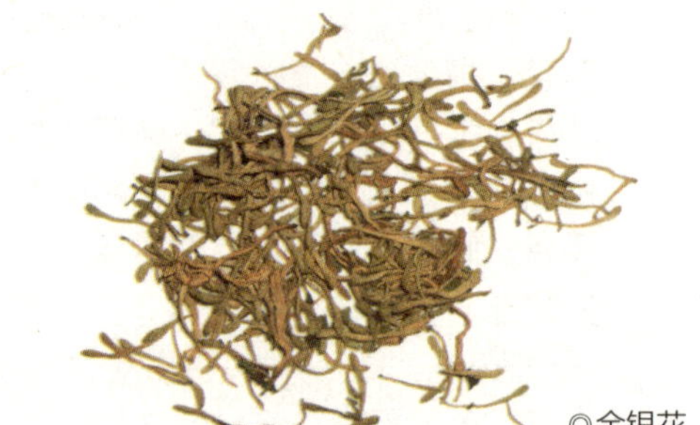

◎金银花

单方02 无花果枝叶汤

【用料】无花果、枝、叶共 250 克。

【用法】将无花果、枝、叶洗净，放入锅内，加水 3 碗煎汤，适当晾凉，取药汁直接搽洗患处，每日 1 次。

【功效】对子宫脱垂有治疗作用。

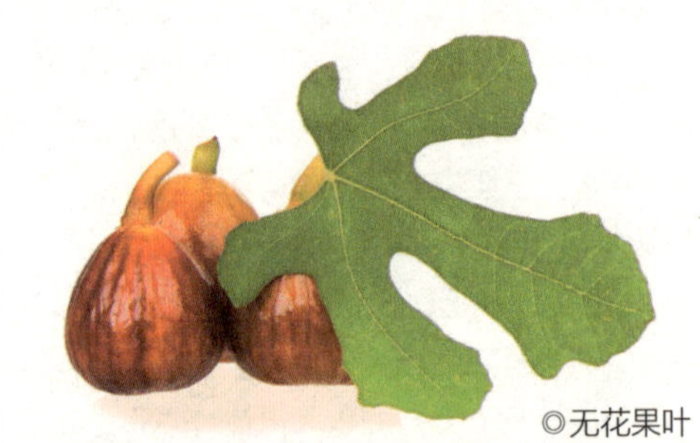

◎无花果叶

单方03 醋熏法

【用料】醋 250 毫升。

【用法】痰盂内加醋 250 毫升，将小铁块或小铁器烧红放入盂内，醋即沸腾；患者坐痰盂上熏 15 分钟。每日 1 次。治疗期间注意营养、休息，忌房事。

【功效】收敛破瘕。治子宫脱垂。

单方04 椿根皮汤

【用料】荆芥穗 15 克，椿根皮 60 克，藿香叶 15 克。

【用法】将荆芥穗、椿根皮、藿香叶洗净，入锅加水煎汤，搽洗患处，每日搽洗数次。

【功效】对子宫脱垂有治疗作用。

外用单方

妇产科

带下病>>

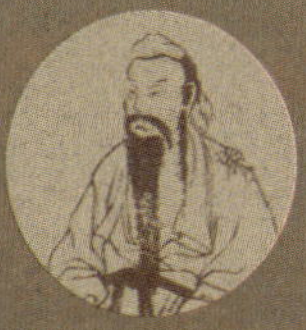

当患者带下量明显增多，并且色、质和气味异常，伴全身或局部症状，则称为“带下病”。本病主要由于湿邪影响任、带二脉，以致带脉失约，任脉不摄。湿邪有内、外之别，外湿指外感温邪，如摄食生冷或久居阴湿之地；内湿多由饮食不节，劳倦过度，或素体肾气不足，封藏失职，令脾虚失运，肾虚失固所致。

单方01 蛇床子苦参汤

【用料】蛇床子30克，苦参120克，雄黄6克，甘草6克。

【用法】将蛇床子、苦参、甘草洗净，入锅加水、加雄黄（此时水可以稍多加一些），用煎取的药汤冲洗阴道。此药方也可制成坐浴药使用。服药期间，应尽量忌食生冷、辛辣的食物，避免影响药效或使久治不愈。

【功效】对湿热带下、气味腥臭者有治疗作用。

单方03 拔罐疗法

【取穴】肾俞、小肠俞、命门、关元、气海、血海、三阴交、足三里。

【操作】

（1）用闪罐法将罐吸拔于肾俞、小肠俞、命门上，每穴闪拔5～6下，以局部皮肤潮红为度。每日1次，10次为1个疗程。

（2）用闪火法将罐具定于关元、气海、血海、三阴交、足三里上，留罐15～20分钟。每日1次，10次为1个疗程，2个疗程之间间隔5日。

单方02 按摩疗法

（1）患者仰卧，术者站于其旁，用手掌按摩小腹部数次。按压气海，用双拇指相对按压带脉。

（2）用手掌按揉大腿内侧数次。痛点部位多施手法，以使皮下组织有热感为度。取穴：血海、阴陵泉、三阴交。

（3）患者俯卧，术者站于其旁，用手掌揉腰骶部数次，然后取腰阳关。

（4）用手掌搓腰骶部2～3分钟，使皮下组织有热感，并可传导至小腹部为度。

单方04 自我按摩法

（1）用手掌在小腹部做环形推摩法40～50次。推摩时应先将掌心搓热再进行，在小腹部做环形推摩法时，最好直接在皮肤上进行。按压：气海、大巨、阴陵泉、三阴交各1分钟。

（2）用手掌搓腰骶部及大腿内侧各20～30次。

（3）以上手法，每日早、晚各1次。

外用单方

妇产科

阴道炎 >>

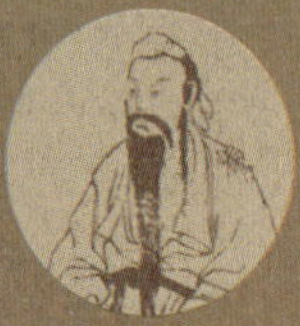

常见的阴道炎有滴虫性阴道炎和老年性阴道炎 2 种。滴虫性阴道炎是指阴道毛滴虫生长在阴道内引起的炎症，为常见的阴道炎之一。主要症状为带下增多，呈黄白色，呈稀薄泡沫状，偶为黄绿色或脓性，有腥臭味，重者带下混有血液。外阴、阴道瘙痒，或有尿频、尿痛，重者兼有性交痛等。

单方01 桃树叶水

【用料】鲜桃树叶 30 克，灰藜 25 克。

【用法】用水 1000 毫升，放入上述 2 味煮沸 20 分钟。待稍温，用此水冲洗阴道。每日 1 ~ 2 次，连用 1 周为 1 个疗程。

【功效】杀滴虫，止阴痒。治滴虫性阴道

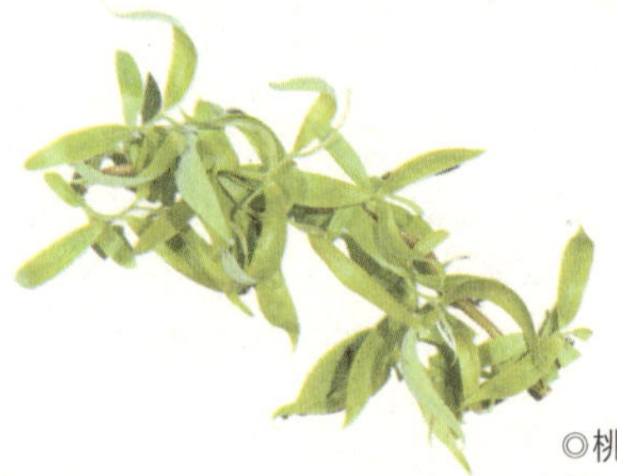

◎桃树叶

单方02 灭滴栓

【用料】雄黄 1 克，生烟叶 2 克，明矾少许，鲜猪肝 60 克。

【用法】将雄黄、生烟叶、明矾共研细末，再将猪肝切成三角形；猪肝上用粗针扎小孔，把所研细末撒在小孔内。晚上塞入阴道，次晨取出，再用高锰酸钾溶液（1 ： 5000）冲洗阴道。

【功效】对滴虫性阴道炎有治疗作用。

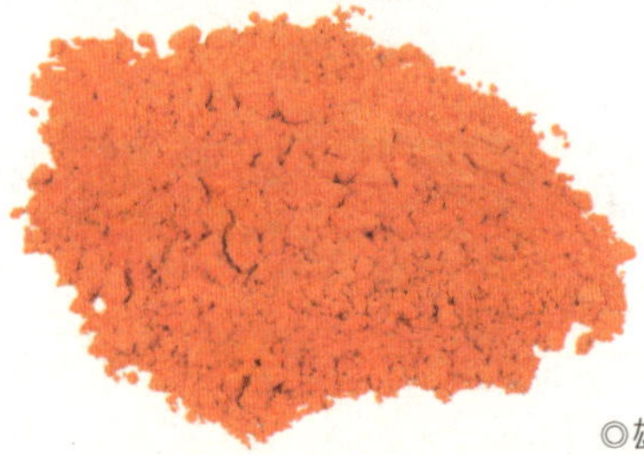

◎雄黄

单方03 矾蛇汤

【用料】白矾 9 克，蛇床子 30 克，鹤虱、黄柏各 9 克。

【用法】煎汤熏洗，每日早、晚各 1 次。

【功效】杀虫止痒、清热解毒。治虫积腹痛、滴虫性阴道炎。

单方04 鸦胆子汁

【用料】鸦胆子（去皮）20 个。

【用法】将鸦胆子用水 1 杯半，煎至半杯，将药汁倒入消毒碗内。用消毒过的大注射器将药注入阴道，每次注 20 ~ 40 毫升。轻者每日 1 次，重者每日 2 ~ 3 次。

【功效】杀虫祛湿。治滴虫性阴道炎。

外用单方

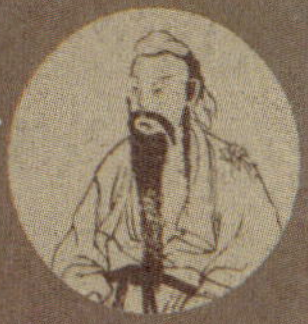

妇产科

乳痈 >>

乳痈是指乳房红肿疼痛，乳汁排出不畅，以致结脓成痈的化脓性病症。其多发于产后哺乳的产妇，尤其以初产妇多见。其发病多在产后2~4周。未分娩时、非哺乳期或妊娠后期也可偶见本病。

单方01 公丁香末

【用料】公丁香10～20粒。

【用法】将公丁香研成细末，过细筛后贮于瓶内备用。用时先以淡盐水洗净患部，拭干后用香油调涂；湿疮则撒上粉剂。每日上药2～3次。应注意在小儿哺乳后上药，哺乳时应洗去药物。

【功效】燥湿止痛、敛疮收口。治乳痈。

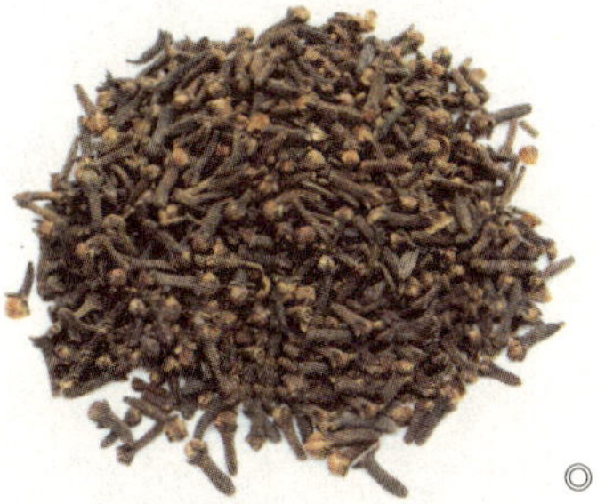

◎公丁香

单方02 黄芩黄柏方

【用料】黄芩6克，黄柏6克，干姜6克，甘草6克，椿白皮1克。

【用法】共为细面，用黄米醋调好，涂于患处，再用乌青布绷之。隔1～2日肿消痛止，且无后遗症。

【功效】清热泻火、通经宣络。治妇人乳痈。

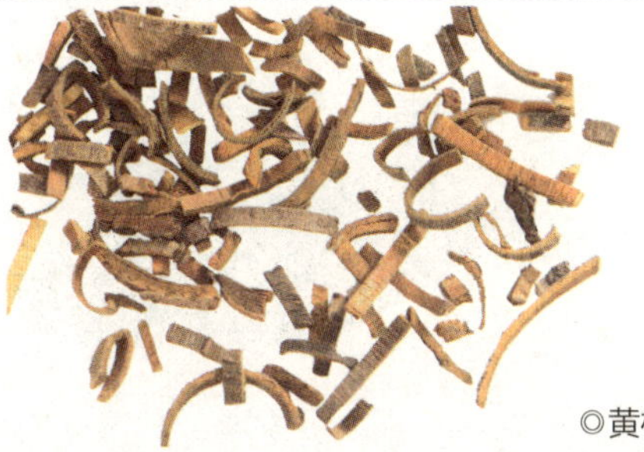

◎黄柏

单方03 茄子花末

【用料】茄子花（经霜打的）、麻油各适量。

【用法】将茄子花焙干，研成细末，用麻油调成糊状。涂于患处，每日1次。

【功效】清热，润燥，生肌。治乳痈。

单方04 乳香大黄膏

【用料】乳香、没药、大黄、蜂房各10克，蜂蜜适量。

【用法】将前4味药混合研细末，加蜂蜜调成膏状，敷盖于乳房结块处，用布覆盖，胶布固定，每日换药1次。

【功效】对乳痈有治疗作用。

外用单方

男科及泌尿科

阴囊肿痛、湿痒 >>

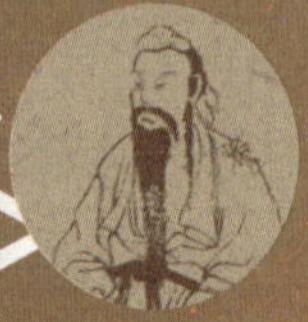

阴囊肿痛是指阴囊皮肤及其内含物（鞘膜睾丸、附睾和精索）有病变，或腹腔内容物（腹水、内脏）等下降进入阴囊，致使阴囊体积增大、胀痛。阴囊湿痒是由于脾虚肾虚、药物过敏、缺乏维生素、真菌滋生等原因引起的男性阴囊糜烂、潮湿、瘙痒等，是一种男性特有的皮肤病。

单方01 茄根叶汤

【用料】茄子1个，茄子根、茄子叶适量。

【用法】将茄子、茄子根、茄子叶分别洗净，入锅加水共煎。用煎好的药汤熏洗患处，每日2～3次。

【功效】清热除湿。治阴囊奇痒不止。

◎茄子

单方02 鸡蛋油

【用料】鸡蛋2个。

【用法】将鸡蛋煮熟，去皮及蛋白，留蛋黄放在铝勺内，以小火煎至出油。每日以此油涂搽患处2次，7日可愈。

【功效】清热解毒。治阴囊湿痒。

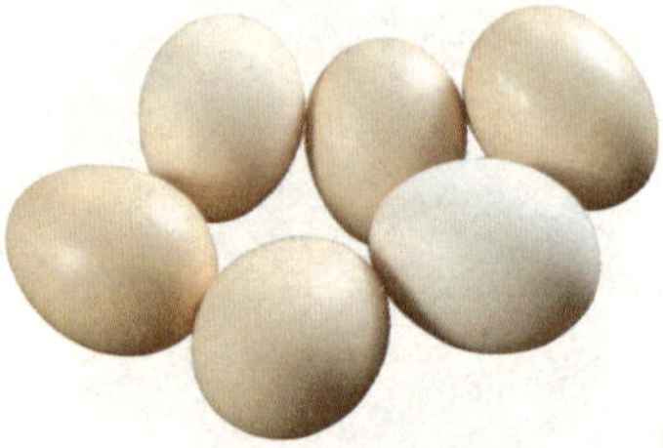

◎鸡蛋

单方03 葱白液

【用料】葱叶1把。

【用法】新葱叶剖开，将内有黏液的葱白一面包扎阴茎2小时，4小时后即愈。

【功效】润燥消肿。治阴囊肿痛。

单方04 姜片方

【用料】老姜（选肥大者）适量。

【用法】将老姜洗净切片，每次取8～10片外敷于患侧阴囊，以纱布将阴囊兜起，每日更换1次。阴囊局部有创面或睾丸有溃脓者禁用。

【功效】解毒消炎，用于治疗阴囊肿痛。

外用单方

男科及泌尿科

附睾炎>>

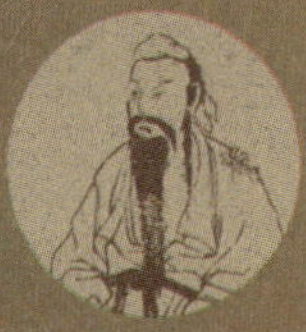

附睾炎是常见的男性生殖系统疾病之一，有急性和慢性之分。急性附睾炎多继发于尿道、前列腺或精囊感染；慢性附睾炎常由急性期治疗不彻底而引起。本病属中医“子痈”范畴，临床表现多为突然发病，阴囊内疼痛、坠胀，并伴有发热、恶寒等全身感染症状，疼痛可放射至腹股沟、下腹部及会阴部等。

单方01 白茅根汤

【用料】白茅根 100 克，青苔 30 克，酸浆草 50 克，苦菜根 30 克，鸡蛋 1 个。

【用法】将白茅根、青苔、酸浆草、苦菜根分别洗净，入锅加水，打入鸡蛋，共煎。用煎好的药汤浸洗患部。

【功效】清热祛湿。治附睾炎。

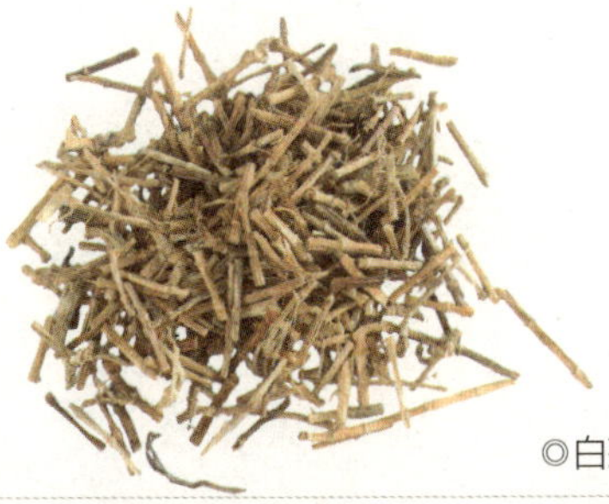

◎白茅根

单方02 蝉蜕汤

【用料】蝉蜕 10 克，冰片 1 克。

【用法】将蝉蜕加水 300 毫升，小火煎 10 分钟，下火后趁热将冰片捻碎加入药液中，随即熏洗患处，注意水温适度，以免烫伤。

【功效】治睾丸炎、附睾炎、鞘膜积液肿胀等。

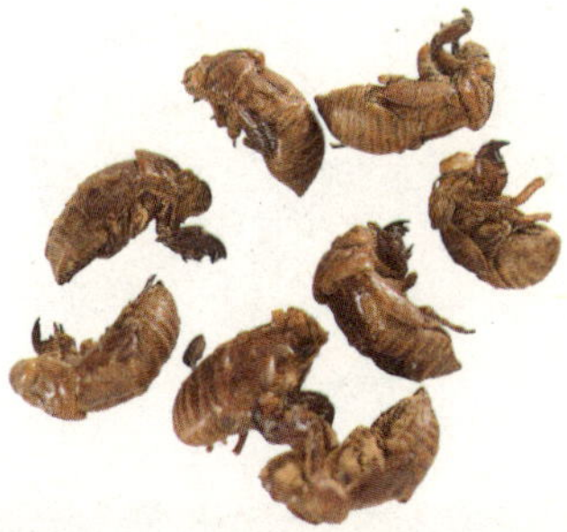

◎蝉蜕

单方03 芦荟菖蒲散

【用料】芦荟 30 克，白相思豆 20 克，胡椒 10 克，丁香 30 克，豆蔻 30 克，石菖蒲 35 克，姜汁适量。

【用法】将前 6 味药研粉后，加姜汁拌匀，用棉花蘸药涂搽患处。每日早、晚各 1 次。

【功效】祛湿消肿。治附睾炎。

单方04 红花黄芩散

【用料】红花、姜黄各 5 克，朱砂 3 克，巴豆 6 克，黄芩 5 克，蜂蜜适量。

【用法】将前 5 味药研成细末，过筛，用蜂蜜调成糊状。外敷患处，每日 1 次。

【功效】消炎止痛。治附睾炎。

外用单方

男科及泌尿科

慢性肾炎 >>

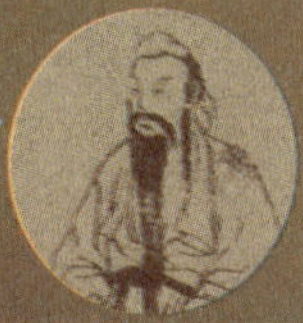

慢性肾小球肾炎可发生于任何年龄，但以青、中年男性为主。发病方式和临床表现多样。多数起病隐匿、缓慢，以血尿、蛋白尿、高血压、水肿为基本临床表现。慢性肾炎早期应该针对其病理类型给予相应的治疗，抑制免疫介导炎症、抑制细胞增殖、减轻肾脏硬化。

单方01 独头蒜蓖麻仁汤

【用料】紫皮独头蒜1枚，蓖麻仁60粒。

【用法】同捣为糊状，敷双足涌泉穴，外以玻璃纸覆盖，绷带包扎。涂敷7日，无效再敷。

【功效】对肾炎性水肿有治疗作用。

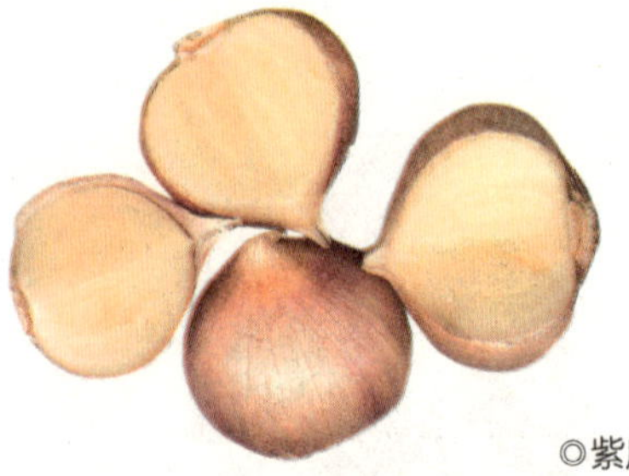

◎紫皮蒜

单方02 白芥子汤

【用料】白芥子15克，丁香10克，肉桂10克，白胡椒10克，车前子10克。

【用法】上药研为细末，分次醋调敷脐，每2小时换药1次。

【功效】对急、慢性肾炎及水肿腹胀有治疗作用。

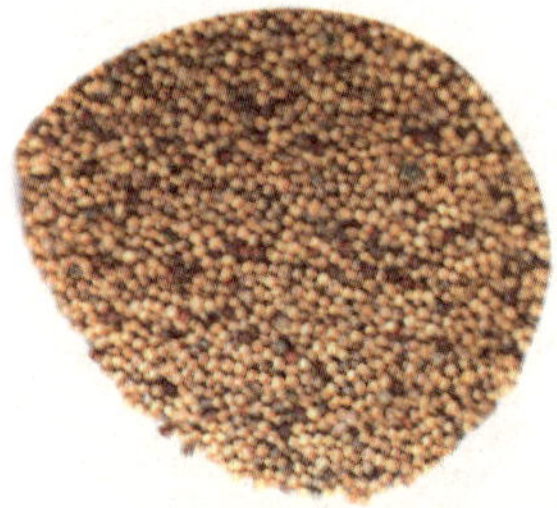

◎白芥子

单方03 马兰君达菜方

【用料】马兰君达菜7棵。

【用法】加水煎汤，倒入盆内；患者坐盆内，围上棉被使之发汗，然后洗腹部与四肢。

【功效】对慢性肾炎有治疗作用。

单方04 按摩疗法

【取穴】三阴交、太溪、阴陵泉、足三里、内庭、涌泉等穴位。

【操作】

（1）点按三阴交、太溪、阴陵泉、足三里、内庭各50～100次，以局部胀痛为宜。

（2）单指扣拳按揉涌泉穴50～100次，以有得气感为宜。

外用单方

五官科

沙眼>>

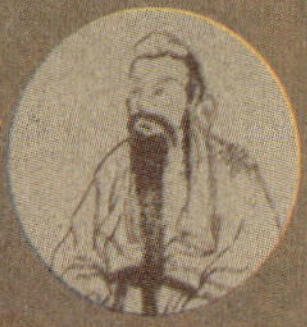

沙眼是由沙眼衣原体感染引起的一种慢性传染性结膜炎，是致盲眼病之一。因其在睑结膜表面形成粗糙不平的外观，形似沙粒，故名沙眼。本病病变早期，结膜有浸润如乳头、滤泡增生，同时发生角膜血管翳；晚期由于受累的睑结膜发生瘢痕，以致眼睑内翻畸形，加重角膜损害，严重者可影响视力，甚至造成失明。

单方01 冰片硼砂猪胆散

【用料】鲜猪胆1枚，冰片、硼砂各1.5克，黄连3克。

【用法】将后3味药共研细末，纳入猪胆内，阴干，再研为极细粉末。装瓶，密封，勿使漏气。每用少许点眼，每日2～3次。

【功效】对沙眼有治疗作用。

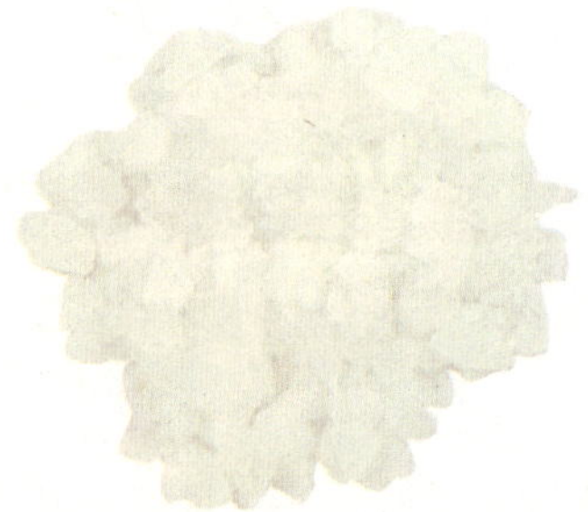

◎冰片

单方02 夜凤汤

【用料】夜明砂9克，凤凰壳6克，决明子、蝉蜕各9克，米醋适量。

【用法】以米醋将药煎洗服，每日2次，7日可愈。

【功效】对新老沙眼痒甚者有治疗作用。

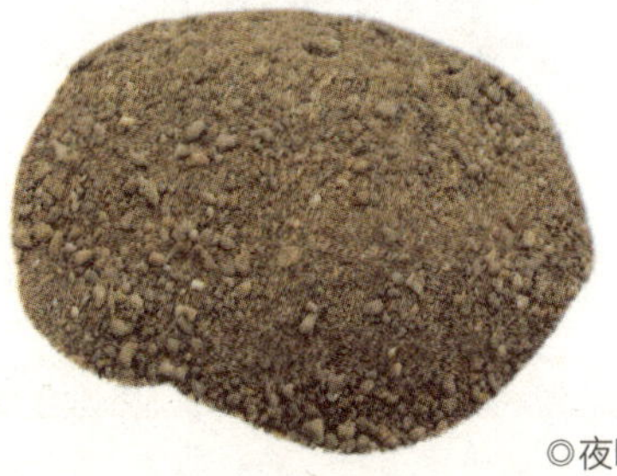

◎夜明砂

单方03 黄连西瓜霜

【用料】黄连、西瓜霜各5克，硼砂0.2克。

【用法】加水2杯，煮沸1小时，过滤。取成药100毫升，每日洗眼3～4次。

【功效】对沙眼有治疗作用。

单方04 黄柏汤

【用料】黄柏30克。

【用法】加水500毫升，煮沸半小时，过滤，每日点眼3～4次，每次1～2滴。

【功效】对沙眼有治疗作用。

单方05 桑菊汤

【用料】霜桑叶、野菊花、朴硝各6克。

【用法】水煎，取1大碗，澄清，分3次洗眼。

【功效】对沙眼有治疗作用。

单方07 夏地汤

【用料】夏枯草30克，生地黄9克，白芍15克，当归、熟大黄各9克，决明子15克，红花6克。

【用法】水煎，每日早、晚饭后各服1次。

【功效】对沙眼初期见目昏涩、局部充血有治疗作用。

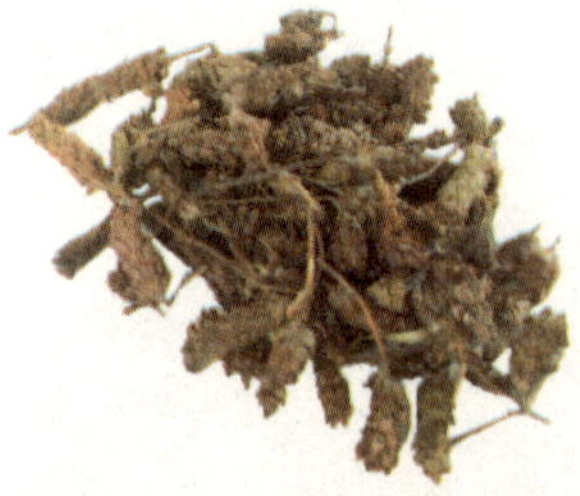

◎夏枯草

药材介绍

夏枯草性寒，味苦、辛，归肝、胆经，具有清肝明目、散瘀消瘤、散结、利尿的功效，用于治疗瘟病、乳痈、目痛、黄疸、淋病、高血压等。叶可做代茶饮。

单方06 归芎汤

【用料】当归6克，川芎4.5克，生地黄6克，防风、羌活各9克，沙蒺藜、白芍、红花各6克。

【用法】水煎服，每日1剂。

【功效】主治沙眼二期，内眼睑形成沙粒、滤泡增生。

单方08 秦皮汤

【用料】秦皮9～12克。

【用法】水煎，澄清，待温洗眼，每日2～3次。

【功效】对沙眼有治疗作用。

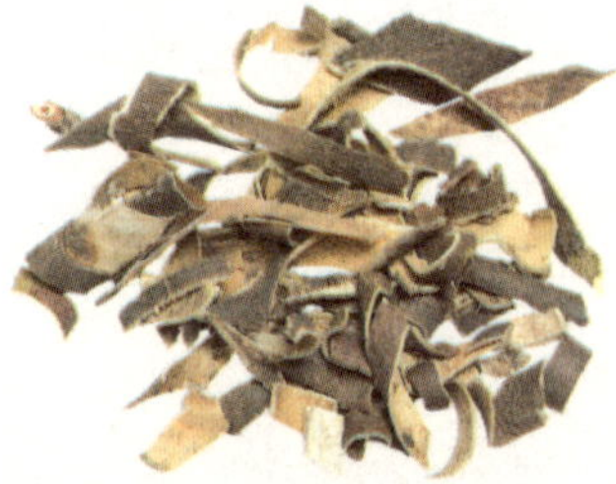

◎秦皮

药材介绍

秦皮为木犀科植物白蜡树的树皮，秦皮性寒，味苦、涩，归肝、胆、大肠经，具有清热燥湿、清肝明目、收涩止痢、止带的功效，用于治疗热毒泻痢、带下阴痒、肝热目赤肿痛、目生翳障等。

外用单方

五官科

鼻窦炎>>

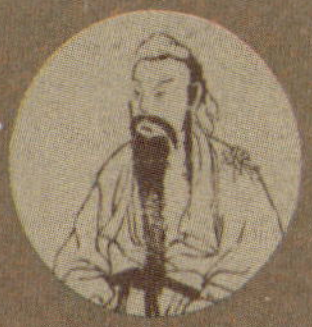

鼻窦炎是一种常见病，以鼻塞、多脓涕、头痛及嗅觉障碍为主要特征。鼻窦炎可分为急性、慢性两种。急性鼻窦炎多由上呼吸道感染引起，细菌与病毒感染可同时发生。慢性鼻窦炎以急性者多见，常为多个鼻窦同时受累。

单方01 青苔塞鼻

【用料】新鲜青苔适量。

【用法】将鲜青苔刷洗干净，用纱布包好，备用。使用时将青苔塞入鼻腔，10余小时更换新鲜青苔。双侧鼻窦炎者应两侧交替使用。

【功效】消炎排脓。治鼻窦炎。

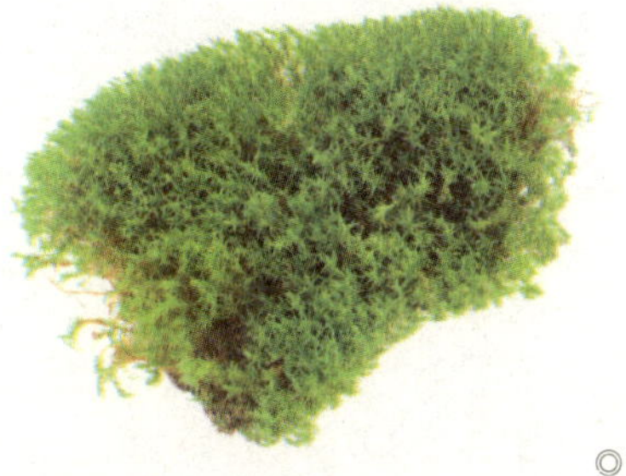

◎青苔

单方02 白芷黄芩汤

【用料】白芷、黄芩各15克，辛夷、苍耳子、鹅不食草各9克。

【用法】上药加清水1000毫升，煎数沸后，将药液倒入盆内，先趁热熏鼻（患侧），并用鼻吸之，后浸泡双脚。每日1～2次，每次20～30分钟，5次为1个疗程。

【功效】清热燥湿、祛风通窍。主治鼻窦炎。

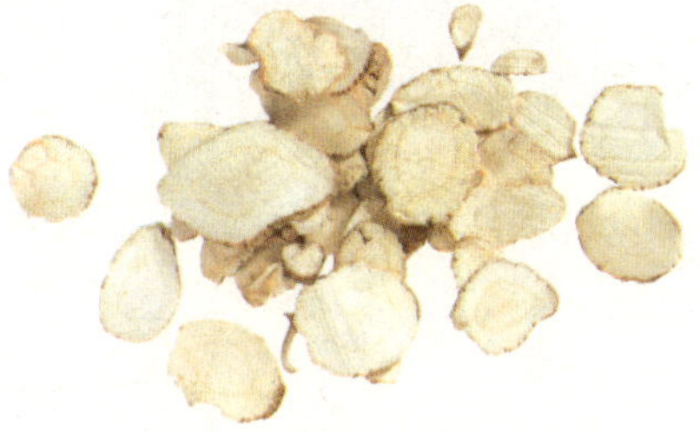

◎白芷

单方03 白芷辛夷散

【用料】芙蓉叶15克，白芷15克，辛夷15克，细辛3克，冰片1克。

【用法】上药共研细末，装入瓷瓶，勿泄气，备用。用时先将鼻腔清理干净，后用器具吹、每次吹3下，每日2～3次，用15～20日痊愈。

【功效】对鼻窦炎有治疗作用。

单方04 刮痧疗法

（1）头颈部：百会、颅会、前顶、上星、印堂、太阳、攒竹、睛明、迎香、四白、风池。

（2）背部：肺俞。

（3）上肢部：曲池、列缺、合谷。

（4）下肢部：足三里、行间。

外用单方

五官科

鼻炎>>

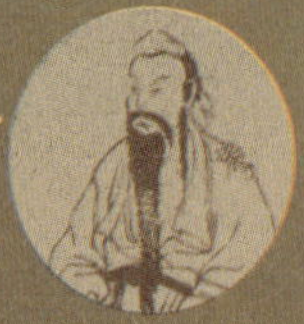

鼻炎指的是鼻腔黏膜及黏膜下组织的炎症。其表现为鼻腔黏膜或黏膜下组织充血或者水肿，患者经常会出现鼻塞、流清水鼻涕、鼻痒、喉部不适、咳嗽等症状。中医认为，本病由外感六淫之邪，或热邪窒肺，使肺气不宣，肺窍闭塞所致。

单方01 鹅不食草白芷方

【用料】鹅不食草30克，白芷2克，羌活15克，菊花12克，冰片5克。

【用法】研粗末，倒入洗净的空葡萄糖瓶内，加开水，待瓶内释放出蒸汽时，将鼻孔对准瓶口，吸入蒸汽。每日2次，连用3～5天。

【功效】对鼻炎有治疗作用。

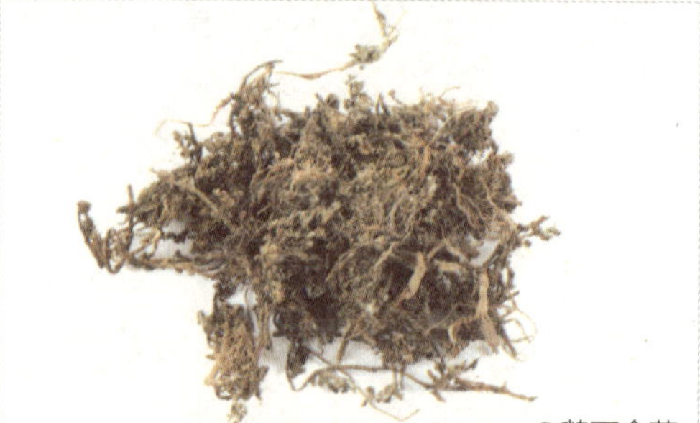

◎鹅不食草

单方03 斑蝥雄黄方

【用料】斑蝥25克，藜芦20克，雄黄50克，紫草茸50克，诃子50克，栀子50克，白檀香50克。

【用法】以上7味药粉碎成细末，过筛，取适量放在无烟炭火上熏鼻。

【功效】对急、慢性鼻炎有治疗作用。

单方02 按摩疗法

【取穴】头部的百会、通天，颈部的风池、天柱；背部的大杼、风门、肺俞、身柱；面部的印堂、睛明、迎香、巨髎；胸部的天突；手部的少商、二间；足部的足三里等穴。

【操作】

（1）按压头部的百会、通天，背部的大杼、风门、肺俞、身柱各30～50次，力度稍重，以局部胀痛为宜。

（2）按揉颈部的风池、天柱，面部的睛明、迎香、印堂、巨髎和胸部的天突各30～50次，力度轻柔平缓。

（3）掐按手部的二间、少商和足部的足三里各50次，力度稍重，以局部酸痛为宜。

外用单方

五官科

牙痛 >>

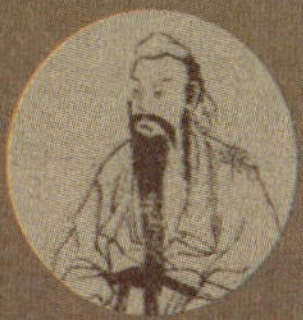

牙痛是口腔科牙齿疾病常见的症状之一，其表现为牙龈红肿、遇冷热刺激痛、面颊部肿胀等。牙痛大多是由牙龈炎、牙周炎、蛀牙或折裂牙而导致牙髓（牙神经）感染引起。

单方01 胡椒绿豆方

【用料】胡椒、绿豆各10粒。

【用法】将胡椒、绿豆用布包扎，砸碎，以纱布包成1个小球，用痛牙咬定，涎水吐出即可。

【功效】清热，止痛。治因炎症和龋齿所引起的牙痛。

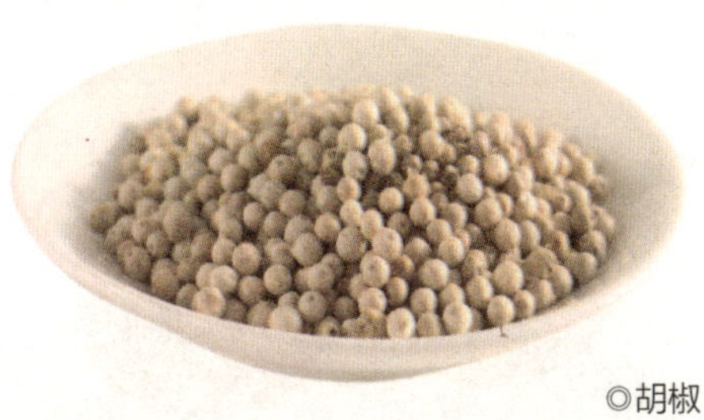

◎胡椒

单方02 七叶一枝花方

【用料】七叶一枝花10克，冰片1克，醋20毫升。

【用法】前2味药共研细末，装瓶备用。用时以适量药末，加醋拌匀成团状，敷于痛牙处，每日数次。

【功效】对风火牙痛有治疗作用。

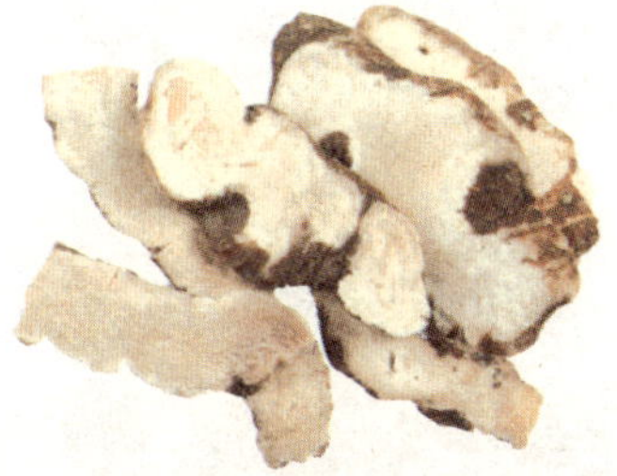

◎七叶一枝花

单方03 花椒浸酒方

【用料】花椒15克，白酒50毫升。

【用法】将花椒泡在白酒内10～15日，过滤去渣。用棉球蘸药酒塞入蛀孔内，可止痛。一般牙痛用药酒漱口亦有效。

【功效】消炎镇痛。治虫蛀牙痛。

单方04 白菜根疙瘩方

【用料】白菜根疙瘩1个。

【用法】将白菜根疙瘩洗净，捣烂后用纱布挤汁。左牙痛滴汁入左耳，右牙痛滴汁入右耳。

【功效】清热，散风。治风火牙痛。

外用单方

五官科

口腔溃疡 >>

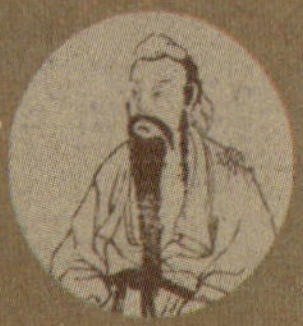

口腔溃疡又称为“口疮”，是发生在口腔黏膜上的表浅性溃疡，可从米粒至黄豆大小，呈圆形或卵圆形，溃疡面凹陷、周围充血。其诱因可能是局部创伤、精神紧张、食物作用、药物刺激、激素水平改变，以及维生素或微量元素缺乏。本病主要以局部治疗为主，严重者需全身治疗。

单方01 明矾巴豆膏

【用料】明矾1克，巴豆（去壳，取净仁）1克。

【用法】上药混合，捣如膏状，制成17丸。取药1丸，放于圆形胶布中间，贴于印堂上，24小时取下，一般2～3日即愈。

【功效】解毒，收敛，燥湿。治口腔溃疡、口腔炎。

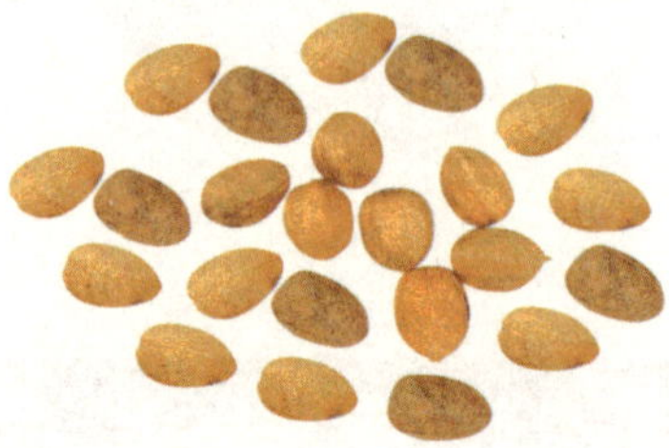

◎巴豆

单方02 番茄汁

【用料】番茄数个。

【用法】番茄洗净，用沸水泡过剥皮，然后用洁净的纱布绞汁挤液。将番茄汁含在口内，使其接触疮面，每次含数分钟，每日数次。

【功效】清热生津。治口疮。

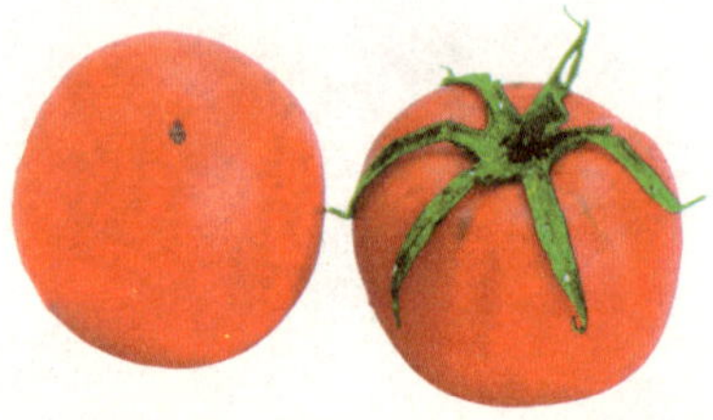

◎番茄

单方03 蒸馏水

【用料】蒸馏水适量（一定要是刚刚掀开锅盖的热蒸馏水）。

【用法】用煮饭时锅盖上的蒸馏水均匀地涂在患处，连续2～3次，便可见效。

【功效】对口角发炎有治疗作用。

单方04 维生素C粉末

【用料】维生素C片适量。

【用法】研成粉末，敷在口腔溃疡处，每日2～3次。如溃疡面较大，应先用刮匙清除溃疡面上的渗出物，再敷维生素C粉末，一般1～3日可痊愈。

【功效】消炎解毒。治口腔溃疡。

外用单方

五官科

耳鸣 >>

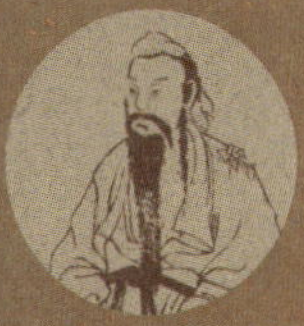

耳鸣是一种常见的临床症状。耳鸣通常是指在无任何外界相应的声源或电刺激时，耳内所产生的声音的主观感觉，即主观性耳鸣。从广义角度讲，耳鸣还包括客观性耳鸣，后者有相应的声源，如血管源性或肌源性杂音等。

单方01 韭菜汁

【用料】韭菜适量。

【用法】将韭菜榨汁，取汁 1 滴，滴入耳内。

【功效】对耳鸣有治疗作用。

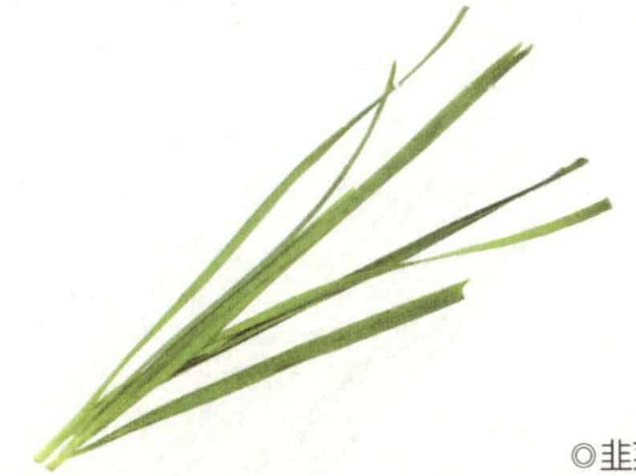

◎韭菜

单方02 热盐枕耳

【用料】盐适量。

【用法】将盐炒热，装入布袋中。以耳枕之，袋凉则换。坚持数次，即可见效。

【功效】对耳鸣有治疗作用。

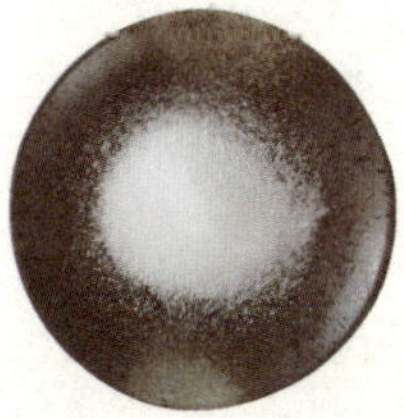

◎盐

单方03 针灸疗法

【取穴】耳门、听宫、听会、翳风、中渚、侠溪。

【操作】诸穴常规操作。

单方04 按摩疗法

（1）患者仰卧或取坐位，术者站于其旁。

（2）用拇指、示指、中指揉拨耳周围及后颈部数次。取穴：耳门、听宫、翳风、外关。

（3）用拇指、示指、中指捏住耳郭，做牵抖法数次，然后用中指插入耳内做快速的震颤法。与此同时，患者自己用手捏住鼻子，向外鼓气，可反复做 2 ~ 3 次。

外用单方

五官科

中耳炎 >>

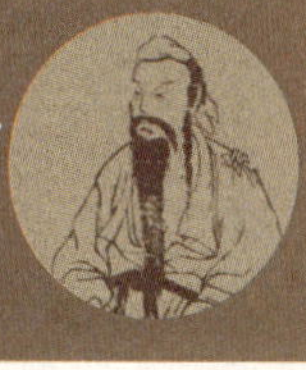

本病在中医属“耳脓”“耳疳”范畴。其有虚、实证之分。实证的主要症状为耳内胀闷、耳痛、面色红赤、听力下降、耳鸣、耳道脓液黄稠；虚证的主要症状为耳道流液、脓色清稀、耳聋、耳鸣、面色萎黄、头昏眼花、四肢乏力。中医认为，中耳炎是由肝胆湿热、邪气盛行引起的。

单方01 猪胆白矾末

【用料】猪胆 1 个，白矾 9 克。

【用法】将白矾捣碎放入猪胆内，阴干或烘干，研成细末，过筛。用时，先用 3% 双氧水洗净耳，拭干脓液，然后用笔管吹入猪胆白矾末。每 2 ~ 3 日用药 1 次。

【功效】清热解毒、消肿止痛。治化脓性中耳炎。

◎白矾

单方02 韭菜汁

【用料】韭菜适量。

【用法】将韭菜洗净，捣烂取汁，吸入滴管内。每日滴耳 3 次。

【功效】杀菌，排脓。治慢性耳底发炎、流脓。

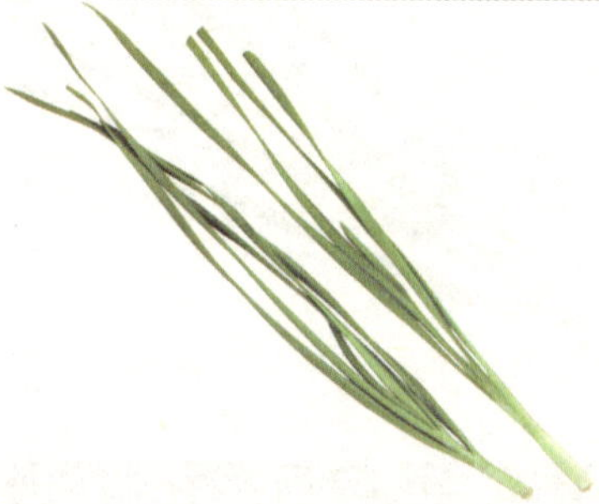

◎韭菜

单方03 炒蛤粉

【用料】文蛤粉（炒）5 克，冰片 0.5 克，枯矾 1 克。

【用法】共研极细粉，吹入耳内，每日 2 ~ 3 次。

【功效】燥湿止血、收敛防腐。治中耳炎。

单方04 针灸疗法

【取穴】听会、丘墟、翳风、足三里、耳门。

【操作】用提插捻转之泻法施针。

【加减】肝肾阴虚、虚火上犯型患者，去耳门，加太溪补肾阴、清湿热，亦可。

下篇

不同人群本草调养方

“生”有“生命”“生存”“生长”之意；“养”有“保养”“调养”“补养”之意；而“养生”，简单来说就是通过各种方法来颐养生命、增强体质、预防疾病、延年益寿的一种活动。随着生活水平的不断提高，人们的养生意识也在逐步增强，养生不再只是老一辈的事情，年轻一代也慢慢重视起来，所需要的食物也不尽相同。本篇针对女性、男性、孕产妇、儿童、中老年人等人群，收集整理了相应的本草养生秘方，方便读者查阅。

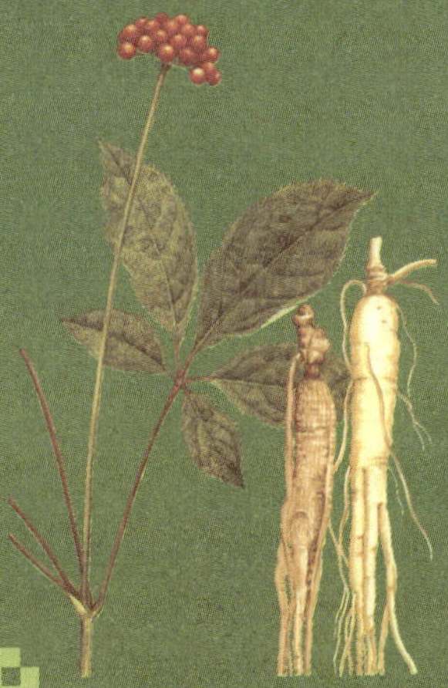

本草秘方 适合女性的本草养生方

女人如花，自然需要更多呵护，而作为女性，更要懂得善待自己、爱惜自己，通过对身体的调养，让自己绽放得更加健康、美丽。说到女性养生，首先就是对气血的调养，使用本草调养内部，可从益气补血和养血滋阴两个方向入手。

人参 *大补元气*

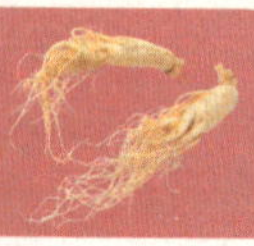

[本草概述] 人参性微温，味甘、微苦，归脾、肺、心、肾经，具有大补元气、复脉固脱、补脾益肺、生津安神等功效，可用于体虚欲脱、肢冷脉微、阳痿宫冷、心力衰竭，以及惊悸失眠等。人参不宜与藜芦、五灵脂制品同服，与它们同服，会影响、抵消人参的补气效果。

◎本草养生秘方

[人参鸡汤] 用于治疗体虚欲脱、脾虚食少、肺虚喘咳。将山鸡250克处理干净，斩块，汆水，放入锅中，加入水，下洗净的人参9克、姜片5克、枸杞子10克，大火煮滚后用小火煲至熟烂，加入调味料即可。

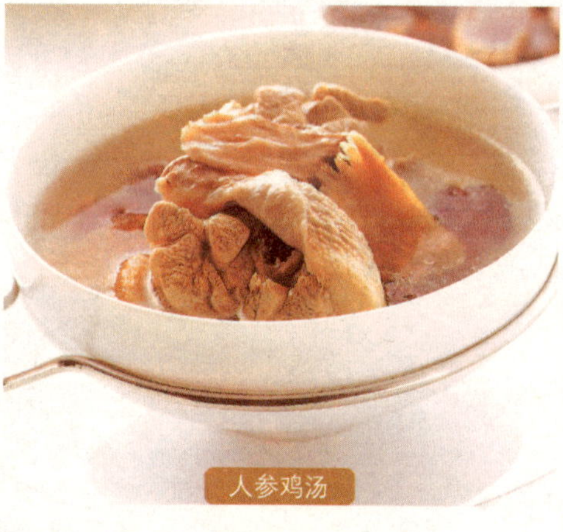

人参鸡汤

黄芪 *补中益气*

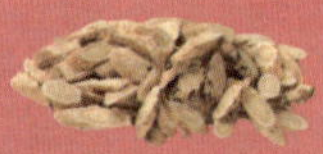

[本草概述] 黄芪性微温，味甘，归脾、肺经，是上佳的益气之药，具有益气固表、敛汗固脱、敛疮生肌、利水消肿的功效，用于慢性衰弱，尤其适合气虚体弱、自汗盗汗者，以及患有子宫病症、崩漏带下者。但表实邪盛者、气滞湿阻者、阴虚阳亢者均忌用。

◎本草养生秘方

[黄芪建中汤] 用于治疗气虚里寒、腹中急痛。黄芪15克，大枣4枚，白芍15克，桂枝、生姜、甘草各10克，煎水取汁，用药汁融化50克饴糖，调匀后饮用。

[黄芪桂枝五物汤] 用于治疗气虚血滞、肌肤麻木、肢体疼痛。黄芪30克，赤芍、桂枝各15克，生姜3片，大枣10枚，煎汤饮用。

[当归黄芪乌鸡汤] 用于治疗气血不足、神疲气短，多梦失眠。乌鸡肉250克洗净切块，当归15克、黄芪20克洗净，一起放入砂锅内，加水适量，小火煮熟，加适量盐调味即可食用。

[参芪炖牛肉] 用于治疗体质虚弱易感冒者。党参、黄芪各20克，牛肉250克，枸杞子少许，生姜片、黄酒各适量，盐3克，麻油、味精适量。砂锅炖食。

党参 *益气生津*

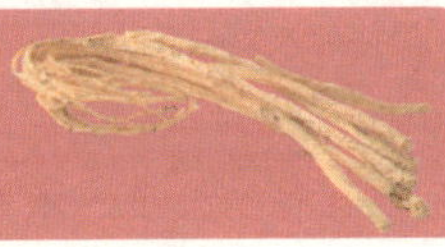

[本草概述] 党参性平，味甘，归脾、肺经，具有补中益气、健脾益肺的功效，用于治疗气血不足、脾肺虚弱，尤其适用于女性血虚萎黄、便血、崩漏等常见病症。气滞和火盛等有实邪者忌服党参。用党参煎汤时，可酌加陈皮或砂仁，可预防食后腹胀。党参不宜与藜芦同用。

◎本草养生秘方

[党参黄芪汤] 用于治疗气血虚弱、血虚萎黄、面唇青紫。党参、黄芪、熟地黄各 15 克洗净，枸杞子、当归各 10 克，洗净，一起入锅，加适量水煎服。

[党参黄精甘草汤] 用于治疗神疲气短、肢体倦怠、面黄少华。党参、黄精各 30 克，甘草 10克，分别洗净，一起入锅，加适量水煎服。

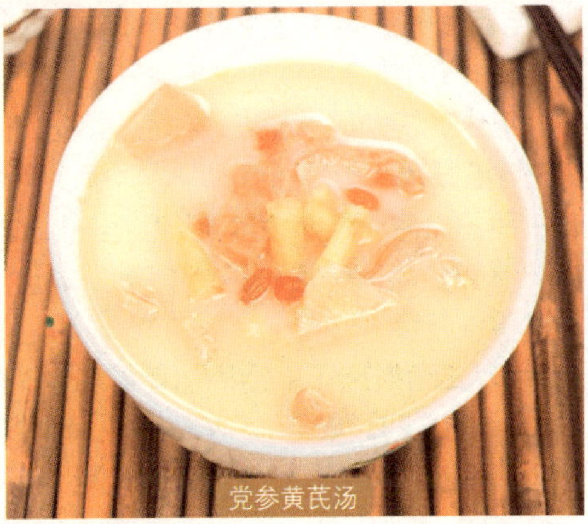

党参黄芪汤

大枣 *补中益气*

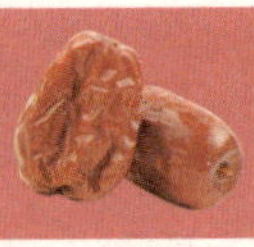

[本草概述] 大枣性温，味甘，归脾、胃、心经，具有补脾和胃、养血益气、调营卫、解药毒等功效，常用于治疗胃虚食少、脾弱便溏、气血津液不足、营卫不和、心悸怔忡等常见病症。有龋齿疼痛、腹部胀满、便秘、消化不良、咳嗽、糖尿病等情况患者不宜常食。

◎本草养生秘方

[大枣猪肝香菇汤] 用于治疗贫血、脾胃虚弱、两目昏花。将猪肝 250 克洗净，切成条，汆水；香菇 30 克洗净，泡发；大枣 6 枚洗净；在炖盅装水，放入所有材料，炖 3 小时，调入调味料即可。

[大枣炖兔肉] 用于治疗营养不良、阴虚内热、贫血。兔肉 500 克洗净，切块；大枣洗净去核；马蹄、生姜洗净去皮。将兔肉、大枣、马蹄、生姜一起放入炖盅内，加水炖 2 小时，加调味料调味，即可食用。

白芍 *缓中止痛*

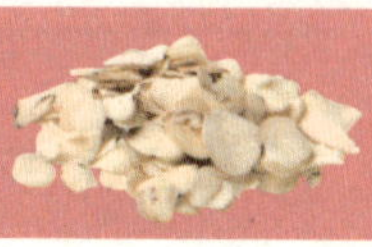

[本草概述] 白芍性微寒，味苦、酸，归肝、脾经，是常见的补血良药，具有养血柔肝、缓中止痛、敛阴收汗的功效。生白芍平抑肝阳，炒白芍养血敛阴，酒白芍可用于和中缓急、止痛，具有较强的镇痛效果。白芍多用于治疗胸腹疼痛、泻痢腹痛、自汗盗汗、月经不调、崩漏、带下等病症。

◎本草养生秘方

[白芍百合散] 用于治疗月经不调、血虚、肺虚喘咳。取白芍 30 克，百合 200 克，一起研成细末，饭前用白糖开水送服，每日 2 次。

[白芍当归汤] 用于治疗气血两虚、月经不调、面无血色。取熟地黄 12 克，当归 12 克，白芍 9 克，川芎 4 克，分别洗净，一起入锅，加适量水煎服。

[佛手瓜白芍瘦肉汤] 用于治疗胃痛、消化不良、月经不调。佛手瓜 200 克洗净，切片，焯水；白芍 20 克、大枣 5 枚洗净；猪瘦肉 400 克洗净，切片，飞水；在锅中加沸水，放入所有材料，先用大火煮沸，再转小火煲 2 小时，加盐调味即可。

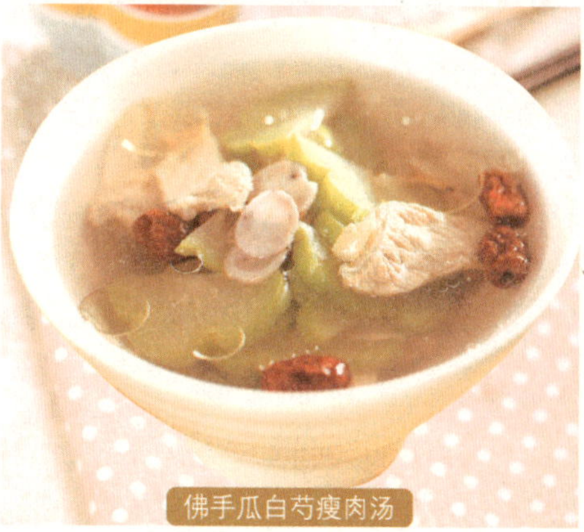

佛手瓜白芍瘦肉汤

山药 *补脾益肺*

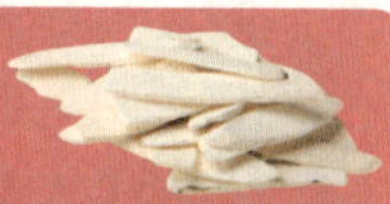

[本草概述] 山药性平，味甘，归肺、脾、肾经，具有健脾补肺、益胃补肾、固肾益精、聪耳明目、强筋骨、定志安神、延年益寿的功效，对脾胃虚弱、倦怠无力、食欲不振、久泻久痢、肺气虚燥、痰喘咳嗽、下肢痿弱、消渴尿频、遗精早泄、皮肤水肿、肥胖等病症有食疗作用。

◎本草养生秘方

[山药白术饮] 用于治疗食欲不振、脾胃虚弱、营养不良。砂仁、白术各 10 克，山药 30 克，洗净，水煎服。

[山药杞子老鸭汤] 用于治疗脾虚食少、肺虚喘咳、虚热消渴。将老鸭 350 克洗净，切块汆水，放进锅中，加入 150 克洗净去皮的山药块、牡丹皮 6 克、枸杞子 15 克，加清水，用小火慢炖 2 小时，调入调味料即可。

当归

补血活血

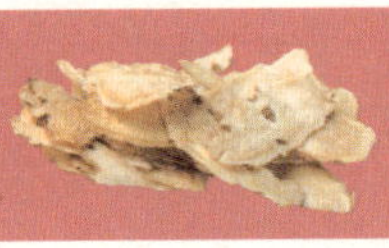

[本草概述] 当归性温，味甘、辛，归肝、心、脾经，具有补血和血、调经止痛、润燥滑肠的功效，为调经止痛的理血圣药。多用于治疗月经不调、经闭腹痛、症瘕积聚、崩漏、血虚头痛、眩晕、痿痹、赤痢后重、痈疽疮疡、跌打损伤等。慢性腹泻、大便溏薄者以及热盛出血者不宜服用。

◎本草养生秘方

[当归黄芪茶] 用于治疗心肝血虚、面色萎黄、眩晕心悸：将当归 10 克、黄芪 15 克，分别洗净，加适量水煎煮，去渣取汁，趁热服用即可。

[当归陈皮汤] 用于治疗食欲不佳、血虚、便秘：当归、黄芪各 30 克，陈皮 10 克，火麻仁 100 克，洗净，水煎服。

[当归鸡汤] 用于治疗气血虚弱、月经不调、腹痛：将土鸡 1 只洗净，剁块，汆水；入锅后加入当归 10 克、大枣 6 枚、枸杞子少许，用小火炖 3 小时，加调味料即可。

阿胶

滋阴补血

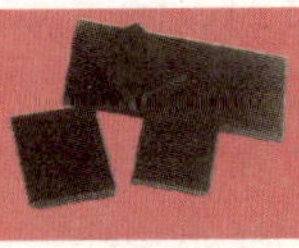

[本草概述] 阿胶性平，味甘，归肺、肝、肾经，是常用的补血良药，具有滋阴润燥、补血、止血、安胎的功效。尤其适用于女性眩晕、心悸失眠、血虚、月经不调等。阿胶质地黏腻，消化能力弱的人不宜使用；素体内热较重，有口干舌燥、潮热盗汗时也不适宜服用。

◎本草养生秘方

[阿胶当归饮] 用于治疗气血两虚、贫血、两目昏花：川芎、党参、黄芪、当归各 10 克，分别洗净，加适量清水煎煮，去渣取汁；再把阿胶（打碎）5 克，放进碗中，用药汁冲服，搅拌至溶解即可饮用。

[阿胶牛肉汤] 用于治疗气血亏虚、月经不调、失眠多梦：将牛肉 100 克洗净，去筋，切片；再与生姜 3 片、米酒 20 毫升一起放入砂锅，加水，煮半小时后加入阿胶，不停搅拌至融化即可。

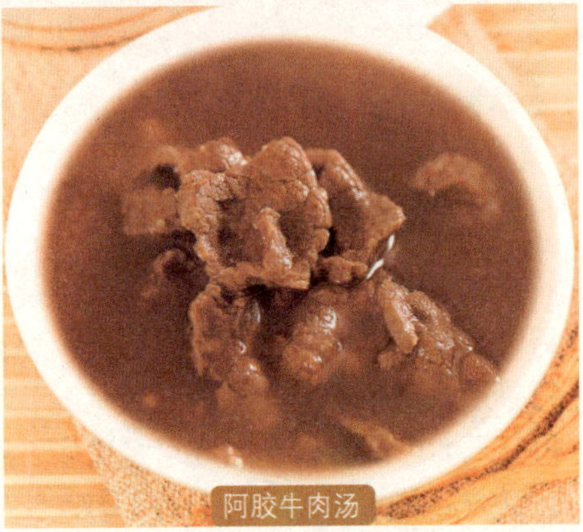

阿胶牛肉汤

枸杞子 *保肝护肾*

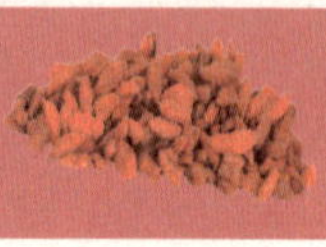

[本草概述] 枸杞子性平，味甘，归肝、肾经，具有补肝、明目的功效，多用于治疗肝肾阴亏所致的腰膝酸软、头晕目眩等症状。枸杞子还可降血压、降低胆固醇和防止动脉硬化，并能保护肝细胞，改善肝功能，对于慢性肝炎、中心性视网膜炎、糖尿病、神经衰弱等均有很好的防治作用。

◎本草养生秘方

[枸杞子大枣茶] 用于治疗手脚冰冷、血虚、两目干涩：枸杞子 15 克，大枣 4 枚，用开水泡茶，调匀即可饮用。

[枸杞子粥] 用于治疗腰膝酸软、失眠、两目干涩：将大米 50 克、黄芪 15 克洗净，放进锅中，加适量水，熬成粥，再加入枸杞子 15 克，稍煮即可食用。

[猪肝枸杞子菠菜汤] 用于治疗眼睛疲劳、贫血、面无血色：将猪肝 150 克洗净切片，漂洗，氽水；在锅中加适量水，放入猪肝、洗净的菠菜段和枸杞子 10 克，一起熬成汤，加盐调味即可食用。

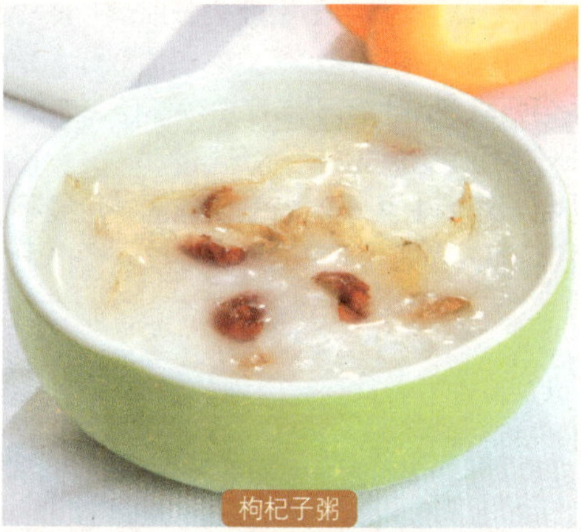

枸杞子粥

丹参 *活血化瘀*

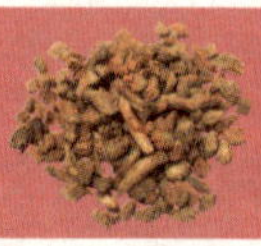

[本草概述] 丹参性微寒，味苦，归心、肝经，具有活血祛瘀、安神宁心、排脓、止痛的功效。主要用于治疗心绞痛、月经不调、痛经、经闭、血崩带下、瘀血腹痛、骨节疼痛、惊悸不眠等病症。出血不止者慎用。服用后有不良反应者应减少用量。

◎本草养生秘方

[丹参黄芪饮] 用于治疗气虚血瘀：黄芪 3 克和丹参 3 克，用开水泡茶，调匀即可。

[丹参茶] 用于治疗血瘀、心烦气躁：将银杏叶 5 克和丹参 9 克分别洗净后，加水煎服。

[丹参三七炖鸡] 用于治疗月经过多、痛经、血瘀腹痛：将丹参 15 克洗净、三七 10 克，装入纱布袋中，扎紧袋口；把乌鸡 1 只洗净切块，同纱布袋一起放于砂锅，小火炖熟，加调味料即可。

何首乌 *养血补肝*

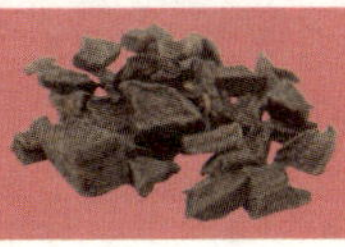

[本草概述] 何首乌性微温，味苦、甘、涩，归肝、心、肾经，是抗衰护发的滋补佳品。有补肝益肾、养血祛风的功效，常用来治肝肾阴亏、须发早白、血虚头晕、腰膝软弱、筋骨酸痛、遗精、崩带、久疟久痢、慢性肝炎、痈肿、瘰疬、肠风、痔疾等。大便溏泄及有痰湿者不宜服用。

◎本草养生秘方

[何首乌旱莲汤] 用于治疗肝肾阴虚型脱发：何首乌 30 克，旱莲草 30 克，女贞子 30 克，生地黄 30 克，水煎服。

[首乌山药散] 用于治疗面色萎黄、头晕乏力、畏寒肢冷：山药 250 克，制何首乌 250 克，共研成粉末，每次取出 25 克，用开水冲服。

[何首乌黑豆煲鸡爪] 用于治疗腰膝酸软、烦热失眠、贫血：将鸡爪 8 只洗净去趾；大枣 5 枚、黑豆 20 克洗净泡发；猪肉洗净切块，汆水；全部材料放入锅，加水煮 3 小时即可。

桑葚 *补血滋阴*

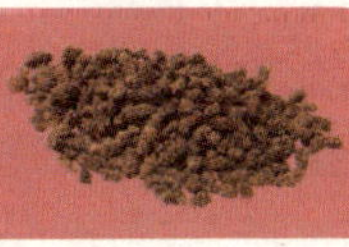

[本草概述] 桑葚具有补血滋阴、生津润燥的功效，用于眩晕耳鸣、心悸失眠、须发早白、津伤口渴、血虚便秘、肝肾阴亏、瘰疬、关节不利等。尤其适用于女性改善皮肤血液供应、营养肌肤、使皮肤白嫩。糖尿病患者及平素大便溏薄者、脾虚腹泻者不宜食用。

◎本草养生秘方

[桑葚粥] 用于治疗头晕眼花、失眠多梦、耳鸣腰酸：将桑葚 30 克洗净；糯米 60 克洗净，浸泡 30 分钟后，与桑葚同煮粥，熟后加冰糖调味即可。

[桑葚蜂蜜膏] 用于治疗须发早白、头晕目眩、月经不调：将适量桑葚洗净后，加适量水煎煮，去渣取汁，小火煎膏，加入适量蜂蜜拌匀即可饮服。

[桑葚杞枣膏] 用于治疗肝肾阴虚型头晕目眩、腰酸腿软：桑葚、枸杞子、大枣各 250 克，加水煎成膏，加白糖 500 克搅拌溶化而成。

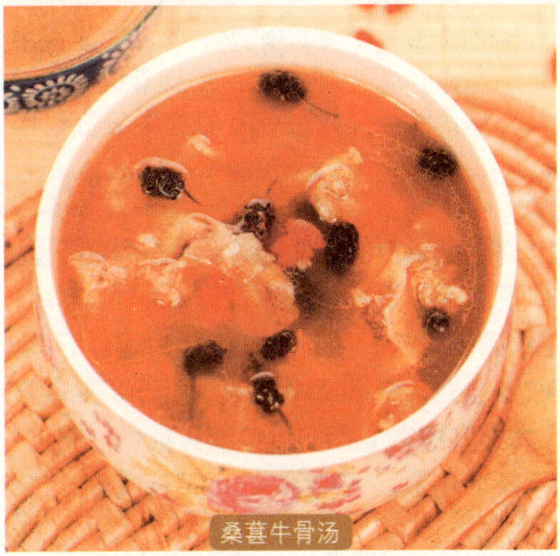

桑葚牛骨汤

黑木耳 *补气养血*

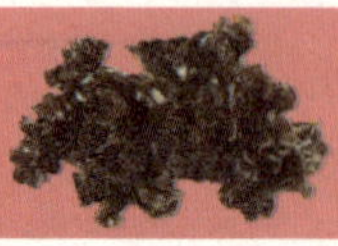

［本草概述］ 黑木耳具有补气、活血、滋润、强壮、通便之功效，对痔疮、胆结石、肾结石、膀胱结石等病症有食疗作用。黑木耳可防止血液凝固，有助于减少动脉硬化，经常食用则可预防脑卒中、心肌梗死等致命性疾病的发生。但慢性肠炎患者不宜食用。

◎本草养生秘方

［大枣黑木耳汤］ 用于治疗贫血、脾胃虚弱：将黑木耳20克洗净泡发，放进碗中，加适量水，大枣20枚、适量冰糖，放置蒸锅中蒸1小时即可。

［凉拌黑木耳］ 用于治疗便秘、肥胖、贫血：将黑木耳30克洗净泡发，用开水焯熟，撕块；再把少许黄瓜、胡萝卜洗净切丝，放进碗中，加上黑木耳及适量鸡精、盐、醋，拌匀即可。

［黑木耳粥］ 用于治疗脾胃虚弱、便秘、贫血：将黑木耳30克、大米50克，洗净泡发，放进锅中，加水，共煮成粥，待粥成，加适量冰糖、葱花即可。

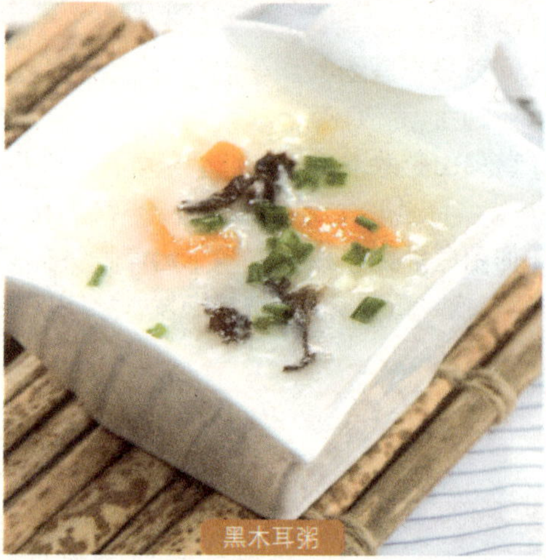

黑木耳粥

红糖 *疏肝益气*

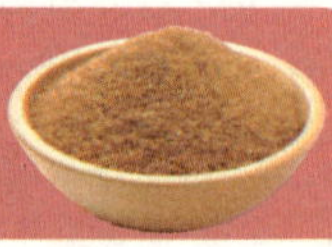

［本草概述］ 红糖具有补中养肝、止痛益气、调经和胃、和血化瘀、健脾暖胃的功效，对风寒感冒、脘腹冷痛、月经不调、产后恶露不尽、喘咳烦热、妇人血虚、食即吐逆等有食疗作用。红糖中含有较为丰富的铁质，有良好的补血作用。

◎本草养生秘方

［红糖当归益母草饮］ 用于治疗月经不调、贫血、血瘀头痛：当归30克、益母草8克、川芎5克，洗净，煎水取汁，加入红糖30克，搅拌化开即可。

［双花红糖饮］ 用于治疗面色晦暗、肝气郁结、月经不调：将月季花6克、玫瑰花5克、陈皮3克，分别洗净，煎水取汁，加入红糖，趁热服用。

［大枣红糖水］ 用于治疗面无血色、贫血、痛经：将大枣3枚洗净、去核，花生米去皮，用开水泡10分钟后，加入适量红糖，搅拌均匀即可饮用。

甲鱼

益气补虚

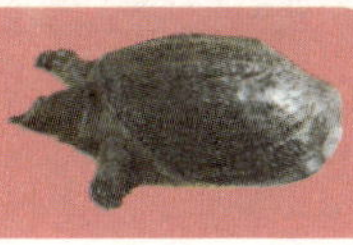

[本草概述] 甲鱼具有益气补虚、滋阴凉血、益肾健体、软坚散结等功效，对降低血胆固醇、防治高血压及冠心病具有一定的辅助疗效。此外，甲鱼肉及其提取物还能提高人体的免疫功能，对预防胃癌、淋巴性白血病，以及防治因放疗、化疗引起的贫血等功效显著。

◎本草养生秘方

[薏苡仁甲鱼汤] 用于治疗脾胃虚弱、血虚：将1只甲鱼洗净剁块，汆水，加上洗净的枸杞子20克，薏苡仁50克，加水，一起放进锅中，煮烂即可。

[山药桂圆炖甲鱼] 用于治疗肾虚腰痛、气血虚弱：先将甲鱼1只（约500克）洗净，剁块，汆水；再放入山药30克、桂圆肉20克，加适量水，一起放进炖盅，隔水炖熟。

乌鸡

滋阴补肾

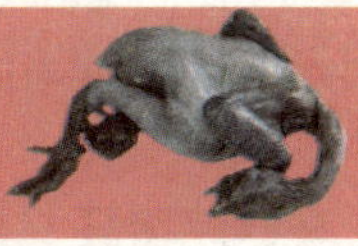

[本草概述] 乌鸡具有滋阴、补肾、养血、填精、益肝、退热、补虚的功效。乌鸡体内的黑色物质含铁、铜元素较高，对于病后、产后贫血者具有补血、促进康复的食疗作用。体虚血亏、肝肾不足、脾胃不健、感冒发热、咳嗽多痰、湿热内蕴者不宜食用。

◎本草养生秘方

[四物乌鸡汤] 用于治疗神疲乏力、面色苍白、血瘀：将乌鸡腿1只洗净，剁块，汆水，放进锅中，加上洗净的熟地黄15克、当归10克、川芎5克、白芍10克，加上清水，用大火煮沸再转小火煮半小时，调入调味料即可。

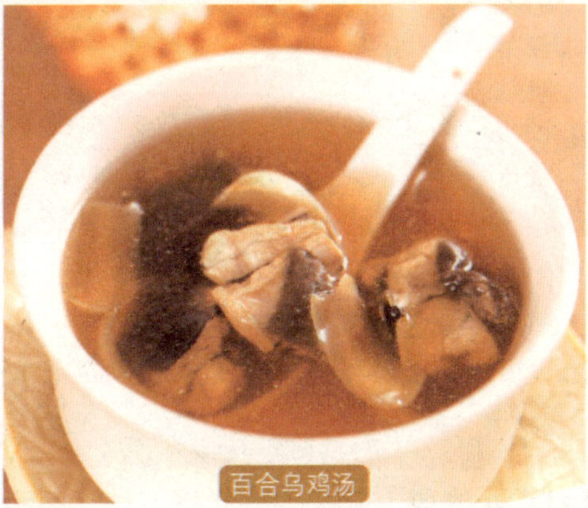

百合乌鸡汤

[当归三七乌鸡汤] 用于治疗面无血色、血瘀痛经、贫血：将乌鸡250克剁块，汆水，放进锅中，加入洗净砸碎的三七8克、当归20克，注水，用小火煮2小时，加调味料即可食用。

[百合乌鸡汤] 用于治疗脾胃虚弱、体虚、面无血色：百合洗净；生姜洗净切片；葱洗净切花；将乌鸡1只洗净，剁块，汆水，放进锅中，加水适量，下百合30枚、生姜1片、粳米适量，煮2小时，再加入葱花、调味品即可。

猪肝

养血补血

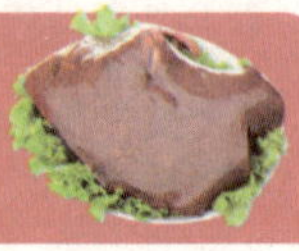

[本草概述] 猪肝具有预防眼睛干涩、疲劳的功效，还可调节和改善贫血患者的造血系统功能、排毒。猪肝中含有一般肉类食品中缺乏的维生素 C 和微量元素硒，能增强人体免疫力、抗氧化、防衰老。但高血压、肥胖、冠心病及高脂血症患者不宜多食。

◎本草养生秘方

[猪肝桑叶汤] 用于治疗视物不清、眼睛干涩、眼睛分泌物增多：将猪肝洗净，切片，放进锅中，注入清水，用大火煮开，放进桑叶 15 克稍煮即可服用。

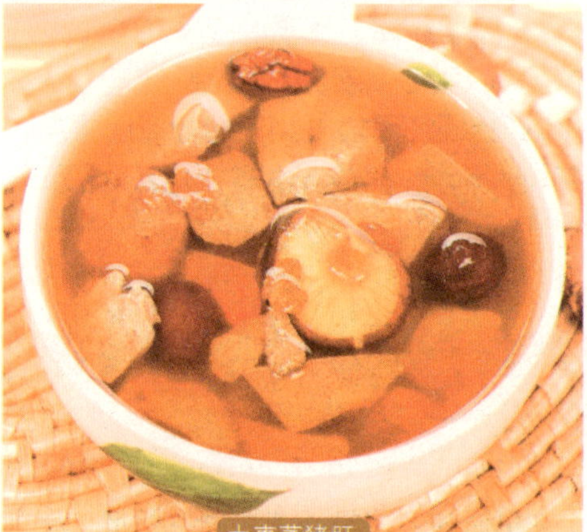

大枣蒸猪肝

[南瓜猪肝汤] 用于治疗脾胃虚弱、两眼干涩、夜盲症：先将南瓜 250 克去皮、瓤，洗净、切块；猪肝 250 克洗净、切片，放入锅中，加入南瓜和水，煮至瓜烂肉熟，加入调味料即可食用。

[玄参炖猪肝] 用于治疗目涩昏花、阴虚火旺：将玄参 15 克洗净，用纱布包好，与洗净的猪肝同炖 1 小时，加盐调味即可。

[大枣蒸猪肝] 用于治疗贫血、视力下降：猪肝 200 克，香菇 30 克，大枣 6 枚，生姜、枸杞子各适量。取全部食材，清水上蒸笼，蒸 3 小时即可食用。

红薯

补脾益肺

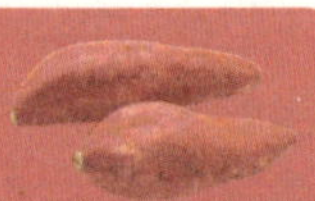

[本草概述] 红薯能供给人体大量的黏液蛋白、碳水化合物、维生素 C 和维生素 A 等，因此具有补虚乏、益气力、健脾胃、强肾阴等功效。常吃红薯，能防止肝脏和肾脏中的结缔组织萎缩，预防结缔组织病的发生。但胃及十二指肠溃疡、胃酸过多的患者不宜多食。

◎本草养生秘方

[红薯小米粥] 用于治疗食欲不佳、便秘、烦躁口渴：将红薯 20 克洗净，去皮切块；把小米 90 克泡发洗净，放进锅中，加水，用大火煮至米粒开花，再加入红薯，待粥成，加白糖即可。

[红薯粥] 用于治疗脾胃虚弱、便秘：将红薯 30 克去皮，洗净切块；再把大米 80 克洗净，浸泡 30 分钟后，放进锅中，加适量清水，用大火煮至米粒开花，再加入红薯煮至熟，调味即可食用。

本草秘方

适合男性的本草养生方

男性在社会和家庭的压力下，常常会出现各种毛病，所以男性养生，必先重视的即是“强壮筋骨”，正所谓“筋骨强壮，浑身力量”。

续断 *强筋健骨*

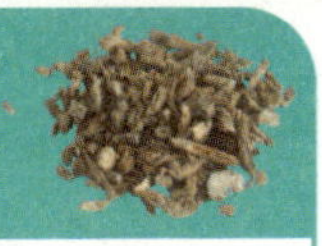

[本草概述] 续断性微温，味苦、辛，归肝、肾经，具有补肝肾、续筋骨、调血脉等功效。有抗骨质疏松、促进骨损伤愈合、增强免疫功能等药用价值。尤其适用于男性腰背酸痛、肢节麻痹、足膝无力、胎漏、崩漏、带下异常、遗精、跌打损伤、金疮痔漏者。

◎本草养生秘方

[续断五加皮汤] 用于治疗慢性腰痛：川续断15克、骨碎补15克、狗脊15克、制川乌6克、刺五加皮15克洗净，放进锅中，加适量水，大火煮沸，再用中火煎煮，去渣取汤，待温后饮用。

[续断淫羊藿汤] 用于治疗腰膝酸软、风湿骨痛：川续断20克、淫羊藿8克，放进锅中，加适量水，用中火熬煮，去渣取汤，待温后饮用。

[续断粥] 用于治疗腰膝酸软、足膝无力：将续断10克洗净，水煎取汁，加入100克洗净的大米，放进锅中加适量水，先用大火煮沸，再用小火共煮成粥；待粥熟时，加适量白糖，再煮一二沸即可。

[桃仁续断粥] 用于治疗腰背酸痛、足膝无力：将桃仁10克、续断、苏木及乳香15克洗净，煎水取汁，再与洗净的粳米100克放进锅中，加适量水，先用大火煮沸，再用小火共煮成粥，加盐即可。

蛤蜊 *滋阴润燥*

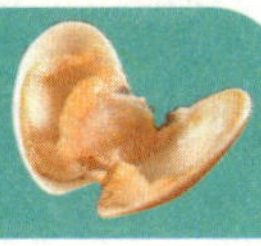

[本草概述] 蛤蜊可滋阴润燥，能用于五脏阴虚消渴、干咳、失眠、目干等病症的调理和治疗，对淋巴结肿大、甲状腺肿大也有较好疗效。蛤蜊含蛋白质多而含脂肪少，适合血脂偏高或高胆固醇血症者食用。蛤蜊宜与豆腐、绿豆芽、韭菜、槐花搭配食用。

◎本草养生秘方

[蛤蜊肉炒韭菜] 用于治疗阴虚盗汗：韭菜50克洗净，切段；将蛤蜊肉100克洗净，放进炒锅中，再加入韭菜、盐，翻炒至肉熟即可。

[蛤蜊川芎汤] 用于治疗身体虚弱：将川芎10克放进锅中，加适量水，煎水取汁；土豆200克和胡萝卜150克洗净，去皮，切块；将蛤蜊肉200克洗净，放进锅中，再加入川芎、胡萝卜，用大火煮沸，小火煮至肉熟烂，加盐，即可食用。

[瘦肉蛤蜊汤] 用于治疗脾胃虚弱、食欲不佳：蛤蜊250克洗净；瘦肉200克洗净，切块，用酒拌匀，备用；再将蛤蜊和瘦肉一起放进锅中，加入适量水、生姜，先用大火煮沸，再用中火煮15分钟，最后加盐调味，撒上葱花即可。

牛大力 *补肾强筋*

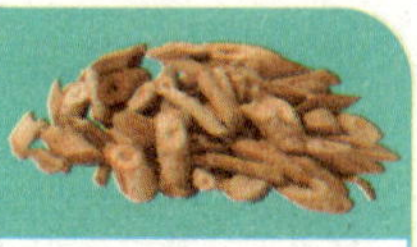

[本草概述] 牛大力为民间常用的强筋健骨药材，具有补气血、壮阳、强筋骨的功效。尤其适用于阳痿、下肢软弱无力者、风湿筋骨痛及关节痛者食用。牛大力含有生物碱，具有扩张血管、促进血液循环的功效。血少燥热者不宜食用。

◎本草养生秘方

[牛大力大枣汤] 用于治疗双膝酸软乏力：大枣洗净去核；将牛大力 20 克和大枣 5 枚放进锅中，加适量水，煎煮半小时即可。

[杜仲牛大力汤] 用于治疗腰膝酸软：将牛大力 20 克和杜仲 15 克洗净，放进锅中，加适量水，煎水取汁。

[牛大力猪腱汤] 用于治疗腰膝酸软：将花生仁 50 克洗净；把牛大力 20 克与猪腱 250 克洗净、切块，放进锅中，加入蜜枣 2 枚、花生仁 10 枚和适量水，用大火煮沸，再用小火熬煮成汤，加盐即可。

[牛大力猪骨汤] 用于治疗腰背酸痛、腰肌劳损：将猪脊骨 600 克洗净，切块，再与牛大力 50 克一起放进锅中，先用大火煮沸，再用小火煮 1 小时，加盐即可。

[牛大力栗子汤] 功效：健脾化湿、祛风化痰、舒筋活络：将牛大力 50 克洗净，放进锅中，加适量水，煎水取汁；栗子 100 克洗净，去壳，放进锅中，加适量水和牛大力汁，用中火煮至栗子熟烂，最后加盐调味即可食用。

骨碎补 *活血壮筋*

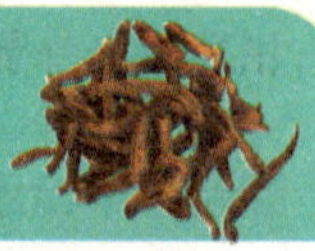

[本草概述] 骨碎补性温，味苦，归肾、肝经，具有补肾壮筋、活血镇痛的功效。尤其适用于肾虚腰痛、风湿痹痛、耳鸣耳聋的男性。此外，也可治耳鸣、足膝痿弱。临床上，也用于改善风湿性腰腿疼痛、瘀肿疼痛等。由实火、血虚等所致的牙痛者不宜用；阴虚及无瘀血者慎服。

◎本草养生秘方

[骨碎补川芎散] 用于治疗跌打肿痛：骨碎补 65 克，川芎 20 克，三七粉 15 克，冰片 20 克，研细末，用开水冲泡，待温即可服用。

[杜仲骨碎补酒] 用于治疗腰膝酸软、风湿骨痛：杜仲和骨碎补各 200 克，洗净，装进密封罐中，用黄酒 500 毫升浸泡 15 日，即可饮用。

[骨碎补猪腰汤] 用于治疗肾虚型腰膝酸软：将骨碎补 6 克洗净，放进锅中，加适量水，煎水取汁；再把猪腰 1 个洗净，去内膜，切块，与骨碎补汁一起放进锅中，先用大火煮沸，再用小火煮至猪腰熟透，加盐即可。

肉苁蓉 *温肾补阳*

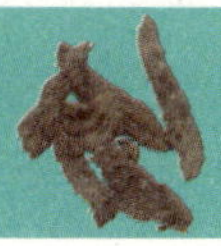

[本草概述] 肉苁蓉性温，味甘、咸，归肾、大肠经，是温肾补阳的珍贵药材，具有补肾阳、益精血、润肠通便的功效，对治疗男子阳痿、腰膝酸软、筋骨无力、肠燥便秘等病症有一定的食疗作用。又可治疗肾虚，对肾虚型精神不振、体倦、腰酸的患者尤为适宜。

◎本草养生秘方

[肉苁蓉茶] 用于治疗便秘、倦怠乏力：肉苁蓉 5 克、当归 5 克洗净，沥干，晒干后切碎或研粉，用刚沸的水 150 毫升冲调，待温即可服用。每日早晚空腹服用，连服 3 周。

[苁蓉菟丝子汤] 用于治疗肾虚阳痿：肉苁蓉、菟丝子、蛇床子、五味子、远志、续断、杜仲各 10 克，放进锅中，加适量水，用大火煮开，再用小火煮 20 分钟，待温之后即可服用。

[肉苁蓉鸡汤] 用于治疗神经衰弱、肾阳虚：将黑公鸡 1 只除杂洗净，入沸水中汆去血水，捞出；再将鸡与肉苁蓉 30 克一起放进砂锅中，用大火煮沸，再用中火煮 2 小时，加盐、葱、姜即可。

巴戟天 *补肾壮阳*

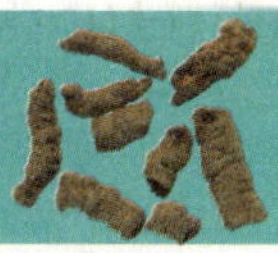

[本草概述] 巴戟天性微温，味辛、甘，归肝、肾经，具有补肾阳、壮筋骨、祛风湿的功效，对男子阳痿遗精、风寒湿痹、腰膝酸痛等常见病症有一定的食疗作用。火旺泄精、小便不利者忌服。虽可用于治疗肾阳亏损而致的阳痿、腰痛等，但其强筋骨、逐寒湿之力更好，适用于寒湿困于下焦及腰膝诸症。

◎本草养生秘方

[巴戟天药丸] 用于治疗腰膝疼痛：巴戟天 45 克，牛膝 90 克，羌活、桂心、五加皮、炮姜各 45 克，杜仲 60 克，共为细末，酒糊为丸，如梧子大，每次 30 丸饭前服，每日 2 次。

[巴戟天煲海参] 用于治疗遗精早泄、腰膝酸软：将海参 300 克洗净，汆烫后切块；胡萝卜 80 克洗净，切块；巴戟天 10 克洗净，放进锅中，再加入海参、胡萝卜、黄豆及适量清水，用大火煮沸，再用中火煮 1 小时，加盐即可食用。

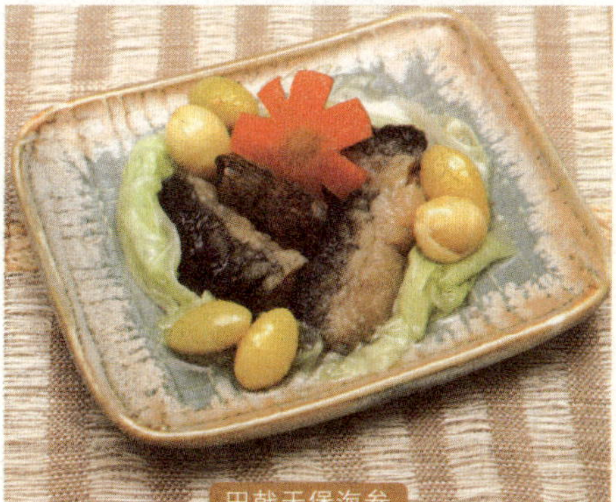

巴戟天煲海参

锁阳 *补阳益阴*

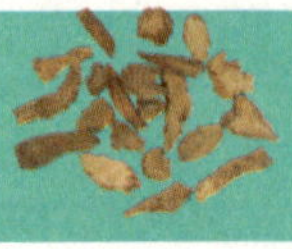

[本草概述] 锁阳性温，味甘，归肝、肾、大肠经，是补肾壮阳的常用药，具有润肠通便的功效。锁阳能够促进人体细胞再生和新陈代谢，增强免疫调节能力。尤其适用于阳痿早泄、气弱阴虚、大便燥结、腰膝酸软、疲乏无力、不育、失眠健忘等。泄泻及阳易举而精不固者忌用。

◎本草养生秘方

[锁阳枸杞子甘草饮] 用于治疗体虚、阳痿：锁阳、枸杞子各 10 克，甘草 5 克，洗净，放进锅中，用中火煮 20 分钟，待温即可服用。

[熟地锁阳方] 用于治疗腰膝酸软、肾虚精亏：锁阳 15 克、熟地黄与龟板洗净，放进锅中，用中火煮 20 分钟，待温即可服用。

[锁阳粳米粥] 用于治疗阳痿、腰膝酸软：将锁阳 30 克洗净切碎，与洗净的粳米 50 克放进锅中，加适量水，先用大火煮沸，再用小火煮成粥，加盐即可。

[锁阳核桃粥] 用于治疗肾虚阳痿、腰膝酸软：将锁阳 15 克洗净，放进锅中，加适量水，煎水取汁；把核桃仁 15 克捣碎，与洗净的粳米 100 克一起放进锅中，加入锁阳汁和水，先用大火煮沸，再用小火煮至粥成，加盐调味，待温即可食用。

[锁阳酒] 功效：益精壮阳、养血强筋。用玻璃瓶将锁阳 30 克浸泡在 38 度 500 毫升的白酒中，10 日后即可饮用。

淫羊藿 *补益肾阳*

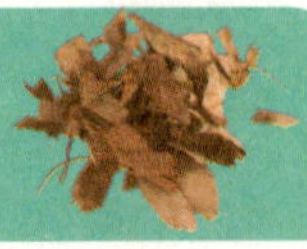

[本草概述] 淫羊藿又名仙灵脾，性温，味辛、甘，归肝、肾经，具有补肾壮阳、祛风除湿、益气强心等功效。尤其适用于男子不育、阳痿不举、早泄遗精、腰膝无力、风湿痹痛、四肢不仁等。还可提高性功能、保健、抗衰老。阴虚火盛、五心烦热、多梦遗精、性欲亢进者忌用。

◎本草养生秘方

[熟地淫羊藿酒] 用于治疗腰膝无力、四肢麻木：将熟地黄 30 克和淫羊藿 50 克洗净，切块，用纱布包好，放进 500 毫升白酒里浸泡 14 日，即可饮用。

[淫羊藿川芎汤] 用于治疗关节疼痛：淫羊藿 6 克、川芎 9 克，洗净，放进锅中，加适量水，煮 20 分钟，待温即可服用。

[淫羊藿仙茅粥] 用于治疗肾阳虚型阳痿：将淫羊藿 9 克和仙茅 4 克放进锅中，加适量水，煎水取汁；把粳米 100 克洗净，放进锅中，加入药汁和适量水，用大火煮开，再用小火煮至粥成，加冰糖，待温即可食用。

益智 *温脾暖肾*

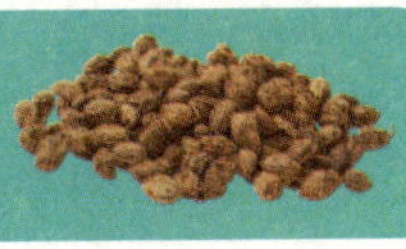

[本草概述] 益智性温，味辛，归脾、肾经，具有温脾暖肾、固气涩精等功效。尤其适用于多唾遗精、小便余沥、中焦虚寒、夜尿频繁等常见病症。益智能温补脾肾，可用于遗精、尿频、遗尿及虚寒泄泻等。阴虚火旺或因热而患遗滑、滑泄、崩漏、带下者忌服。

◎本草养生秘方

[益智金樱子汤] 用于治疗肾阳虚型遗尿：取益智 9 克、金樱子 6 克、乌药 5 克，放进锅中，加适量水，用中火煮 20 分钟，待温即可服用。

[白术益智汤] 用于治疗脾气虚寒：白术、益智各 15 克，大枣 4 枚，水煎服。

[猪肚益智仁] 用于治疗肾气不足型遗尿：将 1 个猪肚洗净，切块，15 克益智塞进猪肚中，放进锅中，加适量水，先用大火煮沸，再用中火煮至猪肚熟烂，加盐，待温即可食用。

[白术益智饼] 用于治疗脾胃虚寒：将白术 20 克和益智 20 克碾碎成粉末，生姜捣汁；药末同适量面粉、白糖 50 克和匀，加入生姜汁和清水和匀，做成小饼即可蒸熟食用。

[益智茯苓粥] 益脾，暖肾，固气：将糯米 50 克洗净；益智 30 克、茯苓 30 克，洗净，一同放进锅中，加适量水，煎水取汁；把糯米放进锅中，加上适量水和药汁，用大火煮沸，再用小火煮至粥成，待温即可食用。

补骨脂 *补肾助阳*

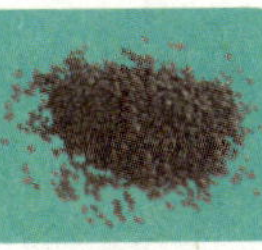

[本草概述] 补骨脂性温，味辛、苦，归肾、脾经，具有补肾助阳的功效。尤其适用于肾阳不足、下元虚冷、腰膝冷痛、阳痿、尿频、肾不纳气等。外用可治疗白癜风。阴虚火旺、内热烦渴、眩晕气虚、二便秘结者禁用。

◎本草养生秘方

[补骨脂杜仲丸] 用于治疗肾虚腰痛、起坐艰难：补骨脂、炒杜仲各 120 克，洗净，沥干；核桃仁 90 克，青盐 30 克。将药研末拌匀，炼蜜为丸，每丸重 9 克。每次 1 丸，温水送服即可。

[补骨脂核桃仁散] 用于治疗肾阳虚：补骨脂 50 克，核桃仁、杜仲各 30 克，共研细末，每次服 9 克。

[补骨脂山药瘦肉汤] 用于治疗顽固性遗尿：补骨脂 12 克、山药 15 克、益智 10 克、鸡内金 10 克，洗净，放进锅中，加适量水，煎水取汁；再把瘦肉 100 克洗净，放进锅中，倒入药汁，用大火煮沸，再用小火煮至肉熟，加盐即可。

栀子 *清热泻火*

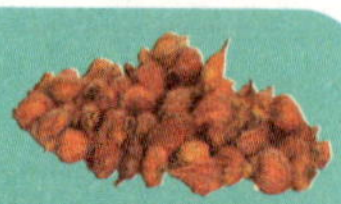

[本草概述] 栀子性寒，味苦，归心、肺、三焦经，具有泻火除烦、清热利湿、凉血解毒等功效，对于热病、虚烦不眠、淋病、消渴等病症有一定的食疗作用。受凉感冒、阳虚体质、脾胃虚寒、腹泻便溏、寒性胃痛腹痛等病症患者忌食。

◎本草养生秘方

[栀子豉汤] 用于治疗虚烦不得眠、胸脘痞闷：栀子 9 克，淡豆豉 4 克，水煎服。

[栀子粥] 用于治疗目赤肿痛、心火盛：将栀子仁 5 克碾成细末，与洗净的粳米 100 克放进锅中，加适量水，用大火煮沸，再用小火共煮成粥，加上适量白糖，调匀，待温即可食用。

[莲子栀子茶] 用于治疗心火盛：用莲子 30 克、栀子 15 克，加适量冰糖，水煎，食用。

[香附栀子粥] 疏肝理气、清热泻火：将香附 6 克、栀子 10 克洗净，放进锅中，加适量水，煎水取汁；再将粳米 100 克洗净，放进锅中，加适量水和药汁，用大火煮沸，再用小火煮至粥成，待温即可食用。

钩藤 *平肝息风*

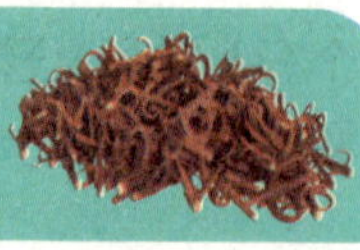

[本草概述] 钩藤性凉，味甘，归心包、肝经，具有清热平肝、息风定惊的功效，对成年人血压偏高、头晕目眩、中风瘫痪、口眼㖞斜等病症有一定的食疗作用。体虚者勿用；无火者忌服。钩藤有镇静和抗惊厥、降压、镇静等作用。

◎本草养生秘方

[钩藤饮] 用于治疗头晕目眩、高血压：钩藤 15 克，水煎服。

[钩藤首乌汤] 用于治疗高血压、头晕：制何首乌 30 克、钩藤 20 克洗净，放进锅中，加适量水，煮 20 分钟，最后加上少许白糖，待温即可服用。

[天麻钩藤汤] 用于治疗头晕目眩、神经衰弱：天麻 5 克，钩藤 6 克，绿茶 9 克，洗净，煎水取汁。

[菊花钩藤决明茶] 清热平肝、降血压：白菊 6 克、钩藤 6 克、生山楂 10 克、决明子 10 克洗净，放进锅中，加适量水，煮 20 分钟，最后加冰糖适量，搅拌均匀，待温即可服用。

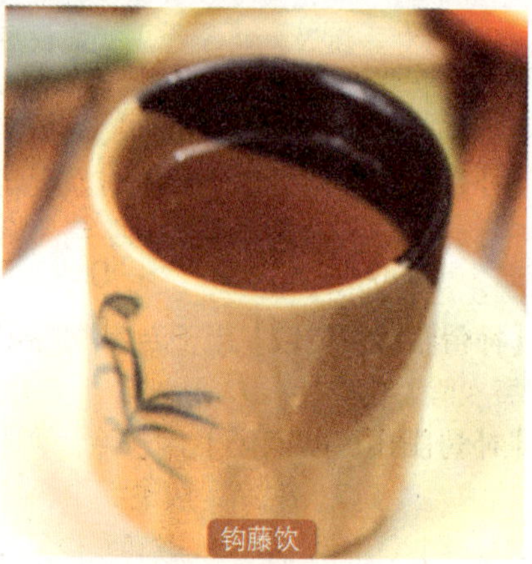

钩藤饮

菊花 *清肝明目*

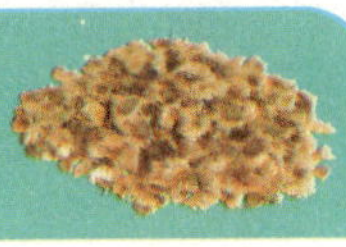

[本草概述] 菊花性微寒，味甘、苦，归肺、肝经，是解热明目之佳品。以花朵完整、颜色鲜艳、气清香、无杂质者为佳，具有疏风、清热、明目、解毒的功效，对头痛、眩晕、目赤、心胸烦热等病症有一定的食疗作用。气虚胃寒、食少泄泻患者宜少用。

◎本草养生秘方

[菊花茶] 用于治疗肝火旺盛、头昏脑涨：将菊花 15 克洗净，用开水冲服即可。

[菊花山楂茶] 用于治疗风热头痛、咳嗽有痰：菊花、茶叶各 10 克，山楂 15 克，一同放入杯中，用沸水冲泡，加盖闷 5 分钟即可饮用。

[菊花排骨汤] 用于治疗肝火旺盛型两眼干涩：将菊花 50 克洗净，煎水取汁；再将排骨 500 克洗净，斩块，放进锅中，与菊花汁一起熬煮成汤，加盐即可。

牛肉 *补脾益气*

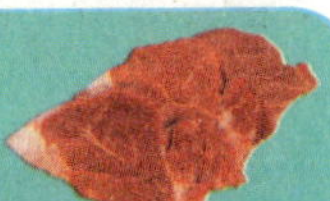

[本草概述] 牛肉具有补脾胃、益气血、强筋骨的功效，对虚损羸瘦、消渴、脾弱不运、癖积、水肿、腰膝酸软、久病体虚、面色萎黄、头晕目眩等病症有食疗作用。牛肉不宜与生姜、白酒、鲶鱼、红糖、橄榄、板栗、田螺同食。

◎本草养生秘方

[参芪炖牛肉] 用于治疗腰膝酸软、反复感冒：将党参 20 克、黄芪洗净，切段；牛肉 250 克洗净，切块；再将所有材料一起放进砂锅中，加适量水，大火烧开，加生姜丝，慢火炖至牛肉煮烂，加盐即可。

[山药枸杞子牛肉汤] 用于治疗形体消瘦、脾胃虚弱：将牛肉 500 克洗净，切块汆水；山药 600 克洗净，去皮切块；再把牛肉放进锅中，加适量水，小火煮 1 小时，加入山药块、枸杞子 10 克煮 20 分钟，加盐和香菜调味即可。

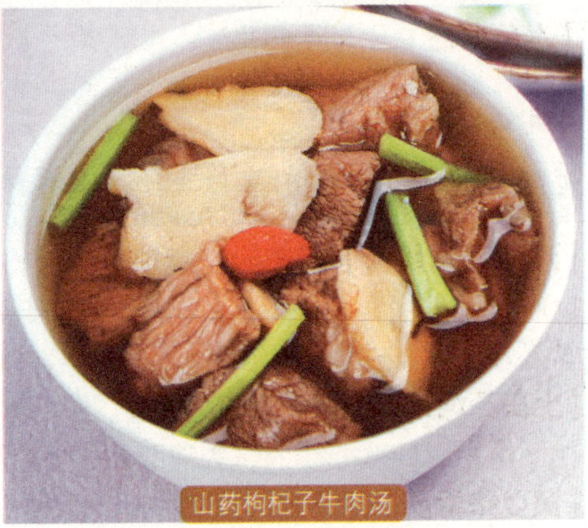

山药枸杞子牛肉汤

羊肉 *益气补虚*

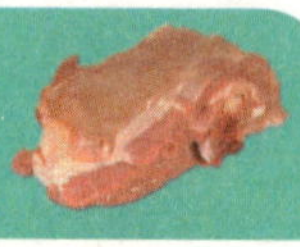

[本草概述] 羊肉具有益气补虚、散寒去湿的功效。尤其适宜 于男性补肾壮阳，有一定的食疗作用。寒冬常吃羊肉，可益气补虚、促进血液循环、增强御寒能力。羊肉不宜与乳酪、荞麦、豆瓣酱、南瓜、食醋、竹笋搭配食用。

◎本草养生秘方

[栗子羊肉汤] 用于治疗肝肾不足：将羊肉150克洗净，切块；栗子30克去壳，洗净切块；锅内加适量水，放入羊肉、栗子、枸杞子20克，大火烧沸，改用小火煮20分钟，加盐即可。

[白萝卜煲羊肉] 用于治疗畏寒肢冷：将羊肉350克洗净，切块汆水；白萝卜100克洗净，去皮切块；炖锅中火注水，烧沸后加入羊肉块、白萝卜块、生姜10克和枸杞子适量，用小火炖2小时，加盐即可。

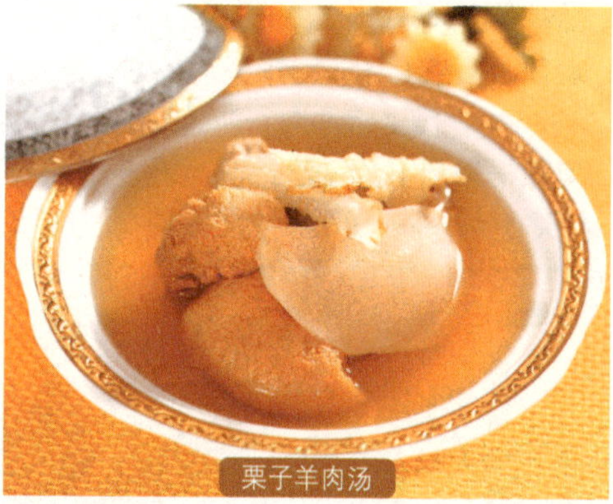

栗子羊肉汤

猪骨 *养血健骨*

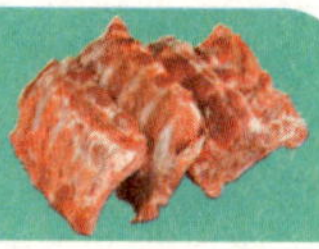

[本草概述] 猪骨具有补脾、润肠胃、生津液、丰肌体、泽皮肤、补中益气、养血健骨的食疗作用。肠胃炎感染者、感冒者，不宜食用。猪骨不宜与甘草搭配食用，否则易引起中毒。

◎本草养生秘方

[两面针猪骨汤] 用于治疗腰部酸痛：将两面针100克洗净，备用；再把猪骨头（约500克）洗净，切块汆水，与两面针一起放进锅中，加适量水，用大火煮沸，再用小火煮1小时，加盐即可。

[土茯苓炖猪骨] 用于治疗止虚汗、解口渴：将猪骨500克洗净，切块汆水，放进锅中，加适量水，炖煮1小时，去渣取汁：加入洗净的土茯苓100克，小火煮10分钟即可。

[黄豆猪骨汤] 用于治疗烦热失眠、大便干结：将黄豆90克洗净，浸泡；蚝豉60克洗净；再把猪骨250克洗净，切块汆水；将所有材料一起放进锅中，加入清水，用大火煮沸，再用小火煮2小时，加盐即可。

猪腰 *益精固肾*

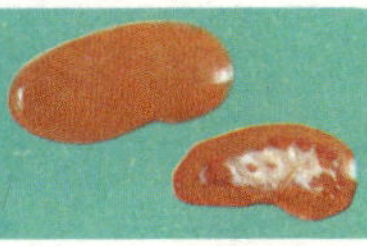

[本草概述] 猪腰性平，味甘、咸，归肾经，具有补肾益精、利水壮腰的功效，主治肾虚腰痛、遗精盗汗、产后虚羸、身面浮肿等。尤其适用于男性肾虚腰痛、遗精盗汗等。猪腰不宜与茶树菇同食，会影响营养的吸收。高血压、高脂血症患者忌食。

◎本草养生秘方

[三子炖猪腰] 用于治疗腰酸不适、夜尿多：将菟丝子 20 克、桑葚 30 克、韭菜子 10 克，洗净，放进锅中，加适量水，煎水取汁；把猪腰 2 个洗净，去内膜，切厚片；将所有材料放入炖盅内，加药汁，先用大火煮沸，再用小火炖 3 小时，加盐即可。

[猪腰汤] 用于治疗腰部酸软钝痛、腿膝无力：将杜仲 15 克、补骨脂 10 克，洗净，放进锅中，加适量水，煎水取汁；猪腰 1 对洗净，去内膜，切块；将猪腰和药汁一起煎煮，加盐即可。

海参 *补肾益精*

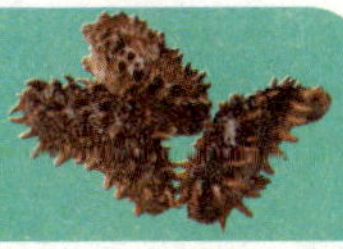

[本草概述] 海参营养价值极高，是菜中珍品，具有降火滋肾、通肠润燥、补肾益精、壮阳疗痿的功效。海参具有提高记忆力、延缓性腺衰老，防止动脉硬化、预防糖尿病，以及抗肿瘤等作用，尤其适用于男性强腰壮骨。

◎本草养生秘方

[海参煲鸭汤] 用于治疗肾阴亏虚、肝肾不足之腰膝酸软：将老鸭 1 只洗净，去毛除杂，切块；再与海参 200 克一起放进锅中，加适量水，用大火煮沸，再用小火慢炖，待鸭肉熟时，加盐即可。

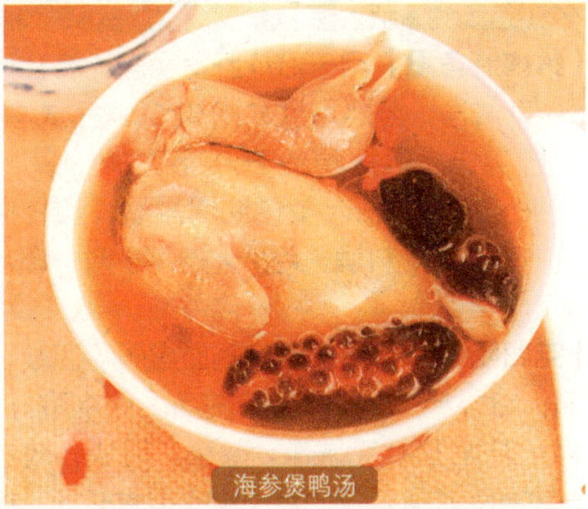

海参煲鸭汤

[海参鸽蛋汤] 用于治疗精血亏损、腰腿酸软：将鸽蛋 10 个煮熟去壳，再与洗净的海参 150 克、肉苁蓉 20 克、大枣 4 枚一起放进瓦锅里，加适量水，先用大火煮沸，再用小火煲 3 小时，加盐即可。

[海参羊肉汤] 用于治疗肾阳不足、腰膝发冷：将羊肉 120 克洗净，切块汆水；再与洗净、水发的海参 25 克一起放进锅中，加适量水，先用大火煮沸，再用小火煮至羊肉熟，加盐、姜即可食用。

虾 *滋补肾阳*

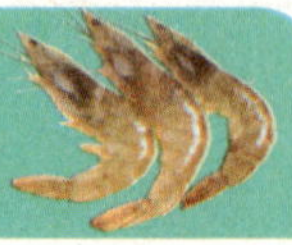

[本草概述] 虾具有补肾、壮阳、通乳之功效。尤其适用于阳痿体倦、腰痛腿软、筋骨疼痛、失眠不寐等。

◎本草养生秘方

[米酒大虾] 用于治疗肾气不足：将对虾 300 克去肠、去壳，洗净后放入适量米酒中浸泡 15 分钟，然后取出对虾，与生姜一起入锅爆炒，炒至虾熟，加盐调味即可。

[泥鳅虾汤] 用于治疗肾阳虚：将泥鳅 200 克洗净，剖除内脏，切块；虾 30 克洗净，去除泥肠；再把泥鳅与虾加入砂锅，加水，用大火煮沸，再用小火煮 1 小时，待熟时，加盐，待温即可食用。

[韭菜炒虾仁] 用于治疗遗精、阳痿：先将鲜虾 250 克去肠、去壳，洗净，备用；再将生姜 3 片放入锅中爆香，然后放虾，至八分熟时，放入洗净切段的韭菜 150 克，略炒，加盐即可。

鳝鱼 *养血祛风*

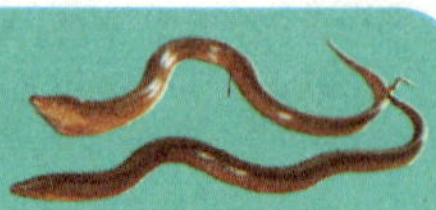

[本草概述] 鳝鱼具有补气养血、祛风湿、强筋骨等功效，还可用于辅助治疗面部神经麻痹、中耳炎、乳房肿痛等病症，对男性壮阳有一定的食疗作用。瘙痒性皮肤病、支气管哮喘者不宜食用。

◎本草养生秘方

[猪肉鳝鱼羹] 用于治疗肝肾两虚：将杜仲 15 克洗净，煎水取汁；猪肉 100 克洗净，剁成肉末；再把鳝鱼 250 克洗净，除杂，切块，与肉末一起放进油锅内炒，加杜仲汁、葱、姜、料酒，用小火煮 1 小时，调味即可。

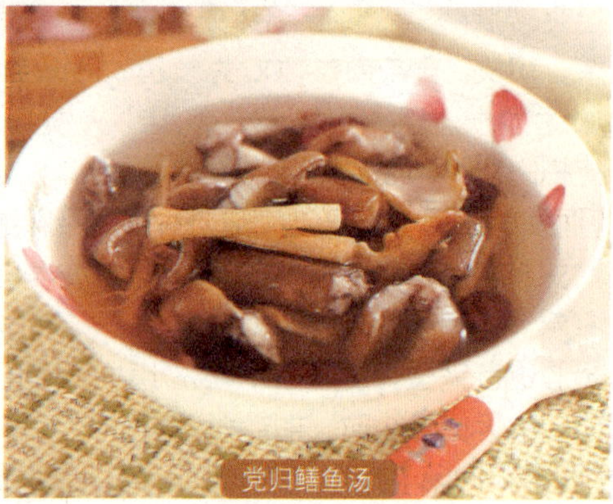

党归鳝鱼汤

[党归鳝鱼汤] 用于治疗气血虚弱、四肢疼痛：将党参 15 克、当归洗净，煎水取汁；再把鳝鱼 500 克洗净，除杂，切块，放进砂锅中，加入药汁，用小火一起煮成汤，加盐和葱、姜即可。

[鳝鱼黄芪汤] 用于治疗风湿腰腿痛：将黄芪 20 克洗净，煎水取汁；再把鳝鱼 250 克洗净，除杂，切块，放进锅中，与黄芪汁一起用慢火煮半小时，加入适量黄酒，即可。

本草秘方 适合孕产妇的本草养生方

人体在生命的不同阶段，对营养的需求也是不同的，针对不同生理时期应采取相应的营养措施，可以有效地提高身体素质。本章从备孕期、孕早期、孕中期、孕晚期、产褥期等不同阶段，根据每一个阶段孕产妇的一般特点，分别在饮食方面和食用本草方面进行详细的分析，以便真正做到在日常饮食中规避这些食物，从而确保孕产妇的身体健康，孕育健康、聪明的宝宝。

猪肉 *滋阴润燥*

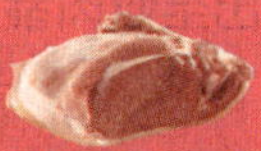

［本草概述］ 猪肉具有滋阴润燥、补虚养血的功效，对消渴羸瘦、便秘的备孕者有一定的食疗作用。

◎本草养生秘方

［猪肉鳝鱼羹］ 用于治疗脾虚患者：将鳝鱼 250 克除杂、洗净切块；猪肉 100 克洗净，剁成肉末，放入油锅里炒，再加入鳝鱼、葱、姜、料酒和适量水，煮沸后加盐即可。

［白菜炒猪肉］ 用于治疗体虚患者：将白菜 300 克洗净切段；把适量猪肉洗净，剁成肉末；将白菜放进油锅里炒至八成熟，再加入猪肉末炒至肉熟，加盐即可。

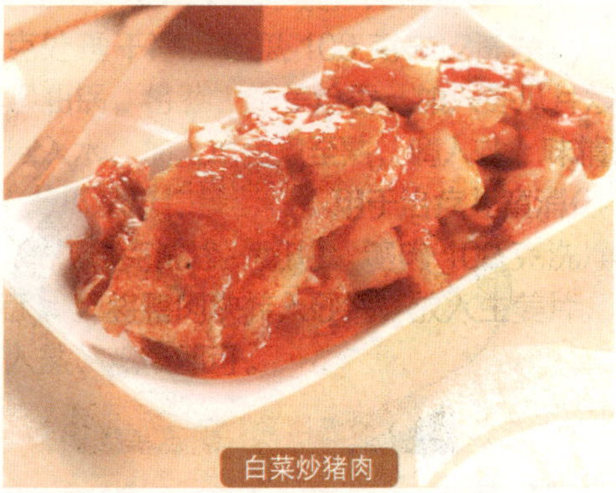

白菜炒猪肉

猪蹄 *补虚填精*

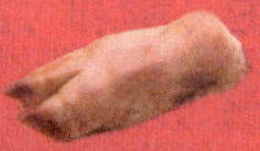

［本草概述］ 猪蹄被称为“美容之品”，具有补虚弱、填肾精等功效，还可改善贫血，对于产褥期妇女有一定的食疗作用。

◎本草养生秘方

［花生猪蹄汤］ 用于治疗乳汁不通：将猪蹄 1 只洗净，切块汆水；花生 30 克用温水泡半小时；净锅上火，倒入水，加入猪蹄、花生煲 1 小时即可。

［百合猪蹄汤］ 用于治疗乳汁不通：将水发百合 125 克洗净，西芹 100 克洗净切段，猪蹄 175 克洗净斩块；净锅上火，倒入清汤、盐、葱、姜、猪蹄烧开，再加入其他材料煲熟。

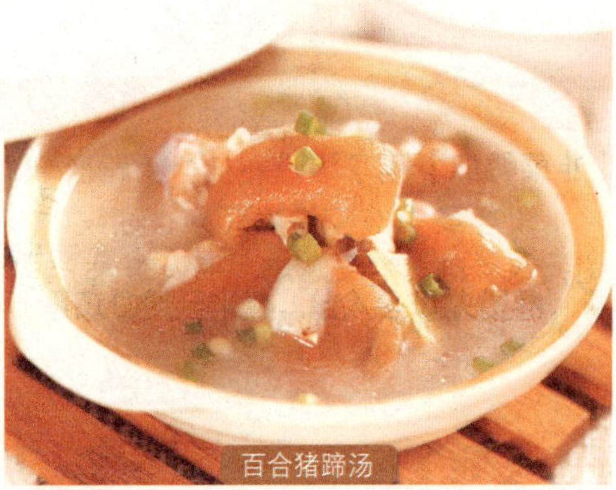

百合猪蹄汤

鸭肉 *滋阴清热*

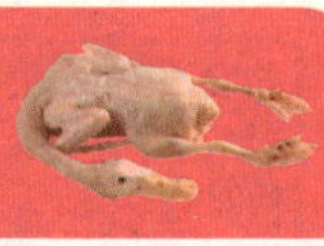

[本草概述] 鸭肉具有养胃滋阴、清肺解热、大补虚劳、利水消肿之功效。

◎本草养生秘方

[老鸭莴笋枸杞子煲] 用于治疗免疫力低下、便秘：莴笋 250 克去皮，洗净切块；老鸭 150 克处理干净，斩块汆水；共入锅，加入水、盐、葱、姜、蒜煲熟即可。

[老鸭大枣猪蹄煲] 用于治疗食欲不振：将老鸭 250 克和猪蹄 1 个分别处理干净，斩块汆水；大枣 4 枚清洗干净；净锅上火，倒入水，调入盐，加入老鸭、猪蹄、大枣煲至熟即可。

鸡肉 *温中益气*

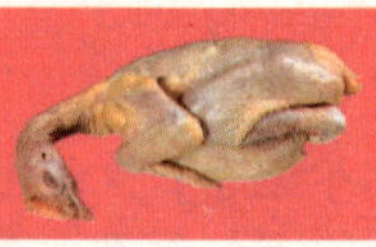

[本草概述] 鸡肉具有温中益气、补精填髓、益五脏、补虚损、健脾胃、强筋骨的功效。

◎本草养生秘方

[松仁鸡肉炒玉米] 用于治疗体质虚弱的患者：将鸡肉 150 克洗净，切丁；锅上火放油，加入鸡肉和松仁 50 克翻炒，再放入玉米粒 50 克、黄瓜丁、胡萝卜丁，煸炒片刻，加盐调味即可。

鸭血 *清热解毒*

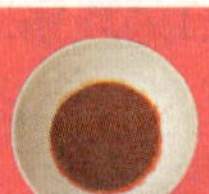

[本草概述] 鸭血具有滋阴补血、清热解毒的作用，对备孕者有一定的食疗作用。平素脾阳不振、寒湿泻痢之人忌食。

◎本草养生秘方

[韭菜鸭血] 用于治疗贫血：将鸭血 200 克洗净焯水；韭菜 100 克洗净切末；油锅中加花生油，倒入水，调入盐、鸡精，加入鸭血、枸杞子煲至入味，撒上韭菜段即可。

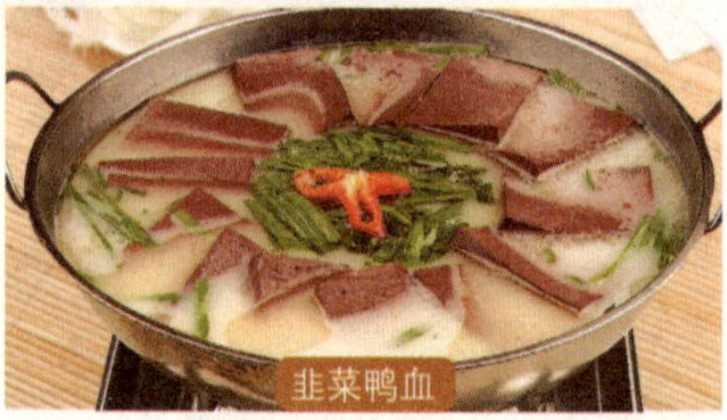

韭菜鸭血

鸽肉 *补肾益气*

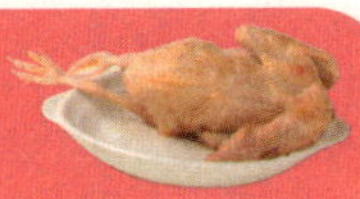

[本草概述] 鸽肉具有补肾、益气、养血之功效。食积胃热、先兆流产、尿毒症、体虚乏力患者忌食。

◎本草养生秘方

[鸽子银耳胡萝卜汤] 用于治疗消化不良：将1只鸽子洗净，剁块汆水；20克水发银耳洗净，撕成小朵；汤锅上火，倒入水，加入鸽子、胡萝卜20克、水发银耳，调入盐，煲至熟即可。

带鱼 *补气养血*

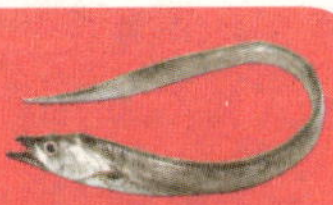

[本草概述] 带鱼具有暖胃、泽肤、补气、养血、健美，以及强心补肾、舒筋活血、消炎化痰、消除疲劳之功效。

◎本草养生秘方

[家常烧带鱼] 用于治疗体虚、贫血：将带鱼800克洗净切块，加盐、料酒腌制5分钟，再抹一些淀粉，下油锅炸至金黄色；取出带鱼，加水适量，加葱白、蒜片稍煮即可。

青鱼 *健脾养胃*

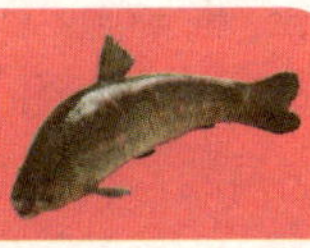

[本草概述] 青鱼具有补气、健脾、养胃、祛湿、祛风、利水等功效。青鱼中还含有丰富的钾、硒、钙，可促进胰岛素分泌，调节血糖水平。

◎本草养生秘方

[荆沙鱼糕] 用于治疗水肿：将青鱼1条处理干净，切块后打成蓉；鸡蛋4个取蛋清，肥肉丝200克、鱼茸、盐、生姜末和葱花搅匀，蒸40分钟；取出切片摆盘即可。

[美味鱼丸] 用于治疗水肿：将青鱼1条处理干净，切片，加入蛋清、生姜、葱白和盐、鸡精、胡椒粉各适量，搅打成蓉，挤成丸子，放入开水中煮至鱼丸浮起，即可盛出。

银鱼 *润肺益脾*

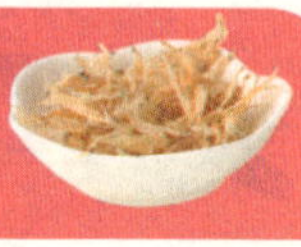

[本草概述] 银鱼是上等滋补品，具有益脾、润肺、补肾、壮阳的功效。所含的钙还可以促进胎儿骨骼和牙齿的发育。

◎本草养生秘方

[银鱼煎蛋] 用于治疗免疫力低下：将银鱼 150 克洗净；鸡蛋 4 个打散，放入备好的银鱼，调入盐、味精，搅拌均匀，放入油烧至五分热的油锅中，煎至两面金黄，烹入陈醋即可。

[银鱼枸杞子苦瓜汤] 用于治疗体质虚弱：将银鱼 150 克洗净；苦瓜 125 克洗净，去瓤切圈；枸杞子 10 克和大枣 1 枚洗净；再将所有材料放进高汤中，调入盐、葱末、生姜末，煲至熟即可。

鲈鱼 *健脾益肾*

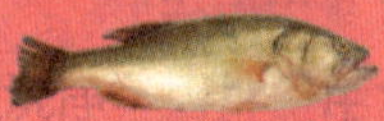

[本草概述] 鲈鱼具有健脾益肾、补气安胎、健身补血等功效，对肝肾不足的人有很好的补益作用。

◎本草养生秘方

[五爪龙鲈鱼汤] 用于治疗胎动不安、少乳：将鲈鱼 400 克洗净；五爪龙 100 克洗净，切碎；锅上火放油，加入鲈鱼、五爪龙煸炒，倒水煲至汤呈白色，调入盐、胡椒粉，撒入香菜即可。

[鲈鱼粥] 用于治疗促进胎儿大脑发育：将鲈鱼 50 克洗净切块，用黄酒腌制；锅上火加水，放大米 80 克煮至五分熟，下入鱼肉、生姜末、枸杞子适量煮熟，加盐调味即可。

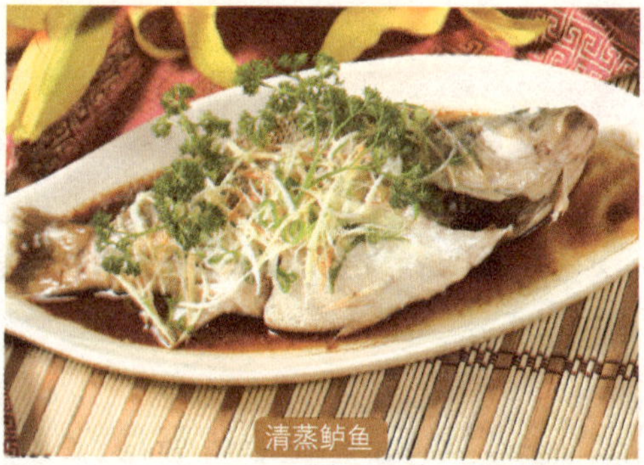

清蒸鲈鱼

[清蒸鲈鱼] 益脾胃、补肝肾：将鲈鱼 600 克打鳞、去鳃肠后洗净，在背腹上划两三道痕；生姜切丝，葱切长段后剖开，香菜洗净、切成适当长段。将姜、盐放入鱼肚及背腹划痕上，淋上酱油；放在锅上 15 分钟左右，放上葱、香菜；将锅烧热，倒入油热透，淋在鱼上即成。，半煎半炸至两面呈金黄色，倒入漏勺控油；用剪刀剪好，摆放在盘中。另跟鸡汁、椒盐同时上桌。

豆芽 *清热滋阴*

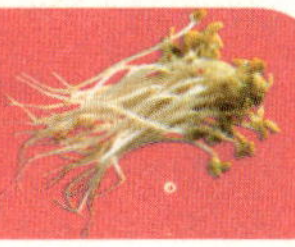

[本草概述] 豆芽具有清暑热、通经脉、解诸毒的功效。可以滋阴液、美肌肤，适合备孕期者食用。

◎本草养生秘方

[豆芽青椒韭菜汤] 用于治疗解诸毒：将豆芽 200 克洗净，韭菜 25 克洗净切段；将炒锅上火烧热，加清汤煮沸，依次加入豆芽、韭菜，煮熟，加盐即可。

[平菇豆芽汤] 用于治疗贫血：将豆芽 100 克洗净，平菇 80 克洗净；将豆芽放进锅中，加上适量水，煮 20 分钟，加入平菇，稍煮，加盐即可。

番茄 *健胃消食*

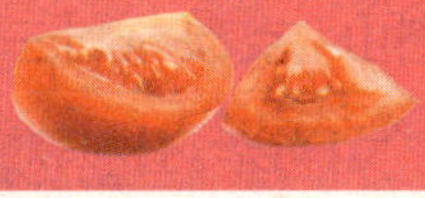

[本草概述] 番茄具有健胃消食、生津止渴、清热解毒、增进食欲的功效，对孕早期妈妈食欲不振有一定的食疗作用。

◎本草养生秘方

[番茄豆腐汤] 用于治疗消化不良：将番茄 250 克洗净焯水，去皮切粒；豆腐 2 块洗净切粒；二者共入碗，加盐、胡椒粉、葱花搅匀，入锅加水，熬成汤即可。

包菜 *强心健骨*

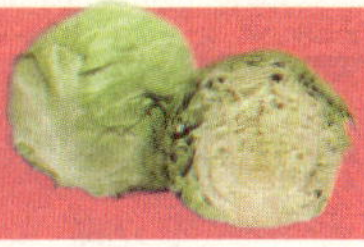

[本草概述] 包菜具有补骨髓、润脏腑、益心力、壮筋骨、增强食欲、促进消化、预防便秘的功效。

◎本草养生秘方

[包菜炒肉片] 用于治疗贫血：将包菜 200 克洗净，切片；五花肉 150 克洗净，用盐、蒜末、白糖、酱油、淀粉腌 5 分钟；将五花肉放进炒锅炒片刻，加入包菜，炒熟即可。

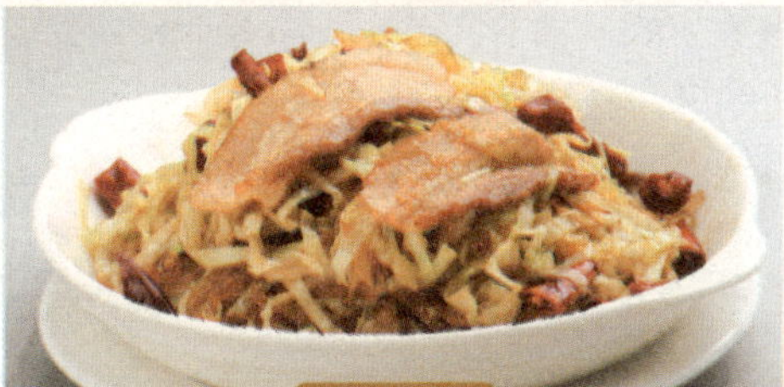

包菜炒肉片

西蓝花 *润肺止咳*

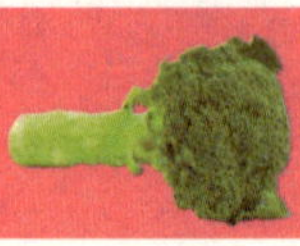

[本草概述] 西蓝花具有爽喉、开音、润肺、止咳、抗癌的功效。西蓝花还含有丰富的维生素 K，可促进血液正常凝固及骨骼生长。

◎本草养生秘方

[凉拌西蓝花] 用于治疗免疫力低下：用西蓝花 60 克洗净，切朵；香菇 15 克洗净，切片；锅内加水煮沸，入西蓝花、香菇焯烫，盛盘加盐，搅拌均匀即可。

莲藕 *生用清热泻火*

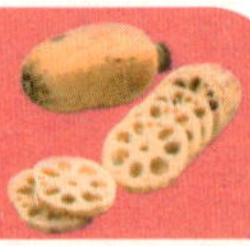

[本草概述] 莲藕具有滋阴养血的功效，生食能清热润肺、凉血行瘀，熟食可健脾开胃、止泄固精。熟用对孕中期妈妈有益。

◎本草养生秘方

[橙子藕条] 用于治疗食欲不振：藕 300 克，去皮切条，焯水置熟，捞出备用；橙子 1 个，洗净切片；与藕片、橙子片一起拌匀即可。

芥蓝 *利尿化痰*

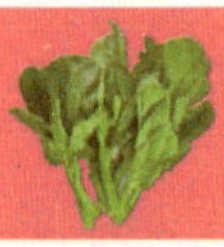

[本草概述] 芥蓝具有利尿化痰、解毒祛风、清心明目的功效。芥蓝中富含维生素 A 和镁元素，不仅能保证胎儿皮肤、胃肠道和肺部的健康，还有助于胎儿骨骼正常发育。

◎本草养生秘方

[清炒芥蓝] 用于治疗食欲不振：将芥蓝 400 克洗净，切段；胡萝卜 30 克洗净，切片；锅中注油烧热，放入芥蓝，再加入胡萝卜片一起炒熟，加盐即可。

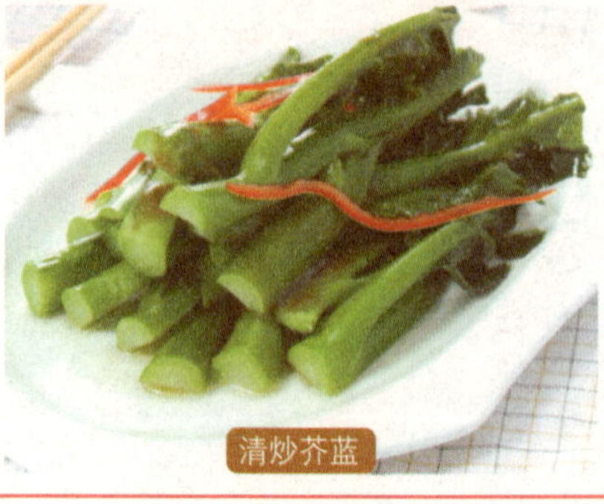

清炒芥蓝

玉米 *开胃理气*

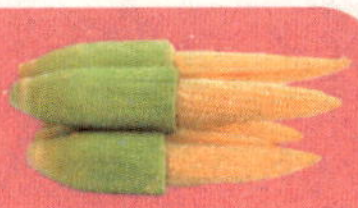

[本草概述] 玉米具有开胃益智、宁心活血、调理中气等功效。玉米富含的镁对胎儿大脑的健康发育至关重要。

◎本草养生秘方

[玉米炒蛋] 用于治疗脾胃虚弱：玉米粒 100 克和青豆 10 克洗净；胡萝卜 100 克洗净、切粒，与玉米粒、青豆同入沸水煮熟，捞出；鸡蛋 1 个打散，并加入盐和水淀粉调匀，倒在油锅上，见其凝固时盛出；锅内再放油炒葱白，接着放玉米粒、胡萝卜粒、青豆，炒香时再放蛋块拌匀，加盐即可。

黄花菜 *清热止血*

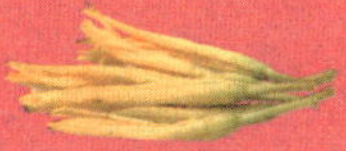

[本草概述] 黄花菜具有清热解毒、凉血止血、生津止渴、利尿通乳、解酒毒的功效。皮肤瘙痒症、支气管哮喘患者忌食。

◎本草养生秘方

[黄花菜鱼片汤] 用于治疗乳汁不通：将黄花菜 30 克用水浸泡，洗净，切段；香菜 20 克洗净，切段；鱼肉 100 克洗净切片；黄花菜放进锅中，加水煮沸后，加入鱼片煮 5 分钟，最后加盐即可。

豌豆 *益气通乳*

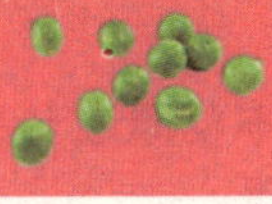

[本草概述] 豌豆具有和中益气、解疮毒、通乳、消肿的功效。豌豆含有丰富的维生素 C，可提高免疫功能，预防坏血病。

◎本草养生秘方

[芝麻豌豆羹] 用于治疗便秘：将豌豆 200 克洗净，泡发，磨成浆；再下锅熬煮，加入 30 克炒香的黑芝麻，煮至浓稠，加白糖搅拌均匀即可。

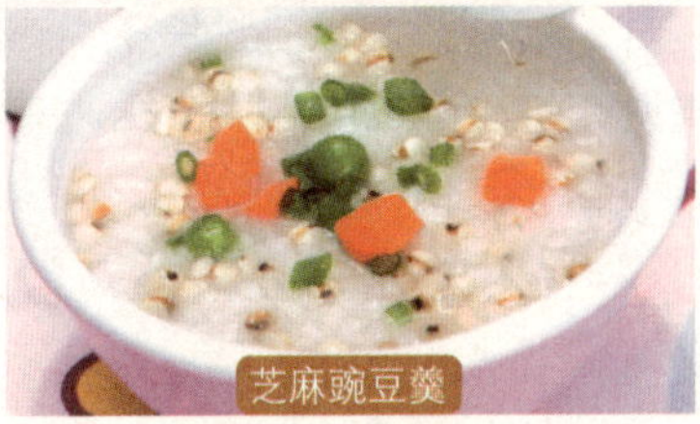

芝麻豌豆羹

竹笋 *清热化痰*

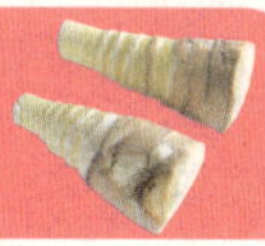

[本草概述] 竹笋具有清热化痰、益气和胃、治消渴、利水道、利膈爽胃、帮助消化、消食积、防便秘等功效。

◎本草养生秘方

[清炒竹笋] 用于治疗消化不良：将250克竹笋剥去皮，除去老的部分，清洗干净后对半切开备用；将锅烧热，放葱、生姜煸香，再加入竹笋、盐，炒至笋熟时，加味精，稍炒即可。

莴笋 *润肠通便*

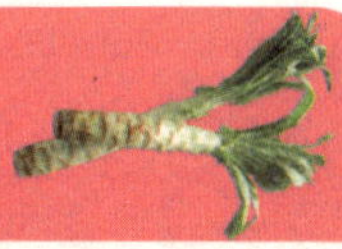

[本草概述] 莴笋有增进食欲、刺激消化液分泌、促进胃肠蠕动等功效。多动症儿童，痛风、脾胃虚寒、腹泻、便溏者忌食。

◎本草养生秘方

[花菇炒莴笋] 用于治疗便秘：将莴笋2根和胡萝卜20克洗净，切块；水发花菇20克洗净；锅中加油烧热，放入莴笋、花菇、胡萝卜煸炒，加清汤、盐、味精煮沸即可。

茄子 *清热消肿*

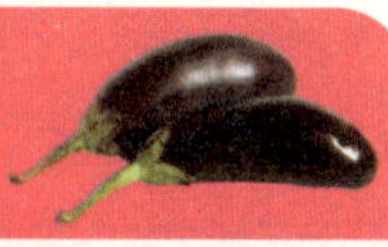

[本草概述] 茄子具有活血化瘀、清热消肿、宽肠之效，对大便干结的人有一定的食疗作用。

◎本草养生秘方

[肉末茄子] 用于治疗大便干结：将猪肉150克洗净，剁成肉末；茄子1根洗净，切段，放进炒锅里翻炒，加盐、鸡精，炒至七分熟，放进肉末，炒至肉熟即可。

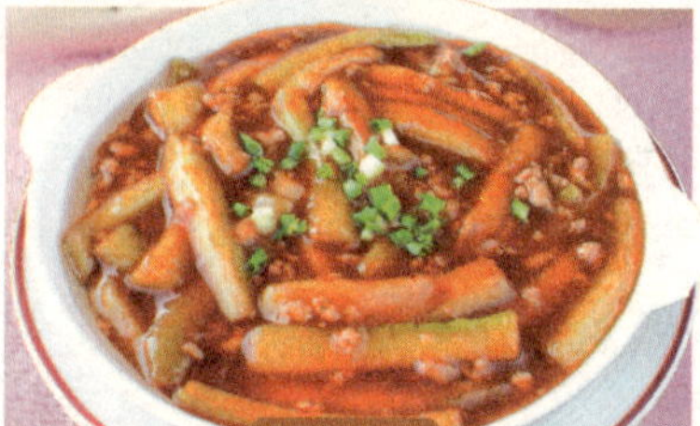

肉末茄子

鸡腿菇 *健胃消食*

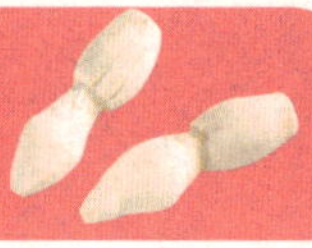

[本草概述] 鸡腿菇有助于增进食欲、促进消化、增强免疫力，有很高的营养价值，适合孕妈妈食用。

◎本草养生秘方

[鸡腿菇炒牛肉] 用于治疗脾胃虚弱：将牛肉 400 克洗净，用盐、食用油腌制 5 分钟；鸡腿菇 100 克洗净切片；锅烧热放油，加入牛肉炒至五成熟，加鸡腿菇炒熟即可。

香菇 *理气化痰*

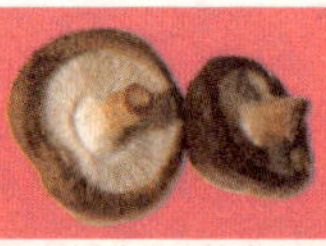

[本草概述] 香菇具有理气化痰、益胃和中的功效，对于食欲不振、体弱、便秘者有一定的食疗作用。

◎本草养生秘方

[煎酿香菇] 用于治疗免疫力低下：将香菇 200 克洗净；肉末 300 克加盐、葱末调匀，酿入香菇中；锅中注油烧热，入香菇煎至八分熟，调入蚝油、高汤，煮至入味即可。

茶树菇 *补肾滋阴*

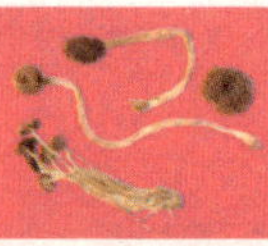

[本草概述] 茶树菇具有美容保健、补肾滋阴、健脾胃、提高免疫力、增强防病能力的功效。

◎本草养生秘方

[茶树菇鸭汤] 用于治疗体质虚弱：将鸭肉 250 克斩块，洗净后焯水，再与洗净的茶树菇 100 克一起放进炖盅内蒸 2 小时，最后加盐即可。

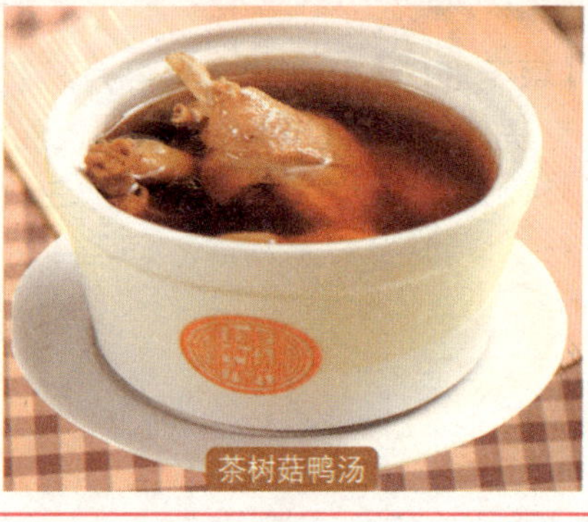

茶树菇鸭汤

平菇 *补虚抗癌*

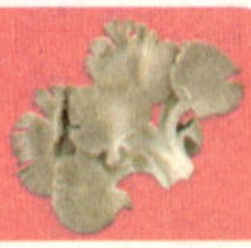

[本草概述] 平菇具有补虚抗癌之功效，能改善人体新陈代谢、增强体质。

◎本草养生秘方

[平菇烧腐竹] 用于治疗体质低下：将腐竹 100 克泡软，放进锅内煮熟，切段；青豆 20 克洗净，煮熟；平菇 150 克洗净，切片；炒锅上火，放清水烧热，加腐竹、青豆、平菇，开锅后，沥去水。锅内倒入花生油烧热后，放入生姜末、胡萝卜丁煸炒，烹入料酒、清汤、盐调味，加入以上主配料煨至入味，加味精，淋湿淀粉、明油，盛盘即成。

生姜 *解表散寒*

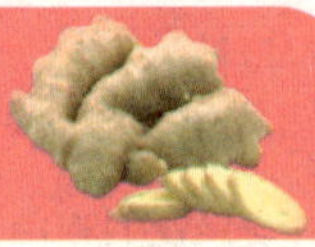

[本草概述] 生姜性微温，味辛，归肺、脾、胃经。有解表、散寒、止呕、化痰的功效，对于孕妈妈孕吐有一定的食疗作用。

◎本草养生秘方

[生姜焖鸡肉] 用于治疗孕吐：将鸡肉 400 克、生姜 50 克各洗净，切块；油锅烧热，下生姜块炒香，入鸡肉炒至变色时注水焖煮，加上盐、醋煮至熟，撒上香菜即可。

草菇 *养阴生津*

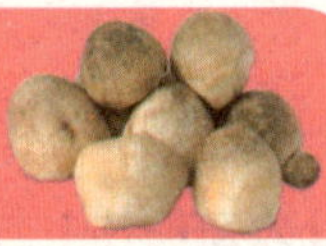

[本草概述] 草菇具有清热解暑、降血压、降血脂、滋阴壮阳、增加乳汁分泌等功效。

◎本草养生秘方

[草菇虾仁] 用于治疗免疫力低下：将虾仁 300 克洗净，加盐、料酒腌制，入油锅略炒；草菇 150 克洗净，汆烫；另起锅放油，炒草菇，倒进虾仁，加盐、胡椒粉炒匀即可。

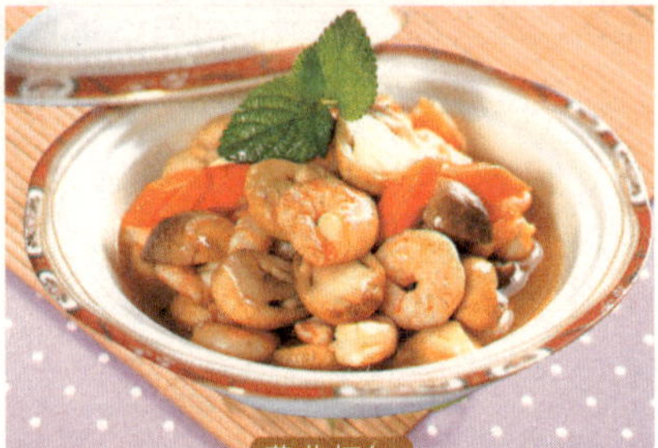

草菇虾仁

葡萄柚 *增进食欲*

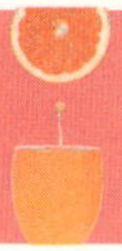

[本草概述] 葡萄柚具有增进食欲、利尿、美白、强化肝功能的功效。葡萄柚不宜与南瓜同食，会破坏其中的维生素C。

◎本草养生秘方

[葡萄柚汁] 用于治疗食欲不佳：将葡萄柚1个去皮，掰成几瓣，放进榨汁机中榨汁，倒进杯中，搅拌均匀即可饮用。

苹果 *润肺健胃*

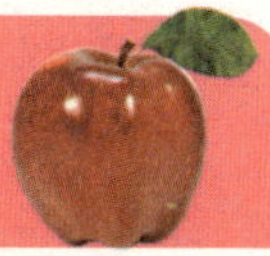

[本草概述] 苹果具有润肺健胃、生津止渴、消食、顺气的功能。

◎本草养生秘方

[苹果菠萝桃汁] 用于治疗便秘：将菠萝300克、苹果1个和桃子1个，分别洗净去皮，切块，再一起放进榨汁机中榨成汁，倒入杯中，加适量柠檬汁，搅拌均匀即可饮用。

草莓 *润肠通便*

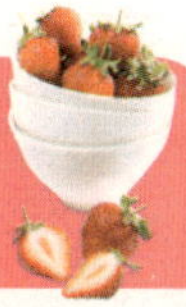

[本草概述] 草莓中含有的果胶可促进胃肠蠕动，改善便秘，预防痔疮、肠癌的发生。

◎本草养生秘方

[草莓汁] 用于治疗便秘：将草莓100克洗净，放进榨汁机中榨成汁，倒入杯中，搅拌均匀即可饮用。

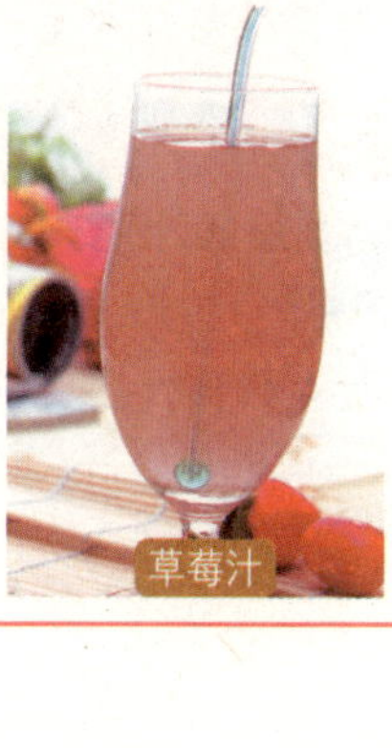

草莓汁

橘子 *开胃理气*

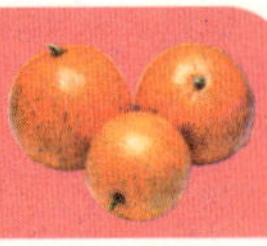

[本草概述] 橘子具有开胃理气、生津润肺、化痰止咳等功效，还可以消除疲劳和美容，对孕妈妈有一定的食疗作用。

◎本草养生秘方

[杧果橘子汁] 用于治疗孕吐：将杧果150克洗净，去皮，切块；橘子1个去皮去籽，撕成瓣；再把杧果、橘子一起放进榨汁机中榨成汁，倒进杯中，加入蜂蜜拌匀即可。

葡萄 *滋补肝肾*

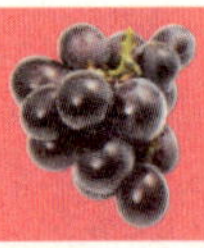

[本草概述] 葡萄具有滋补肝肾、养血益气、强壮筋骨、生津除烦的功效。所含维生素C可促进人体对铁质的吸收，有效预防孕妈妈缺铁性贫血。

◎本草养生秘方

[酸甜葡萄菠萝奶] 用于治疗消化不良：将白葡萄50克洗净，去皮去籽；柳橙1/3个洗净，撕成瓣；菠萝1/3个去皮，切块；所有材料加上鲜奶30毫升，一起榨汁，加蜂蜜拌匀即可。

樱桃 *益气健脾*

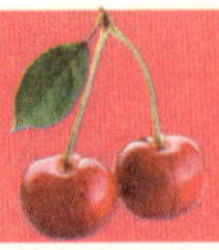

[本草概述] 樱桃具有益气、健脾、和胃、祛风湿的功效。樱桃含铁量在水果中较高，可防治缺铁性贫血。

◎本草养生秘方

[樱桃草莓汁] 用于治疗贫血：将樱桃150克和葡萄250克洗净，去籽；草莓200克洗净；三者一起放进榨汁机中榨汁，榨成汁后倒进杯中，搅拌均匀即可饮用。

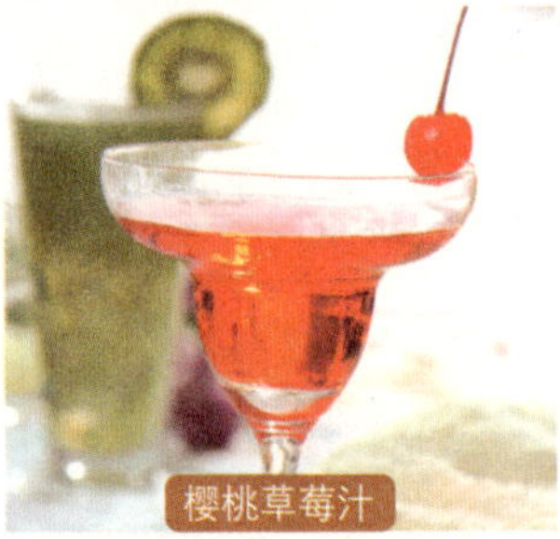

樱桃草莓汁

哈密瓜

清热除烦

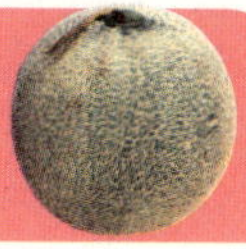

[本草概述] 哈密瓜是夏季解暑佳品，具有利尿、益气、清肺热、止咳、除烦热、生津止渴的功效。

◎本草养生秘方

[哈密瓜奶] 用于治疗贫血、便秘：将哈密瓜 100 克去皮去籽，放进榨汁机中，加入牛奶 100 毫升和少许水、蜂蜜，搅拌均匀即可。

木瓜

祛湿除痹

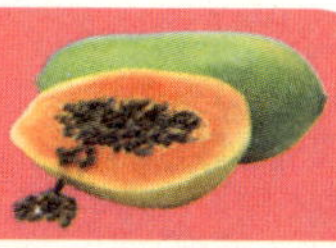

[本草概述] 木瓜具有消食、驱虫、祛风的功效，对产褥期乳汁不通有一定的食疗作用。

◎本草养生秘方

[木瓜汁] 用于治疗乳汁不通：将木瓜半个洗净，去皮去籽，切块，放进榨汁机中榨成汁，倒进杯中，搅拌均匀即可。

李子

清热生津

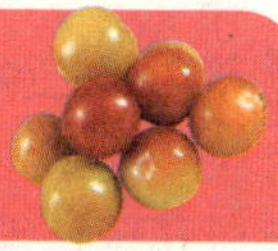

[本草概述] 李子性平，味甘、酸，归肝、肾经，具有清热生津、泻肝涤热、解毒、利水消肿的功效。所含的钙，不仅能保证胎儿骨骼健康，还能有效预防孕妈妈患妊娠高血压。

◎本草养生秘方

[李子牛奶饮] 用于治疗消化不良、便秘：将李子 6 个洗净，去核取肉，与牛奶 1 瓶放入搅拌机中，再加入少许蜂蜜，一起搅拌均匀即可。

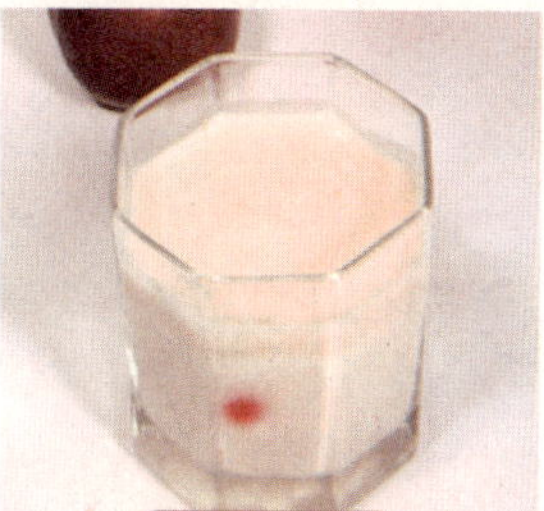

李子牛奶饮

小米 *健脾和胃*

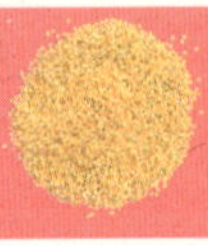

[本草概述] 小米是体弱多病者的滋补保健佳品，具有健脾、和胃、安眠等功效。

◎本草养生秘方

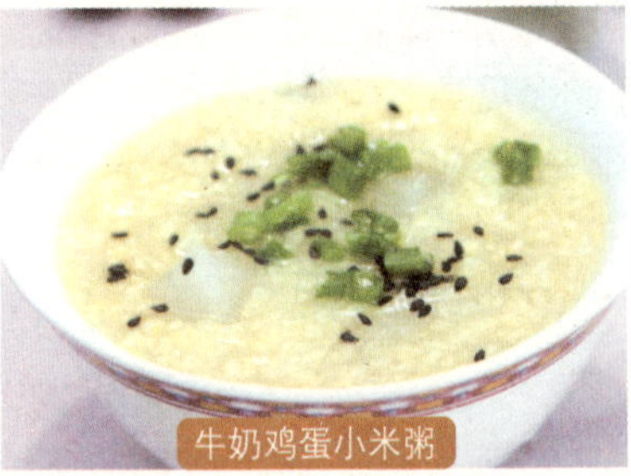

牛奶鸡蛋小米粥

[牛奶鸡蛋小米粥] 用于治疗脾胃虚弱：将小米 100 克洗净，浸泡，放进锅中，注入清水，煮至八成熟；倒入牛奶 50 毫升，煮至米烂，再加入鸡蛋 1 个和适量白糖，撒上葱花即可。药 100 克，用大火煮开，放进芝麻同煮至浓稠状，调盐拌匀，撒上葱花即可。

葵花子 *增强免疫力*

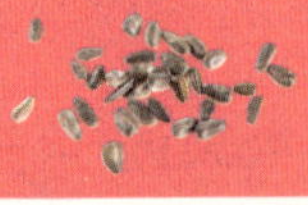

[本草概述] 葵花子具有提高免疫力、预防心血管疾病的作用，对产褥期妈妈有一定的食疗作用。

◎本草养生秘方

[葵花子仁粥] 用于治疗便秘：将葵花子 100 克去壳，取仁；粳米 100 克洗净，放进锅中，加适量水，煮至米粒开花时，加入葵花子仁，煮至粥成，加盐即可。

[葵花子仁玉米] 用于治疗食欲不振：将 100 克玉米粒洗净焯熟；黄瓜 1 根洗净切丁；葵花子仁适量炒熟；炒锅放油，先下黄瓜、玉米粒翻炒，加葵花子仁炒熟即可。

红豆 *清热祛湿*

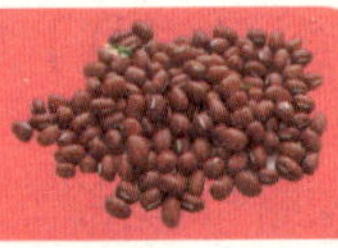

[本草概述] 红豆具有疏风清热、燥湿止痒、润肤养颜的功效。红豆还有提供热量、降低胆固醇、预防贫血等作用。

◎本草养生秘方

[红豆牛奶] 用于治疗面少血色、贫血：将红豆 15 克洗净，浸泡，放进锅中，煮熟；再把牛奶 200 毫升和蜂蜜适量、红豆放进碗中，搅拌均匀即可食用。

绿豆 *清热利水*

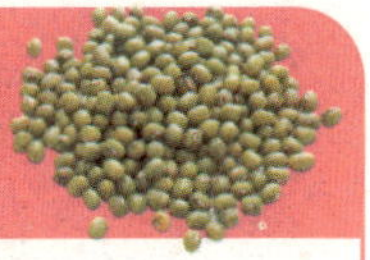

[本草概述] 绿豆具有降压、降脂、滋补强壮、调和五脏、保肝、清热解毒、消暑止渴、利水消肿的功效。

◎本草养生秘方

[绿豆粥] 用于治疗妊娠水肿：将大米 50 克和绿豆 80 克洗净，浸泡半小时；锅中放适量水，加绿豆、大米，大火煮开，改用小火煮至大米熟烂，再加入红糖，煮至红糖化开即可。

糙米 *软化大便*

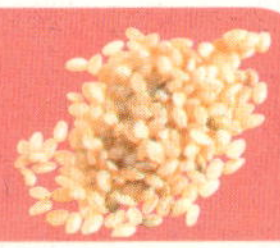

[本草概述] 糙米具有提高人体免疫力、加速血液循环、消除烦躁、促进肠道有益菌繁殖、加速肠道蠕动、软化粪便等功效。

◎本草养生秘方

[糙米大麦粥] 用于治疗便秘：将糙米 100 克和大麦 50 克洗净，用盐、油、水提前腌制 8 小时；菠菜 100 克洗净切段；糙米和大麦放进锅中，加水熬至浓稠时加菠菜拌匀，加盐即可。

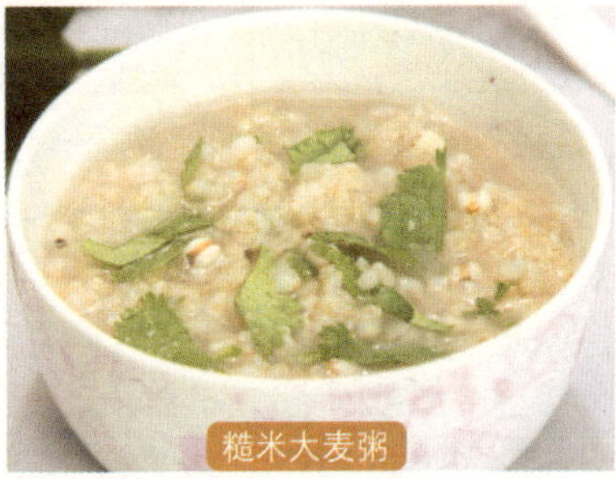

糙米大麦粥

豆腐 *益气宽中*

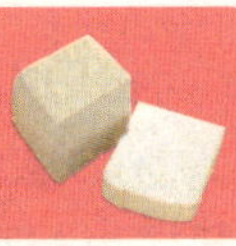

[本草概述] 豆腐具有益气宽中、生津润燥、清热解毒、和脾胃的功效。痛风、肾病、缺铁性贫血、腹泻患者忌食。

◎本草养生秘方

[鲫鱼豆腐汤] 用于治疗乳汁稀少：将鲫鱼 2 条处理干净，入锅煎至两面金黄；另起锅，加葱、生姜、蒜、料酒，炒香后加入鸡汤，放鲫鱼、豆腐、香菇煲汤即可。

本草秘方 适合中老年人的本草养生方

人到中老年后，各种问题都会随之出现，所以中老年人的健康受到很多人的关注。中老年人在日常生活中除了要坚持锻炼之外，还需从饮食方面强身健体。中老年养生必须从补中益气、养心安神、滋补强身、延年益寿入手。

黄精 *补气养阴*

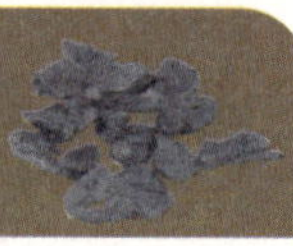

[本草概述] 黄精性平，味甘，归肺、脾、肾经，是上好的补气良药，具有补气养阴、健脾、润肺、益肾的功效。可用于治疗虚损寒热、脾胃虚弱、体倦乏力、肺虚燥咳、精血不足、内热消渴，以及病后体虚食少、筋骨软弱、风湿疼痛等。但虚寒泄泻、痰湿、痞满、气滞者忌服。

◎本草养生秘方

[黄精枸杞子丸] 用于补益精气：用黄精、枸杞子各等分，捣成饼状，晒干研末，炼蜜做丸如梧桐子大，每次米汤送服 50 丸。

[黄精山药汤] 用于治疗气阴两虚所致的体倦乏力、口渴多饮：黄精 15 克，山药 15 克，知母、玉竹、麦冬各 12 克，分别洗净，加适量水煎服。

[黄精炖瘦肉] 用于治疗病后体虚、四肢软弱无力：黄精 30 克洗净，瘦猪肉 50 克洗净、切片；加水炖熟，加适量盐，饮汤食肉吃黄精。

[黄精当归鸡蛋汤] 用于治疗血虚、面色萎黄无光泽：黄精 20 克，当归 12 克，水煎，再加入 2 个煮熟的去壳鸡蛋煮，饮汤吃蛋。

太子参 *补肺健脾*

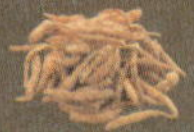

[本草概述] 太子参性平，味甘、微苦，归脾、肺经，具有补肺、健脾的功效。实验证实，太子参有抗衰老的作用，还对淋巴细胞有明显的刺激作用。主治肺虚咳嗽、脾虚食少、心悸自汗等。还用于脾虚体弱、病后虚弱、气阴不足、自汗口渴等。

◎本草养生秘方

[太子参薄荷饮] 用于清热解毒、滋养肝肾：太子参 6 克，栀子、生地黄、甘草、白术、白茅根各 5 克，菊花、薄荷、绿茶各 2 克，知母、柴胡、金银花各 4 克。开水冲泡，代茶饮。

[太子参瘦肉汤] 用于清肺润燥、益肺生津：太子参 100 克，猪瘦肉 150 克，百合 50 克，罗汉果半个。药材同入锅，水开后加入猪瘦肉片炖 1 小时，加盐、辣椒调味即可。

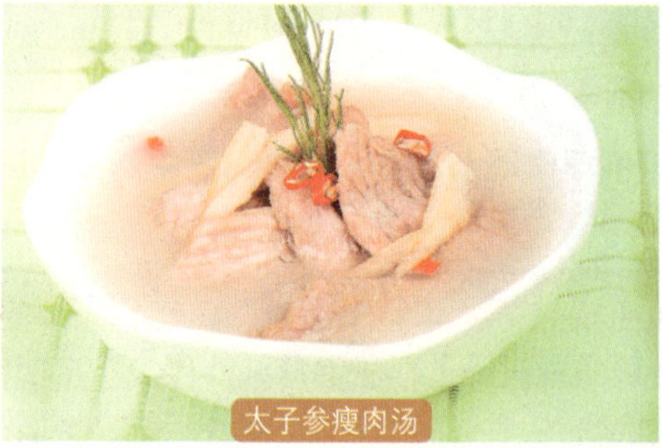

太子参瘦肉汤

灵芝 *益气安神*

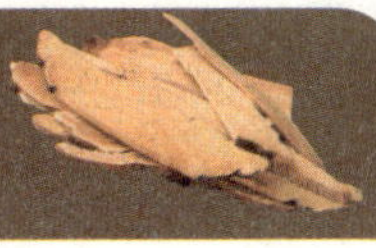

[本草概述] 灵芝性平，味甘，归心、肝、肺、肾经，具有补气养血、宁心安神、止咳平喘的功效。主治体虚乏力、饮食减少、头昏；心脾两虚致心悸怔忡、失眠健忘；肺气虚致喘咳短气；高血压、高脂血症、冠心病以及白细胞减少症、慢性病毒性肝炎等。

◎本草养生秘方

[灵芝酒] 用于治疗神经衰弱、消化不良、咳嗽气喘等：灵芝 30 克、白酒 500 毫升，浸泡时间以白酒变成棕红色为度，可加入适量冰糖或蜂蜜。饭后饮用 10 毫升。

[灵芝丹参散] 用于补气养血、活血止痛，主治冠心病之心绞痛：灵芝、丹参各 30 克，三七 15 克，共研细末。每次服 3 克，每日 2 次。

[灵芝莲子清鸡汤] 用于健脾开胃、补益身体：灵芝 6 克，莲子 50 克，陈皮 2 块，鸡 1 只。先将药材洗净，放入砂锅内，加水浸泡 30 分钟，鸡洗净放入锅内，煮熟调味即可。

[鲫鱼冬瓜灵芝汤] 用于健脾利水、解毒抗癌：灵芝 10 克，鲫鱼 1 条，冬瓜块 250 克；灵芝煎水取汁，将食材和汁液一同入锅，煮汤至熟即可。

[灵芝人参汤] 用于治疗肺痨久咳、痰多，肺虚气喘，消化不良：灵芝 50 克、人参 12 克、冰糖适量，一同装入纱布袋，置酒坛中，加 1500 毫升白酒，密封浸 10 日，每日饮用 2 次，每次 15 ~ 20 克。

莲子 *补脾止泻*

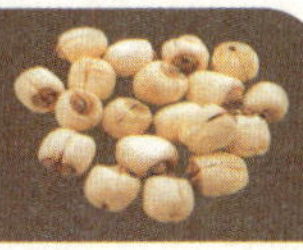

[本草概述] 莲子性平，味甘、涩，归心、脾、肾经。莲子具有补脾止泻、益肾涩精、宁心安神的功效；还能促进凝血，使某些酶活化，维持神经传导性，维持肌肉的伸缩性和心跳节律等作用。莲子因能补脾、养心安神，尤适宜老年人心烦失眠时食用，不适宜便秘、消化不良、腹胀者食用。

◎本草养生秘方

[莲子黄芪汤] 用于治疗慢性腹泻：莲子 15 克，黄芪 30 克，山药 20 克，茯苓 12 克，炙升麻 10 克，炒白术 15 克，赤石脂 20 克；水煎服，每日 1 剂。

[莲子远志汤] 用于治疗心烦失眠：莲子 20 克，莲子心 10 克，酸枣仁 20 克，茯神 15 克，远志 10 克，首乌藤 20 克，黄连 6 克，肉桂 5 克；水煎服，每日 1 剂。

[莲子大枣汤] 用于补血润肤：莲子 100 克，大枣 20 枚，冰糖适量；将红枣和莲子用水泡软后捞出，一起放入锅中，加水熬煮 1 小时，加冰糖调味即可。

[白果莲子鸡汤] 用于治疗夜尿频多：鸡腿洗净、剁块，汆烫洗净；莲子 50 克、白果 30 克洗净；将鸡腿放入锅中，加水至盖过材料，以大火煮开，转小火煮 20 分钟；加入莲子续煮 15 分钟，再加入白果煮开，加盐调味即成。

柏子仁 *养心安神*

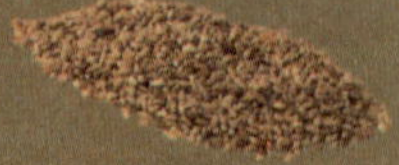

［本草概述］柏子仁性平，味甘，归心、肾、大肠经。柏子仁具有养心安神、润肠通便的功效，主治惊悸、失眠、遗精、盗汗、便秘等。柏子仁因能养心安神，尤宜心烦失眠的老年人食用。柏子仁为性质平和的安神药，在镇静的同时又有一定的滋补作用，可作为补养药常用。

◎本草养生秘方

［柏子仁养心丸］用于治疗劳欲过度、心血亏虚所致的精神恍惚、多梦、惊悸等：柏子仁 120 克，枸杞子 90 克，麦冬、石菖蒲、茯神各 30 克，玄参、熟地黄 60 克，甘草 15 克，炼蜜为丸，每日 10 克。

［柏子仁丹参汤］用于血虚失眠：柏子仁 10 克，丹参、酸枣仁各 15 克，分别洗净；加适量水煎煮，去渣取汁服用，每日 1 剂。

［二仁猪肝汤］用于补肝养血、补虚，提高机体免疫力：酸枣仁 200 克，柏子仁 10 克，猪肝 200 克，菠菜适量；酸枣仁、柏子仁用纱布扎紧，和猪肝、菠菜一同入锅，煮至熟即可食用。

酸枣仁 *养肝宁心*

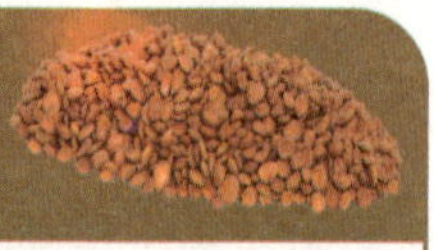

［本草概述］酸枣仁性平，味甘、酸，归心、肝、胆经，具有养肝、宁心安神、敛汗的功效，主治虚烦不眠、惊悸怔忡、烦渴、虚汗等。酸枣仁因能宁心安神，尤宜老年人食用。酸枣仁药性缓和，在安神的同时又有一定的滋养强壮作用，但是凡有实邪郁火及滑泄者应慎服。

◎本草养生秘方

［酸枣仁茯苓汤］用于治疗心烦失眠、多梦、易惊醒、头胀痛、烦躁易怒：酸枣仁 10 克，知母 9 克，川芎 3 克，甘草 6 克，茯苓 9 克；水煎服，每日 1 剂。

［酸枣仁党参粉］用于治疗睡中盗汗：酸枣仁、党参、茯苓各等分，共研细末，米汤调匀，每次服 4 克。

［酸枣仁粥］用于养肝补血、宁心安神：酸枣仁 50 克，大米 60 克；酸枣仁先放入锅内煎水，去渣留汁，同大米一起熬粥即可。

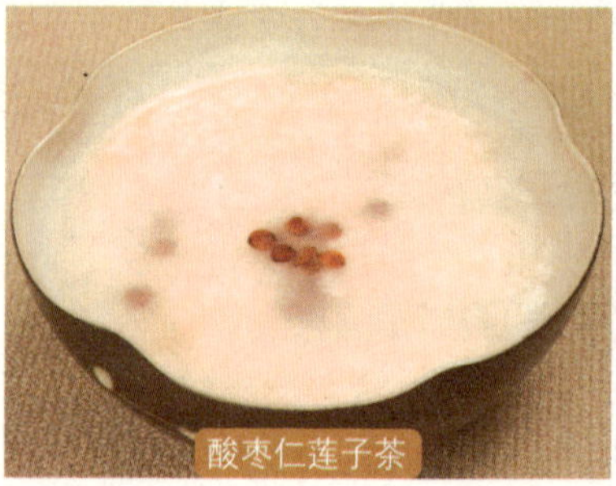

酸枣仁莲子茶

［酸枣仁莲子茶］用于治疗失眠、心烦：干莲子 20 克泡水 10 分钟，酸枣仁 10 克放入棉布袋内备用；将莲子沥干水后放入锅中，放入棉布袋，加入清水，以大火煮沸，转小火续煮 20 分钟，关火；加入冰糖搅拌至溶化即可。

远志 *安神益智*

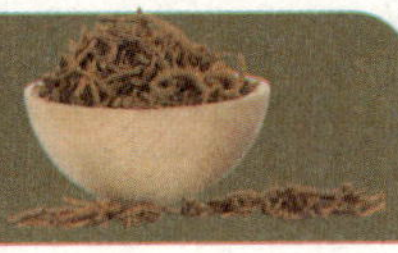

[本草概述] 远志性温、味苦、辛，归心、肺、肾经。远志具有安神益智、祛痰、消肿的功效，用于治疗心肾不交引起的失眠多梦、健忘惊悸、神志恍惚、咳痰不爽、疮疡肿毒、乳房肿痛等。远志因能安神益智，尤宜老年人食用。但远志不适宜心肾有火、阴虚阳亢者服用。

◎本草养生秘方

[远志地骨皮粉] 用于治疗心悸失眠：远志、地骨皮、合欢皮、菟丝子、牛膝、石菖蒲各等分；诸药共研末，以蜂蜜炼制为丸。每次 10 克，分 2 次服用。

[远志川芎汤] 用于治疗神经性头痛：远志 10 克、川芎 15 克分别洗净；大枣 7 枚，洗净去核；加入适量清水煎煮，每日 1 剂。

[远志夜交藤粥] 用于治疗失眠、养心安神：远志 10 克，首乌藤 20 克，粳米 100 克；远志、首乌藤煎水，去渣留汁，备用；粳米淘洗干净，浸泡 30 分钟；锅中加适量水，加入粳米和药汁一同煮粥至熟即可。

菟丝子 *滋补肝肾*

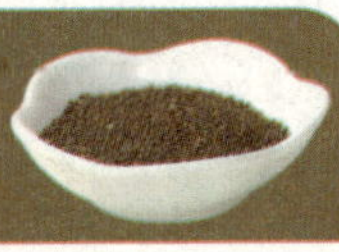

[本草概述] 菟丝子性平，味辛、甘，归肾、肝、脾经。菟丝子具有滋补肝肾、固精缩尿、安胎、明目、止泻的功效，可用于腰膝酸软、目昏耳鸣、肾虚胎漏、胎动不安、脾肾虚泻、遗精、消渴、尿有余沥、目暗等。外用可治白癜风。菟丝子因能滋补肝肾、强腰，尤宜老年人食用。

◎本草养生秘方

[菟丝子丸] 用于治疗阳痿：菟丝子、巴戟天各 15 克，蜈蚣 3 克，研末调匀，制成水丸，每次 6 克，黄酒送服，每日 2 次。

[菟丝子杜仲丸] 用于治疗肾虚所致的腰痛：菟丝子（酒浸）、杜仲（炒）各等分，共研细末，蜂蜜为丸，如梧桐子大，每次服 30 丸，盐汤送服，每日 2 次。

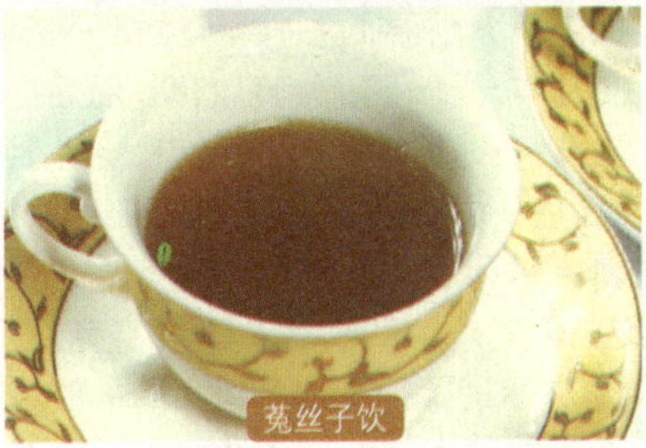

菟丝子饮

[菟丝子饮] 用于补益肾气：菟丝子 50 克，红糖 60 克；菟丝子煎水，取其汁液，加入红糖调匀即可。

[菟丝子白术丸] 用于治疗脾气不足致饮食减少、大便不实：菟丝子 200 克，黄芪、白术、人参、木香各 50 克，补骨脂、小茴香各 40 克。饧糖做丸。每日早、晚各服 15 克，汤酒送下。

狗脊 *祛风除湿*

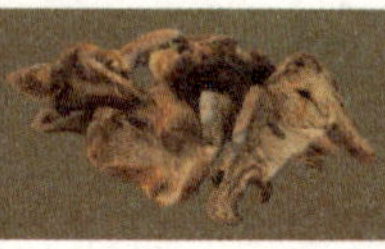

[本草概述] 狗脊性温，味苦、甘，归肝、肾经。狗脊具有补肝肾、除风湿、健腰脚、利关节的功效。主治腰背酸痛、膝痛脚弱、寒湿痹痛、遗尿、尿频、遗精和白带异常等。狗脊因能补益肝肾、强腰，尤宜老年人食用。但不适宜阴虚有热、小便不利者服用。

◎本草养生秘方

[狗脊丸] 用于治疗各种腰痛、利脚膝：狗脊60克，萆薢60克，菟丝子（酒浸）30克；上述药捣为末，炼蜜和丸，如梧桐子大；每日空腹及晚饭前服30丸，以新萆薢渍酒15日，取此酒下药。

[狗脊杜仲酒] 用于治疗风湿骨痛、腰膝无力：狗脊根茎20克，马鞭草12克，杜仲、续断各15克，威灵仙9克，牛膝6克；泡酒服，每日2次。

[狗脊汤] 用于祛寒除湿、温经通络，治疗风湿腰腿酸痛等：狗脊30克，猪脊骨500克；猪脊骨洗净斩段，狗脊洗净，一同放入砂锅内煲汤即可。

西洋参 *滋阴清凉*

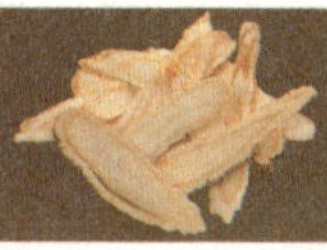

[本草概述] 西洋参性凉，味甘、微苦，归心、肺、肾经，具有益肺阴、清虚火、生津止渴的功效，治肺虚久嗽、失血、咽干口渴、虚热烦倦、肺结核、伤寒、慢性肝炎、慢性肾炎、系统性红斑狼疮、再生障碍性贫血、白血病、肠热便血等。年老体弱者适量服用，也能增强体质、延年益寿。

◎本草养生秘方

[西洋参] 用于补虚、延年益寿：将无皮西洋参放在饭锅内蒸一下，使其软化，然后用刀将参切成薄片，放在玻璃瓶内，每次口含1片，每日用量为3克，早饭前、晚饭后含于口中，细细咀嚼。

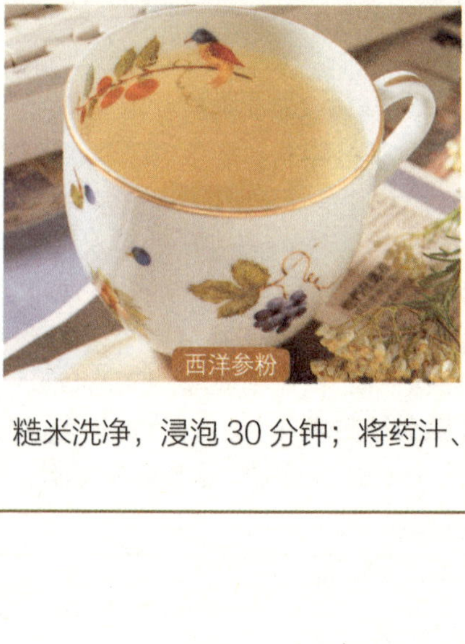

西洋参粉

[西洋参粉] 用于补虚、延年益寿：取西洋参适量，将其研为细粉状，每次5克，放入茶杯内，冲入开水适量，浸泡片刻即可，代茶频饮。

[西洋参糙米粥] 用于补气养阴、清火生津、安神：西洋参4克，糙米50克，麦冬10克，淡竹叶10克；将西洋参研末；麦冬、淡竹叶煎水取汁；糙米洗净，浸泡30分钟；将药汁、西洋参末、浸泡好的糙米一同入锅煮粥即可。

饴糖 *补虚健脾*

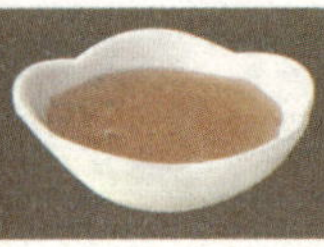

[本草概述] 饴糖具有补虚损、健脾胃、润肺止咳的功效，主治劳倦伤脾、里急腹痛、肺燥咳嗽、吐血、口渴、咽痛、便秘等。适宜虚寒型胃痛、胃及十二指肠溃疡、慢性支气管炎、肺燥干咳无痰、大便干结等人食用。但脾胃湿热、中满呕哕者不宜食用。

◎本草养生秘方

[杏仁百部汤] 用于宣化肺气、润肺止咳、润肠：杏仁 10 克，百部 10 克，桔梗 12 克，饴糖 100 克；将前 3 味药煎水，取其汁液，调入饴糖拌匀即可。

[番泻叶饴糖饮] 用于治疗大便干结、便秘患者：番泻叶 8 克，饴糖 50 克；番泻叶煎水留汁，调入饴糖拌匀即可。

[豆腐饴糖] 用于治疗支气管哮喘、痰火哮喘：取豆腐 1 碗，饴糖 100 克、生萝卜汁半杯，混合煮沸即可。

[萝卜蒸饴糖] 用于治疗痰热咳嗽、咽干口渴：白萝卜 500 克捣烂取汁，盛碗中，加饴糖 15~30 克，蒸化，趁热徐徐饮用。

[大建中汤] 用于治疗脾胃阳虚、阴寒内盛：人参 9 克，干姜 5 克，花椒 3 克，煎汤取汁；加入饴糖 18 克，煎溶即可。

核桃仁 *温肺益肾*

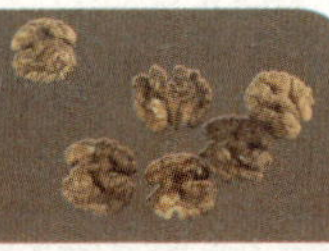

[本草概述] 核桃仁性温，味甘，归肾、肺、大肠经。核桃仁具有温补肺肾、定喘润肠的功效。治疗肝肾亏虚诸症，如腰腿酸软、筋骨疼痛、牙齿松动、须发早白、虚劳咳嗽、小便清稀、排尿次数增多、大便燥结，以及妇女月经和白带过多等。核桃仁因能补肝肾，尤宜老年人食用。

◎本草养生秘方

[核桃仁] 用于补肾温肺，治疗肾虚腰痛脚弱，或虚寒咳喘及便秘者：核桃仁 10 克，下锅炒香，嚼食，每日 1 次。亦可直接取核桃仁嚼食。

[炒核桃仁] 用于治疗肾虚所致的肾结石和失眠：先将菜籽油倒入锅内，用小火烧热，再将碎至米粒大小的核桃仁 500 克与冰糖 500 克一起倒入锅内，搅拌均匀至冰糖融化后即可上锅食用。

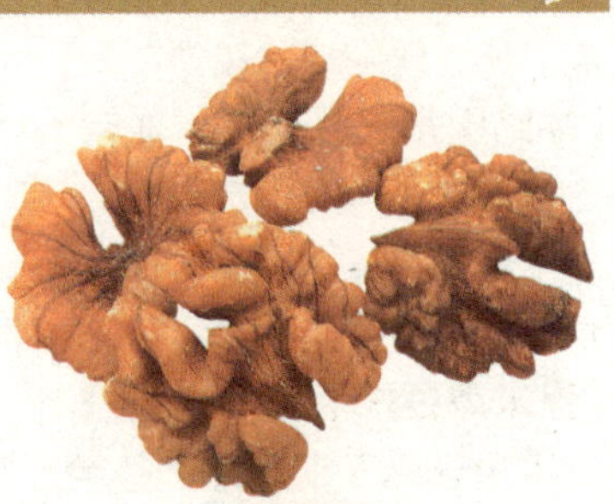

核桃仁

黑豆 *祛风除湿*

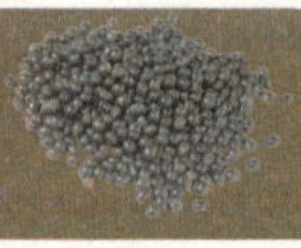

[本草概述] 黑豆性平，味甘，归脾、肾经，具有祛风除湿、调中下气、活血、解毒、利尿、明目等功效。黑豆含有丰富的维生素E，能清除体内的自由基，减少皮肤皱纹，养颜美容。此外，其丰富的膳食纤维，可促进胃肠蠕动，预防便秘。黑豆因能补肝肾，尤宜老年人食用。

◎本草养生秘方

[乌梅黑豆汤] 用于滋阴敛汗、养血补肾：乌梅15克，黑豆30克，小麦50克，加清水适量煎浓汤，去渣取汁，加蜂蜜适量即可。

[乌鸡黑豆汤] 用于补肾养血、乌发养颜：乌鸡1只，黑豆100克，何首乌20克，生姜片3片，食盐适量；将乌鸡宰杀洗净，切成小块；将黑豆放入锅中炒至皮裂后备用，将何首乌洗净；将以上食材一同入锅煮熟即可食用。

黑米 *滋阴补肾*

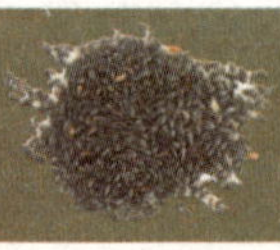

[本草概述] 黑米具有健脾开胃、补肝明目、滋阴补肾、益气强身、养精固涩的功效，是抗衰美容、防病强身的滋补佳品。同时对于脱发、白发、贫血、咳嗽、气管炎、肝病、肾病患者都有食疗保健作用。黑米因能滋补肝肾，尤宜老年人食用。

◎本草养生秘方

[阿胶黑米粥] 用于痔疮便血者：黑米50克先熬粥，待熟时加入阿胶6克、适量红糖，边煮边搅，至阿胶完全融化为止。

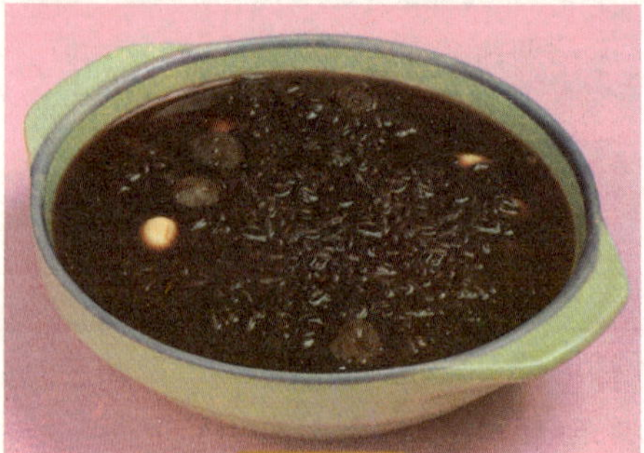

黑米黑豆粥

[黑米镶藕] 用于补心养血、开胃行瘀：黑糯米200克，藕3节；黑糯米水浸透，拌入玫瑰酱；藕去皮，灌入黑糯米，放锅中煮熟；晾凉切片，浇白糖淀粉勾芡汁。

[牛奶黑米粥] 用于气血亏虚、津液不足、脾胃虚弱者：牛奶250毫升，黑米100克，白糖适量；将黑米洗净，加入适量水，放入锅中浸泡2小时；然后中火煮至快熟时，加入牛奶、白糖煮至熟，每日2次，早、晚空腹温热服食。

[黑米黑豆粥] 用于治疗肾虚：黑米100克，黑豆50克，栗子10枚，黑芝麻20克；先将黑芝麻下锅炒熟，备用；栗子洗净，去壳切碎；黑米、黑豆泡发；将黑米、黑豆、栗子一同加入锅中煮粥，至快好时撒入黑芝麻，最后加入白糖调味即可食用。

栗子 *补肾强腰*

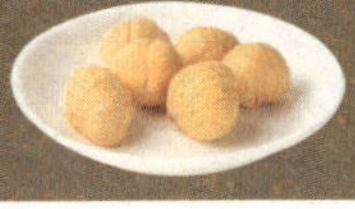

[本草概述] 栗子具有养胃健脾、补肾强腰之功效，可防治高血压、冠心病、骨质疏松等疾病，是抗衰老、延年益寿的滋补佳品。常吃栗子，还可以有效治疗日久难愈的小儿口舌生疮和成人口腔溃疡。栗子因能补肾强腰，尤宜老年人食用。

◎本草养生秘方

[栗子山药粥] 用于健胃补肾、延年益寿：栗子30克，大枣10枚，山药15克，生姜片2片，大米100克。加水煮成稀粥，加红糖调味即可。

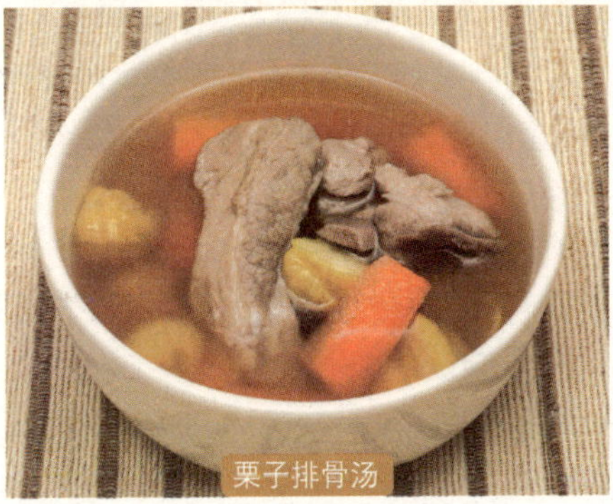

栗子排骨汤

[栗子排骨汤] 用于补气健脾、滋阴补肾、强壮筋骨：栗子400克（去壳），红薯2根，排骨400克，生姜2片。排骨洗净切块，汆水捞起，待用；红薯去皮，切大块；煮沸清水，放入排骨、栗子和姜片，大火煮20分钟，转小火煲1小时；放入红薯块，再煲20分钟，调味食用。

糯米 *健胃补气*

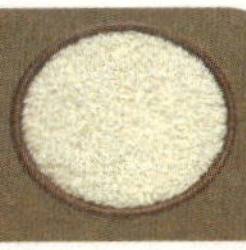

[本草概述] 糯米能够补养气力，主要功能是温补脾胃，还能够缓解气虚所致的盗汗、妊娠后腰腹坠胀、劳动损伤后气短乏力等症状。糯米适宜贫血、腹泻、脾胃虚弱、神经衰弱者食用。但不适宜腹胀、咳嗽、痰黄、发热患者食用。

◎本草养生秘方

[桃仁糯米粥] 用于治疗上气道咳嗽：取桃仁50克去皮、尖，用400毫升水研出汁，加入糯米50克一起煮成粥服食。

[骨碎补五加皮粥] 用于补中、益精、强意志、祛风湿、壮筋骨：骨碎补10克、五加皮10克、赤芍15克、土鳖虫10克、糯米50克，盐3克，煮粥食用。

[红枣双米粥] 用于益精气、强意志、利耳目：黑米100克、糯米100克、大枣4枚，同煮粥食用。

[人参双米粥] 用于治疗气虚致月经过多、过期不止：人参10克、升麻3克、糯米30克、粳米30克；人参、升麻煎取汁，与粳米同煮为粥即可。

小麦 *养心敛汗*

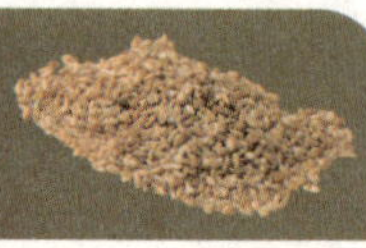

[本草概述] 小麦具有养心神、敛虚汗、生津止汗、养心益肾、镇静益气、健脾厚肠、除热止渴的功效，对于体虚多汗、舌燥口干、心烦失眠等病症患者有一定的辅助疗效。小麦因能养心安神，尤宜老年人食用。不适宜慢性肝病、糖尿病等患者。

◎本草养生秘方

[小麦五味子汤] 用于治疗自汗盗汗：小麦 50 克，五味子 10 克，水煎服，每日 1 剂。

[小麦黑豆汤] 用于治疗体虚眩晕：小麦 30 克，黑豆 30 克，水煎服，每日 1 剂。

[小麦柏子仁汤] 用于养心安神，治失眠：小麦 50 克，柏子仁 20 克，首乌藤 25 克，水煎服，每日 1 剂。

[小麦粥] 用于治疗内热消渴：小麦 60 克，加水煮成稀粥，每日 1 剂。

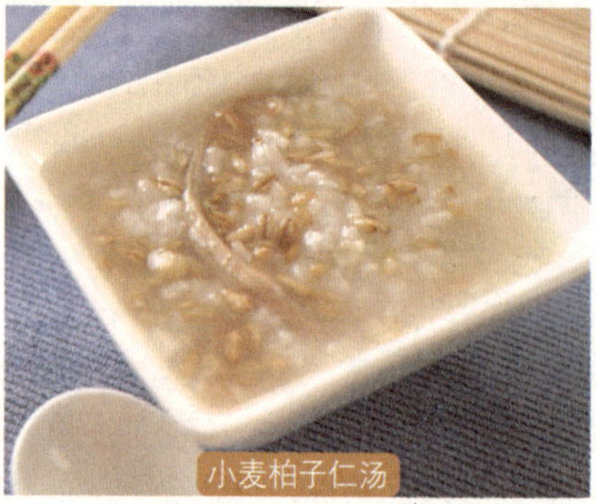

小麦柏子仁汤

猪心 *养心补血*

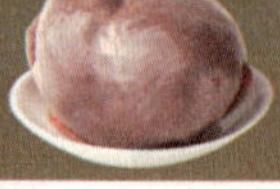

[本草概述] 猪心具有补虚强身、安神定惊、养心补血的功效，对心虚多汗、自汗、惊悸恍惚、怔忡、失眠多梦等有食疗作用。猪心一般人均能食用，因其能安神定惊，尤宜老年人食用。但不适宜高胆固醇血症者食用。此外，猪心不宜与吴茱萸同食。

◎本草养生秘方

[猪心羹] 用于治疗心悸恐惊、失眠健忘、烦闷不舒等：猪心 1 个，枸杞子芽 250 克，葱白、豆豉各适量；猪心洗净血污，切成细丁状；枸杞子芽、葱白切碎；豆豉放入锅内，加清水，煮取豉汁；猪心、枸杞子芽、葱白放入豉汁中，加黄酒、盐，小火煮成羹食用。

[卤猪心] 用于治疗冠心病、心律不齐及热病伤阴所致的干咳烦渴：玉竹 50 克，猪心 500 克，生姜、葱、花椒、盐、白糖、味精、麻油各适量；玉竹煎取汁液，将猪心放入汁液中煮熟，捞起晾干；锅内加卤汁适量，放入盐、白糖、味精和麻油，加热成浓汁，均匀地涂在猪心内外即成。

泥鳅 *暖脾祛湿*

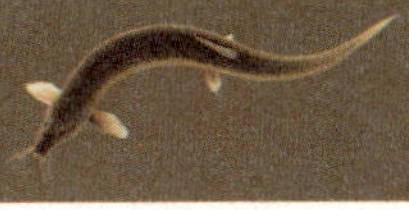

[本草概述] 泥鳅有暖脾胃、祛湿、壮阳、止虚汗、补中益气、强精补血之功效，是治疗急慢性肝病、阳痿、痔疮等疾病的辅助佳品。此外，泥鳅皮肤分泌的黏液即所谓的“泥鳅滑液”，有较好的抗菌、消炎功效，对小便不通、热淋便血、中耳炎有很好的食疗作用。

◎本草养生秘方

[泥鳅山药汤] 用于益气健脾、和胃祛湿：泥鳅 500 克，山药 50 克，生姜片适量；山药切块，备用。泥鳅去内脏、洗净；锅内放入少许植物油，将泥鳅稍煎；随后放入山药块、生姜片煮熟即可食用。

[泥鳅虾汤] 用于温阳补肾：泥鳅 200 克，虾 30 克，姜少许。将泥鳅用温水洗干净，剖除内脏；虾洗净；姜洗净，切丝或小片；三者一同入锅，煮熟调味即可。

[泥鳅人参汤] 用于治疗肾虚：泥鳅数条，剖除内脏，洗净；人参 10 克洗净；二者共煮熟后，加红糖少许，连汤带泥鳅吃。

南瓜 *润肺益气*

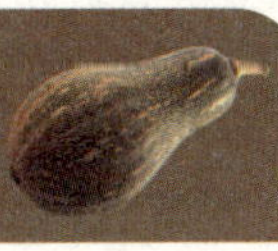

[本草概述] 南瓜具有润肺益气、化痰、消炎止痛、降血糖、驱虫解毒、止喘、美容等功效。可减少粪便中毒素对人体的危害，防止结肠癌的发生，对高血压及肝脏病变也有预防和治疗的作用。另外，南瓜中的胡萝卜素含量较高，可保护视力。

◎本草养生秘方

[南瓜红枣汤] 用于治疗慢性支气管炎：南瓜 500 克，洗净切小块；大枣 20 枚，洗净去核；红糖适量；三者一起入锅同煮，煮成汤即可食用。

[南瓜豆腐汤] 用于治疗气虚便秘：南瓜 100 克，豆腐 50 克；2 种食材同炖，熟后依个人口味调味即可食用。

[南瓜粥] 用于养胃，能治疗胃及十二指肠溃疡：南瓜 50 克，粳米 50 克，共煮粥食用，可根据口味加入少许葱花和胡萝卜丁。

[南瓜金银花汤] 用于治疗扁桃体炎：南瓜 50 克、金银花 12 克、甘草 6 克；南瓜切块，与金银花、甘草同入锅，煎煮至南瓜熟烂即可。

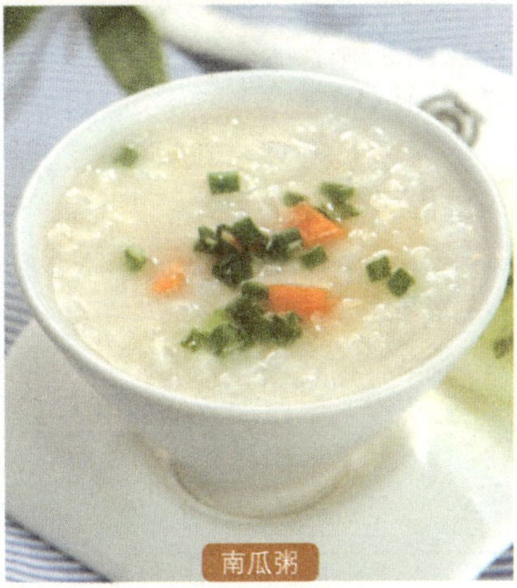

南瓜粥

扁豆 *健脾化湿*

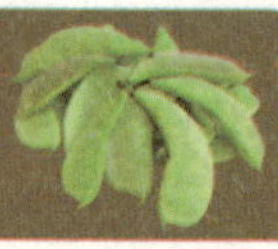

[本草概述] 扁豆是甘淡温和的健脾化湿药，能健脾和中、消暑清热、解毒消肿、除湿止泻，适用于脾胃虚弱、便溏腹泻、体倦乏力、水肿、白带异常，以及夏季暑湿引起的呕吐、腹泻、胸闷等病症。扁豆高钾低钠，经常食用有利于保护心脑血管，调节血压。

◎本草养生秘方

[扁豆炒豆腐] 用于清热泻火、清肝明目：豆腐1000克，扁豆400克，生姜丝、葱花、盐、淀粉、食用油等各适量，炒菜食用。

[淮山扁豆粥] 用于治疗暑湿泄泻、食欲不振：淮山药25克，扁豆20克，大米100克，盐2克，味精1克，麻油5克；扁豆洗净；淮山药去皮洗净，切小块；葱洗净，切花；大米洗净。锅内注水，放入大米、扁豆，用大火煮至米粒绽开，放入淮山药；改用小火煮至粥成，放入盐、味精、麻油调味即可食用。

香蕉 *清热通便*

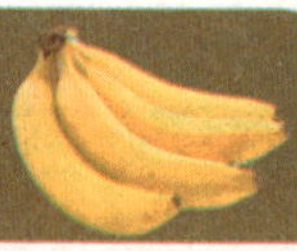

[本草概述] 香蕉具有清热、通便、解酒、降血压、抗癌之功效。香蕉中的钾能减少机体对钠盐的吸收，故有降血压的作用。其中的纤维素可润肠通便，对于便秘、痔疮患者大有益处。香蕉因能润燥通便、清热、去燥，尤宜老年人食用。

◎本草养生秘方

[香蕉皮] 用于治疗皮肤瘙痒：香蕉皮适量洗净，以外皮涂搽患部，每日3次。

[香蕉黑芝麻] 用于治疗大便干结、排出困难：香蕉500克，黑芝麻25克；将黑芝麻炒至半生半熟；用香蕉蘸黑芝麻嚼吃，每日分3次吃完。

[拔丝香蕉] 用于治疗大便干燥、痔疮、大便带血：香蕉3根、鸡蛋2个、面粉1碗、白糖6匙、纯麦芽1匙、色拉油6碗；香蕉去皮，切成滚刀块；鸡蛋打匀，与面粉拌和；白糖、清水、纯麦芽在锅中煮，至白糖溶化，用小火慢慢熬黄；糖快好时，另锅将色拉油烧热，香蕉块蘸面糊投入油中，炸至金黄色时捞出，倒入糖汁中拌匀即可。

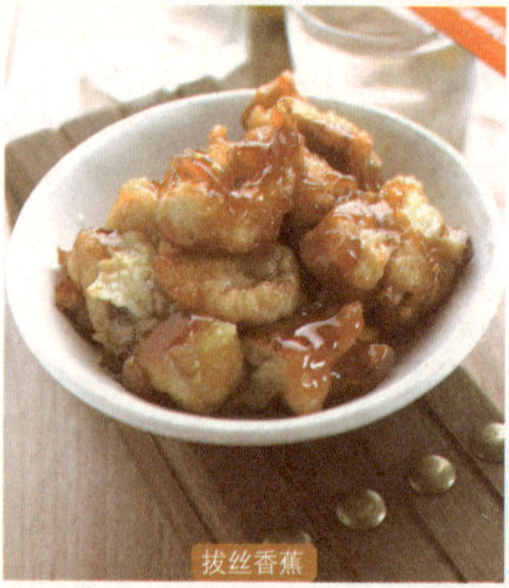

拔丝香蕉

本草秘方 适合儿童的本草养生方

儿童时期是人生中十分重要的阶段，这一时期既是身体生长发育的一个高峰时期，又是接受科学文化知识、形成思想和性格的一个重要时期，各个方面都应该全面发展。在饮食方面，家长应提供满足儿童生长发育的营养，善用本草为儿童补铁补锌、健脑益智、增高助长、增强免疫力、保护视力、开胃消食。

鲢鱼 *益气通乳*

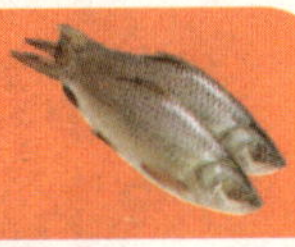

[本草概述] 鲢鱼富含蛋白质及氨基酸、脂肪、烟酸、钙、磷、铁等营养素，具有健脑益智、健脾利水、温中益气、通乳化湿之功效，还能促进智力发育，对于降低胆固醇和预防心脑血管疾病等具有明显的食疗作用。

◎本草养生秘方

[冻豆腐炖鲢鱼] 用于治疗儿童注意力不集中：鲢鱼处理干净，切块；热锅注油，加入生姜片和葱段爆香，加适量水烧开，入鲢鱼和冻豆腐；先用大火煮沸，再用小火炖煮至鱼熟，加盐和料酒调味即可。

[红烧鲢鱼] 用于治疗儿童心烦气躁：鲢鱼400克，处理干净，入热油锅煎至金黄色；锅留底油，加生姜丝、蒜末爆香，入鲢鱼，加少许水，放入盐、料酒、酱油、白糖烧煮入味，加少许香菜，勾芡起锅。

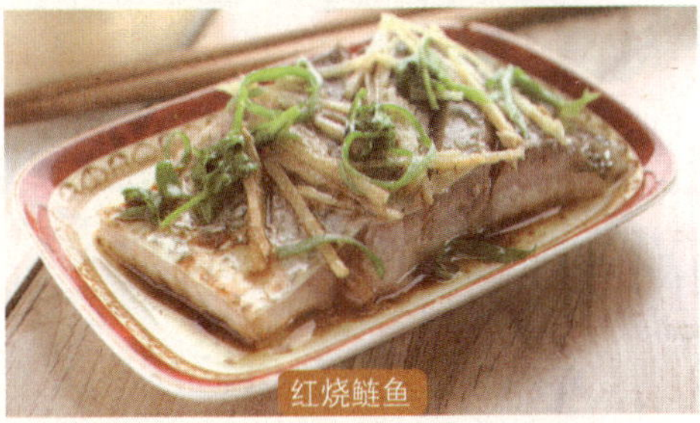

红烧鲢鱼

鳙鱼 *补虚暖脾*

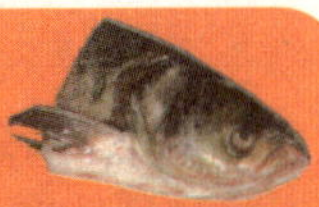

[本草概述] 鳙鱼属于高蛋白、低脂肪、低胆固醇鱼类，具有补虚弱、暖脾胃、祛头眩、益脑髓、健脾益肺、祛风寒、益筋骨之功效，还可润泽皮肤。但肥胖、肾衰竭、肝性脑病、中风者要少食鳙鱼。

◎本草养生秘方

[鳙鱼海带汤] 用于治疗儿童食欲不佳：鳙鱼300克，处理干净切片；锅置火上，入生姜、葱白爆香，加入高汤烧沸，放入海带煮软，再放入鳙鱼片，大火煮沸，小火煮熟，加盐、料酒、鸡精调味即可。

[山药鱼头汤] 用于治疗儿童反应迟钝：鳙鱼头1个，洗净切开；山药100克，去皮洗净后切块；油锅烧热，加入洋葱和生姜片爆香，加水烧开，加入鱼头，用大火煮沸，再用小火煮至汤发白，加入山药煮熟，加盐调味。

[鳙鱼汤] 用于生长发育期的儿童：鳙鱼300克，处理干净，切块；热锅注油，加入鳙鱼块稍煎，加水和生姜片，用大火煮沸，再用小火煮至汤发白，加盐和料酒调味，起锅即可。

鲫鱼 *滋阴补虚*

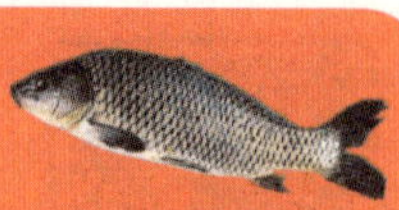

［本草概述］鲫鱼富含蛋白质、脂肪及多种维生素，以及钙、铁、锌、磷等矿物质，可滋阴液、通血脉、补体虚，还有健脾益气、利水消肿、清热解毒、通络下乳、祛风湿痛之功效。但感冒者、高脂血症患者要少食鲫鱼。

◎本草养生秘方

［红豆炖鲫鱼］用于儿童增高助长：鲫鱼1条洗净，红豆洗净；鲫鱼和红豆放入锅内，加水2000～3000毫升，用大火煮沸，再用小火清炖至鱼熟豆烂，加盐，待温即可食用。

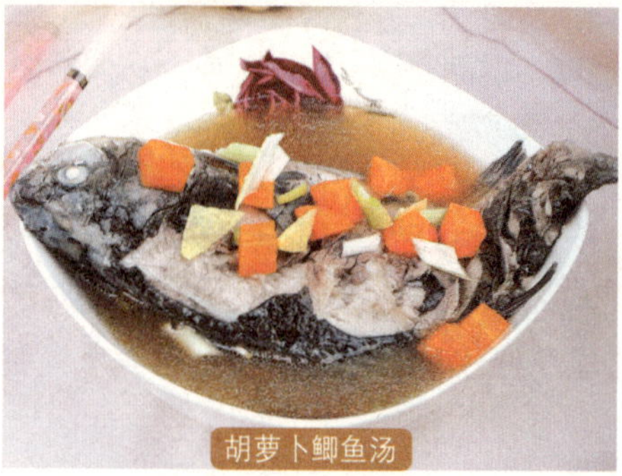

胡萝卜鲫鱼汤

［胡萝卜鲫鱼汤］用于治疗儿童没有胃口：将鲫鱼1条洗净；山药40克、胡萝卜40克去皮洗净，切块备用；净锅上火倒入水，加入鲫鱼、胡萝卜块、葱段、生姜片，用大火煮沸，再用小火煲至熟，调入盐即可。

［冬瓜鲫鱼汤］用于治疗儿童缺钙：鲫鱼1条洗净；冬瓜100克去皮洗净，切片备用；起油锅，将葱、生姜炝香，加入冬瓜炒至断生，倒入水，加入鲫鱼煮至熟，调入盐、味精，再调入胡椒粉，淋入麻油即可。

蛏子 *健脑益智*

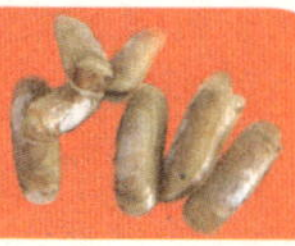

［本草概述］蛏子含丰富的蛋白质、钙、铁、硒、维生素A等营养素。蛏子含有锌和锰，常食有益于补充脑部营养，有健脑益智的作用，对因放射疗法、化学疗法后产生的口干烦热等有一定的疗效。

◎本草养生秘方

［爆炒蛏子］用于治疗儿童反应迟钝：蛏子500克，处理干净；锅置于火上，注油，待油热时，加入葱段、蒜末炒香，再放入蛏子炒熟，加盐、酱油、料酒调味，装盘，撒上葱花即可。

［爆炒蛏子］用于治疗儿童心烦、食欲差：蛏子400克，处理干净后汆水备用；热锅注油，下料酒，加入蒜末炒香后放入蛏子，加入盐、酱油、甜椒片、青椒片炒熟，加味精炒匀起锅。

海带 *化痰软坚*

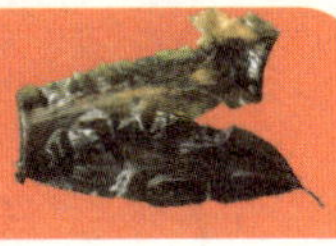

[本草概述] 海带富含蛋白质、碘、钾、钙、钠、镁、铁、铜、硒、维生素A、藻多糖等，能补铁补锌、化痰软坚、清热利尿、降血压、预防夜盲症、维持甲状腺功能正常。海带还能预防乳腺癌的发生。另外，海带热量低，对于预防肥胖症颇有益。

◎本草养生秘方

[海带拌土豆丝] 用于治疗儿童缺铁、缺锌：将土豆500克洗净去皮，切丝后焯熟备用；海带150克洗净切丝，焯水沥干，放在土豆丝上；蒜末、葱丝、酱油、醋、盐、麻油调匀，浇入菜盘中，拌匀即可食用。

[海带煲猪手] 用于治疗儿童缺锌：将鲜猪手300克洗净斩块，汆水备用；海带节100克洗净；将猪手、海带、绍酒放入瓦锅，加水，用大火煮沸，再用小火煲至熟烂，调味即可食用。

花生 *益智抗衰*

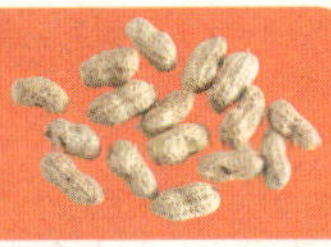

[本草概述] 花生含有脂肪、糖类、维生素E、维生素K、钙、磷、铁、氨基酸、不饱和脂肪酸、粗纤维等，可以促进人体新陈代谢、增强记忆力、健脑益智、抗衰老、延年益寿。但胆囊炎、慢性胃炎患者要慎食花生。

◎本草养生秘方

[牛肉粒花生汤] 用于治疗儿童易受惊吓：将牛肉250克洗净切大粒，花生仁20克洗净泡好；热锅注入适量高汤，加入牛肉粒烧开，再加入花生仁，调入盐煮至熟，加入适量洗净的上海青稍煮即可。

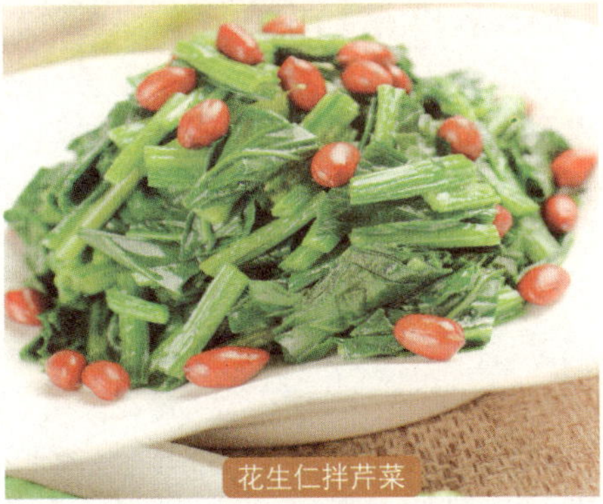

花生仁拌芹菜

[花生煲凤爪] 用于治疗儿童记忆力差：锅中注水烧开，调入料酒，放入洗净的鸡爪500克，水再沸即捞出洗净；锅中注水，放入花生仁、生姜片、料酒、鸡爪，煮至鸡爪软，调入盐、味精即可。

[花生仁拌芹菜] 用于治疗儿童免疫力低下：将芹菜250克洗净，切碎焯水，沥干装盘；花生仁200克洗净沥干；炒锅注油烧热，加入花生仁炸熟，沥油，倒在芹菜中；加入盐和味精调味即可。

油菜 *活血化瘀*

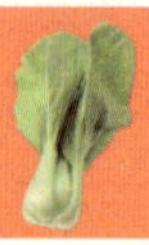

[本草概述] 油菜具有活血化瘀、消肿解毒、促进血液循环、润肠通便、美容养颜、强身健体的功效，对儿童缺钙、游风丹毒、手足疖肿、乳痈、习惯性便秘等病症有食疗作用。孕早期妇女、小儿麻疹后期患者、疥疮患者不宜多食。

◎本草养生秘方

[白果扒油菜] 用于治疗免疫力低下：将油菜300克洗净，对切成两半；炒锅倒油烧热，加入油菜炒熟，加盐和鸡精调味，出锅装盘；将白果仁20克去壳洗净炒熟，装饰在油菜上即可。

[油菜炒香菇] 用于治疗儿童入睡困难：将油菜200克洗净，对半切开；鲜香菇100克洗净切片；油锅置于火上，注油，待油热时入香菇炒香，再下油菜炒熟，加盐、味精调味，起锅即可。

金针菇 *健脑益智*

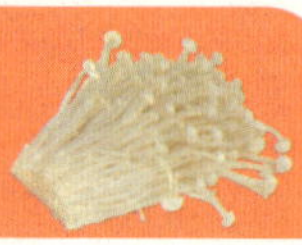

[本草概述] 金针菇所含人体必需氨基酸成分较全面，还含有朴菇素，可健脑益智、抑制血脂升高、降低胆固醇、防治心脑血管疾病，适合气血不足者、营养不良的老人及儿童食用。但脾胃虚寒者不宜食用过多金针菇。

◎本草养生秘方

[金针菇炒火腿] 用于治疗儿童食欲不佳：火腿200克洗净，切成细丝；金针菇撕开洗净，焯水备用；锅加油烧热，加入火腿丝炒熟，再加入金针菇稍炒，最后调入盐、味精，炒匀即可。

[金针菇煎蛋汤] 用于治疗儿童缺钙：将金针菇50克洗净撕开；鸡蛋加少许盐打散，入油锅煎成蛋饼；倒入清水，加入生姜片、金针菇煮熟，调入盐、麻油、味精，撒上葱花即可。

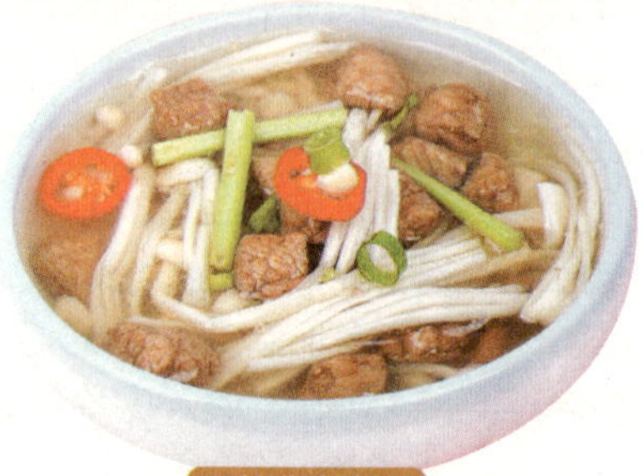

金针菇瘦肉汤

[金针菇瘦肉汤] 用于治疗儿童易烦躁：将猪瘦肉150克洗净切丁；金针菇100克洗净，切段备用；油锅烧热，将葱、甜椒段爆香，加水，倒入金针菇、猪瘦肉，调入盐，大火烧开，淋入麻油，撒入香菜末即可。

豆角 *补中益气*

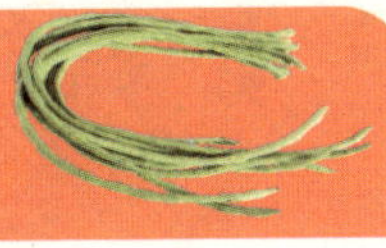

[本草概述] 豆角含有易于消化吸收的优质蛋白质、适量碳水化合物以及多种维生素、微量元素等，具有健脾养胃、补中益气、补肾、降血糖、促消化、增食欲、提高免疫力等功效。气滞便结之人应慎食豆角。

◎本草养生秘方

[豆角豆干] 用于治疗儿童营养不良：将豆角150克洗净切段，豆干100克洗净切条；将豆角和豆干焯水沥干，与生姜末、蒜末、酱油、香油、盐、醋拌匀，装盘即可。

[豆角炒肉末] 用于治疗儿童疲乏无力：将豆角300克洗净切碎；猪瘦肉150克洗净切末；油锅烧热，放入肉末、豆角碎炒香，加入生姜末、蒜末、甜椒100克碎稍炒，调味即可出锅。

丝瓜 *清热凉血*

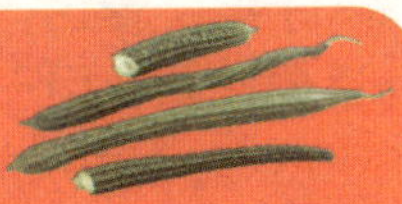

[本草概述] 丝瓜含皂苷、黏液、木聚糖、脂肪、蛋白质、维生素C、B族维生素等营养元素，有提高免疫力、清热凉血、解毒通便、祛风化痰、润肌美容、通经络、行血脉、下乳汁、调理月经不顺等功效。但体虚内寒、腹泻者要慎食丝瓜。

◎本草养生秘方

[清炒丝瓜] 用于治疗儿童易上火：将嫩丝瓜300克去皮洗净，切块；油锅烧热，下入丝瓜块炒至熟软，加入适量水，加入调味料煮沸后即可。

[丝瓜滑子菇] 用于治疗儿童免疫力低下：将丝瓜350克洗净，去皮切条；滑子菇20克洗净；起油锅，爆香甜椒片，加入丝瓜条炒至熟软，再加入滑子菇炒至熟，加盐和味精炒至入味即可。

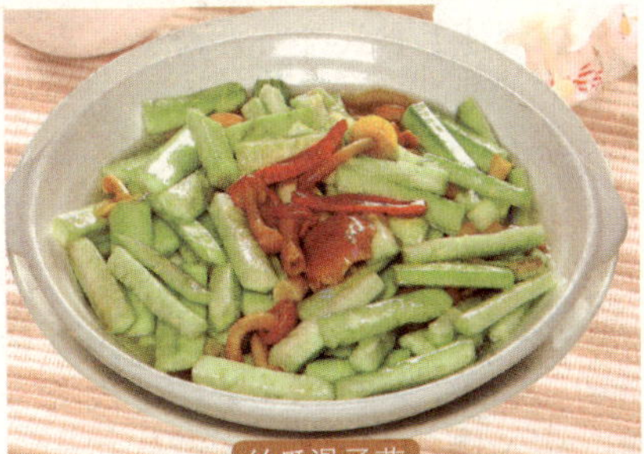

丝瓜滑子菇

[排骨丝瓜汤] 用于治疗儿童易感冒：将番茄150克洗净切块；丝瓜200克去皮，洗净切块；锅内倒入高汤，调入盐、白糖、料酒，加入番茄、丝瓜、排骨100克煲至熟即可。

[丝瓜炒鸡蛋] 用于治疗儿童食欲不佳：将丝瓜50克去皮，洗净切片；鸡蛋2个打散；热锅注油，加鸡蛋液稍炒，起锅备用；起油锅，加蒜末爆香，加丝瓜炒熟，加鸡蛋块炒匀，加盐调味即可。

荷兰豆 *调和脾胃*

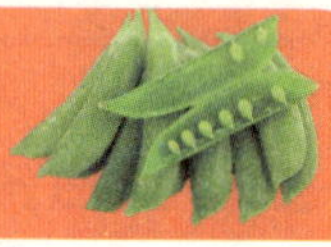

[本草概述] 荷兰豆含有膳食纤维、维生素 A、胡萝卜素、蛋白质、脂肪、碳水化合物、叶酸等营养元素，具有调和脾胃、通肠、利水的功效，还可以使皮肤柔润光滑，并能抑制黑色素的形成，有美容的功效。

◎本草养生秘方

[荷兰豆炒本菇] 用于治疗儿童营养不良：将荷兰豆 150 克择去头尾，洗净焯水；本菇洗净，撕成小朵，焯水；油锅烧热，将肉末 20 克炒散，加入荷兰豆和本菇，加入调味料一起炒匀即可。

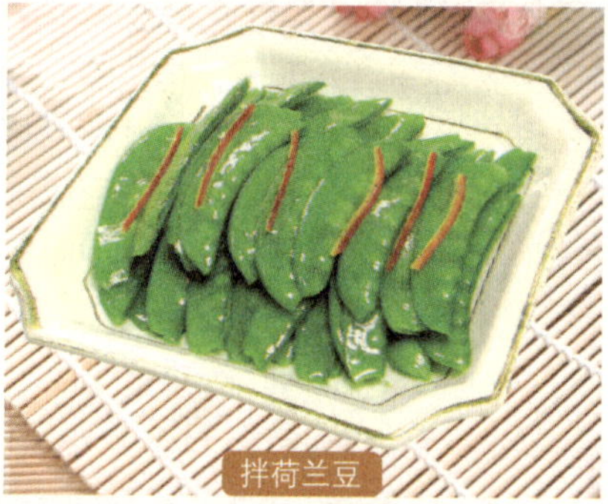

拌荷兰豆

[虾仁荷兰豆] 用于治疗儿童免疫力低下：虾仁 100 克、荷兰豆 200 克、香菇 2 朵洗净备用；将荷兰豆、香菇、甜椒片焯熟，捞出加盐、蒜末、麻油拌匀，摆盘；将虾仁炒至酥脆，捞出摆盘。

[拌荷兰豆] 用于治疗儿童反复感冒：将荷兰豆 300 克去头尾，洗净，焯水，装入碗中，加盐、味精、甜椒丝拌匀，装盘即可。

蚕豆 *健脾益气*

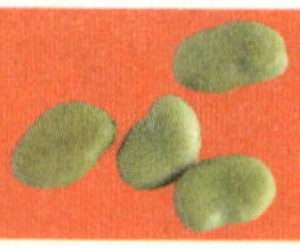

[本草概述] 蚕豆含蛋白质、碳水化合物、粗纤维、磷脂、胆碱、维生素 B_1、维生素 B_2 等营养元素，具有健脾益气、祛湿、抗癌等功效，可用于防治脾胃气虚、胃呆少纳、不思饮食、大便溏薄、慢性肾炎、肾病水肿等。

◎本草养生秘方

[酸菜蚕豆] 用于治疗儿童食欲不佳：将蚕豆 200 克洗净，焯水后捞出；酸菜 100 克洗净，切碎；油锅置于火上，注油，油烧热时，入甜椒粒炒香，加入酸菜、蚕豆同炒至熟，调入盐、味精炒匀即可。

[凉拌蚕豆] 用于治疗儿童脾胃虚弱：蚕豆 300 克，洗净焯熟，装入碗中，加入盐、甜椒丝、味精、蒜蓉、酱油、麻油拌匀，装盘即可。

[蒜苗炒蚕豆] 用于治疗儿童便秘：蒜苗 100 克，洗净切段；蚕豆 50 克洗净，焯水备用；油锅置于火上，注油，待油热时，加入蒜蓉炒香，入蒜苗炒至半熟，加蚕豆炒匀，加盐、味精调味即可。

白萝卜 *理气化滞*

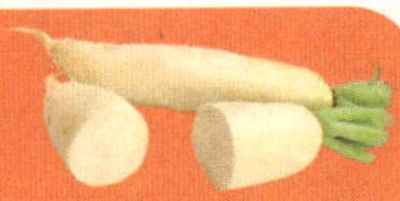

[本草概述] 白萝卜能促进新陈代谢、增强食欲、清热化痰、帮助消化、化积滞，对食积腹胀、咳痰失音、吐血、消渴、痢疾、头痛、排尿不畅等有食疗作用。但阴盛偏寒体质者、脾胃虚寒者不宜食用白萝卜。

◎本草养生秘方

[酸甜白萝卜片] 用于治疗儿童积食：将白萝卜 300 克去皮，洗净切片，加盐腌 20 分钟，用凉开水冲洗干净，沥水盛盘，加盐、白糖、醋、酱油调味，周围放上甜椒、腌辣椒、生姜片、香菜，一起食用口感更佳。

[白萝卜炒肉] 用于治疗儿童食欲不佳：白萝卜 500 克洗净，削皮切片；猪肉 300 克洗净，切片；锅倒油烧热，放猪肉炒至出油，再倒入白萝卜片炒熟，放入盐、味精、生抽调味即可。

冬瓜 *利水消肿*

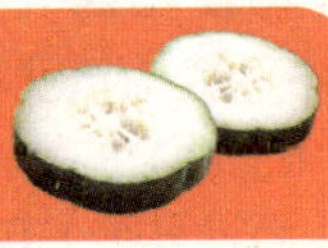

[本草概述] 冬瓜具有清热解毒、利水消肿、减肥美容的功效，能减少体内脂肪，有利于减肥。常吃冬瓜，还可以使皮肤光洁。另外，对慢性支气管炎、肠炎、肺炎等感染性疾病有一定的食疗作用。

◎本草养生秘方

[冬瓜素肉汤] 用于治疗儿童积食：将素肉 35 克泡软，挤干水分备用；锅中放高汤烧沸，加入素肉、冬瓜片 100 克煮熟，调入盐、麻油和少量甜椒粒即可食用。

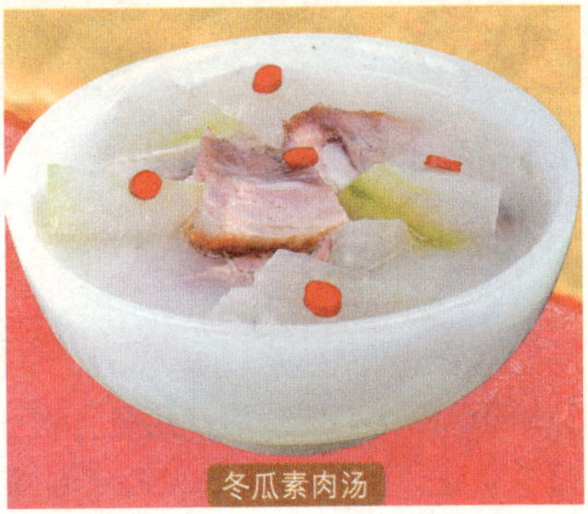

冬瓜素肉汤

[冬瓜草鱼汤] 用于治疗儿童营养不良：草鱼 400 克处理干净；冬瓜 100 克去皮洗净，切片备用；起油锅，将葱、生姜炝香，加入冬瓜片炒至断生，倒入水，加入草鱼煮至熟，调入盐、味精即可。

[冬瓜薏苡仁煲老鸭] 用于治疗儿童消化不良：冬瓜 100 克洗净，切块；鸭肉 100 克洗净，剁块，汆水；将鸭肉块转入砂锅，放入生姜片、大枣、薏苡仁煲至半熟，放入冬瓜块煲熟，调入盐、鸡精即可。

马蹄 *清热化痰*

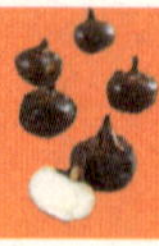

[本草概述] 马蹄含有蛋白质、脂肪、粗纤维、胡萝卜素、B族维生素、维生素C等营养素，具有清热解毒、凉血生津、利尿通便、化湿祛痰、消食除胀的功效，对黄疸、痢疾、小儿麻痹、便秘等疾病有食疗作用。

◎本草养生秘方

[桂花马蹄] 用于治疗儿童食欲不佳：将马蹄350克去皮洗净，装盘；起油锅，用桂花糖、湿淀粉搅拌均匀调成味汁，均匀地淋在马蹄上，放入甜红椒粒一起拌匀，用香菜装饰即可。

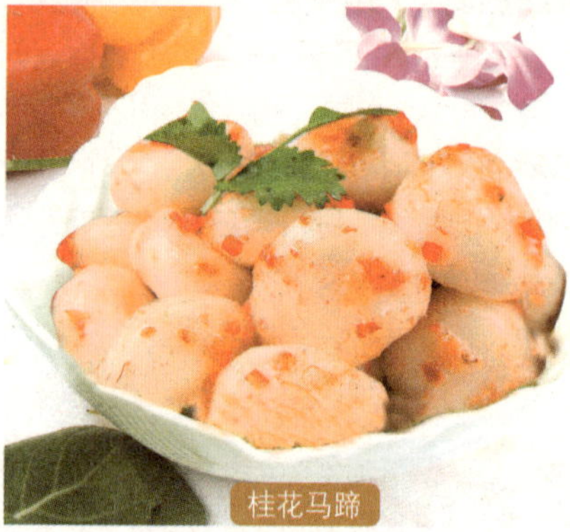

桂花马蹄

[马蹄排骨汤] 用于治疗儿童营养不良：将马蹄200克去皮洗净；将猪排骨300克洗净，汆水备用；锅中加水和生姜片，倒入马蹄、猪排骨、大枣5枚，煲2小时，加盐调味。

[糖渍马蹄] 用于治疗儿童胃口不好：马蹄400克去皮洗净，装盘，加白糖腌渍10分钟，撒上洗净的枸杞子即可。

[清炒马蹄] 用于儿童开胃消食：马蹄500克去皮洗净，切片；锅中注油烧热，加马蹄片和甜椒丝炒熟，加盐调味即可。

山楂 *消食理气*

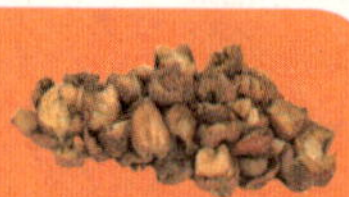

[本草概述] 山楂性微温，味酸、甘，归肝、胃、脾经。含有碳水化合物、维生素、胡萝卜素、蛋白质、苹果酸、柠檬酸、钙、铁等营养素，具有消食化积、理气散瘀、收敛止泻、杀菌等功效。但各种炎症患者、服用人参者禁食山楂。

◎本草养生秘方

[山楂草莓汁] 用于治疗儿童消化不良：将山楂50克洗净；把处理好的草莓40克、柠檬1/3个、山楂、冷开水放入榨汁机内搅打成汁，即可饮用。

[山楂银耳羹] 用于治疗儿童胃口不佳：山楂50克，洗净备用；银耳5克，泡发洗净；将银耳和山楂放入炖盅，隔水炖2小时，加白糖调味即可。

[大枣山楂冰糖水] 用于治疗儿童营养不良：大枣6枚，洗净备用；山楂20克，洗净备用；净锅加水，放入大枣和山楂煮半小时，加冰糖调味即可。

荞麦 *健胃消积*

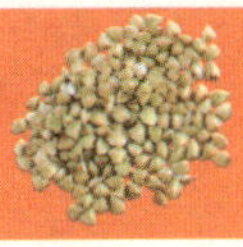

[本草概述] 荞麦富含蛋白质、脂肪、维生素及多种矿物质等营养元素，具有健胃、消积、止汗的功效，能有效辅助治疗胃痛胃胀、消化不良、食欲不振、胃肠积滞、慢性泄泻等病症。但体虚气弱者、脾胃虚寒者等要慎食荞麦。

◎本草养生秘方

[牛奶煮荞麦] 用于治疗儿童便秘：将荞麦 200 克放入锅中炒香，再放入搅拌机中打成碎末；将鸡蛋打入杯中，冲入开水至熟；把熟鸡蛋倒入牛奶中，倒入荞麦粉、白糖，稍煮，拌至入味即可饮用。

[肉末青瓜拌荞麦面] 用于治疗儿童胃口不好：青瓜 1 条，洗净切丝；猪瘦肉洗净切末；锅中加水烧开，加入荞麦面 150 克煮熟，捞出；将荞麦面、青瓜、猪瘦肉末、甜椒丝、盐、酱油拌匀即可。

[荞麦甜糊] 用于治疗儿童营养不良：锅中加适量水烧开，一边搅拌一边加入荞麦粉 50 克，煮熟后加白糖调味即可。

燕麦 *增强免疫*

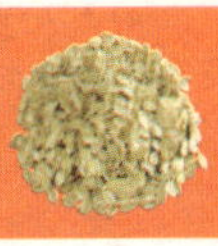

[本草概述] 燕麦含有亚油酸、蛋白质、脂肪、8 种必需氨基酸、维生素 E 及钙、磷、铁等元素，具有增强免疫力、健脾益气、补虚止汗、养胃通便的功效，能预防动脉硬化、脂肪肝、糖尿病、冠心病、便秘及水肿等。

◎本草养生秘方

[燕麦枸杞子粥] 用于治疗儿童免疫力低下：将燕麦 30 克、粳米 100 克洗净泡发，入锅加水和枸杞子煮成粥，调入白糖，继续煮到白糖溶化即可。

[燕麦八宝饭] 用于治疗儿童体弱多病：将准备好的燕麦、糯米、糙米、大豆、黄豆、莲子、薏苡仁、红豆放入电饭锅中，加水浸泡 1 小时，沥干水，放水煮成饭即可。

[牛奶煮燕麦] 用于治疗儿童免疫力低下：燕麦 100 克洗净备用；将牛奶 500 克放入锅中，加燕麦煮熟，加白糖调味即可食用。

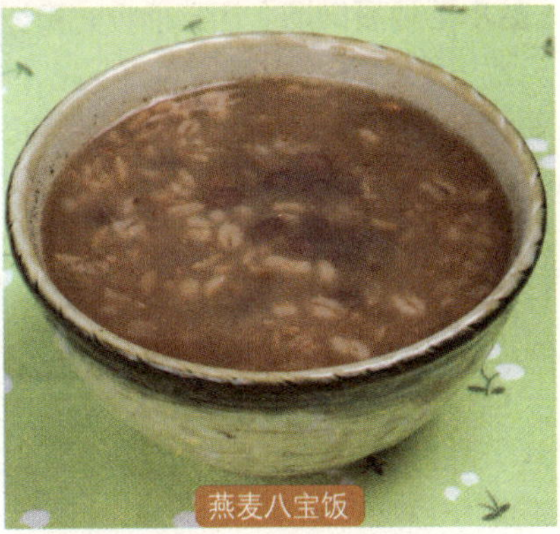

燕麦八宝饭

黄豆 *健脾益气*

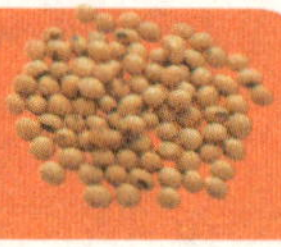

[本草概述] 黄豆具有健脾、益气、宽中、润燥、补血、降低胆固醇、利水、抗癌之功效，常用于糖尿病、缺铁性贫血等。消化功能不良、胃脘胀痛、腹胀等有慢性消化系统疾病的患者应尽量少食黄豆。

◎本草养生秘方

[辣椒炒黄豆] 用于治疗儿童免疫力低下：将黄豆400克放入沸水锅中煮软；锅中加底油，放入蒜片、生姜末爆香，加入黄豆、甜椒丝炒熟，调入盐、鸡精，炒匀即可食用。

[冬瓜双豆] 用于治疗儿童抵抗力低下：冬瓜200克去皮，洗净切粒；胡萝卜30克洗净切粒；黄豆、青豆50克洗净，入沸水中煮软；起油锅，入冬瓜、青豆、黄豆、胡萝卜炒熟，加盐、酱油和鸡精，炒匀即可出锅。

[凤爪煲黄豆] 用于治疗儿童缺铁、缺锌：黄豆100克洗净，泡发；鸡爪150克洗净，入沸水汆烫；将材料移入砂锅，加生姜片，大火烧开后改小火煲1.5小时，调入盐、味精即可。

毛豆 *健脑益智*

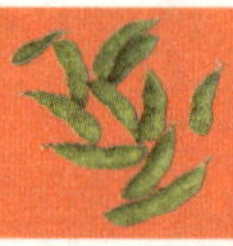

[本草概述] 毛豆具有健脑益智、降脂、抗癌、润肺、强筋健骨等功效。毛豆所含植物性蛋白质有降低胆固醇的功能，所含丰富的油脂多为不饱和脂肪酸，能清除沉积在血管壁上的胆固醇，预防多种疾病。

◎本草养生秘方

[盐水毛豆瘦肉汤] 用于治疗儿童记忆力差：鲜毛豆300克洗净，猪瘦肉75克，洗净，切块，备用；净锅上火倒入水，调入盐、味精、葱、生姜片、八角烧开，下入猪瘦肉块、鲜毛豆煲至熟即可。

[凉拌毛豆] 用于治疗儿童烦躁不安：毛豆500克，去两头筋洗净；锅中加水煮沸，放进毛豆焯烫，沥干备用；将毛豆装入大碗中，加盐、味精、酱油、白糖、蒜末、甜椒丝拌匀，装盘即可食用。

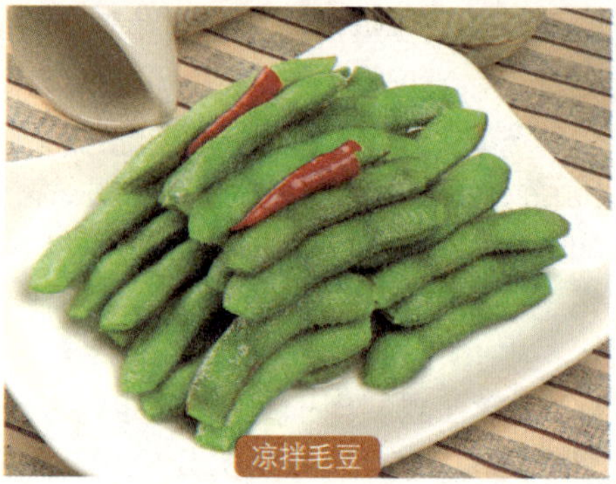

凉拌毛豆

胡萝卜 *清热补肝*

[本草概述] 胡萝卜有增高助长、健脾和胃、补肝明目、清热解毒、壮阳补肾、透疹、降气止咳等功效，对于胃肠不适、便秘、夜盲症、麻疹、百日咳、小儿营养不良等有食疗作用。

◎本草养生秘方

[胡萝卜大枣汤] 用于治疗儿童食欲不佳：将胡萝卜200克洗净，切块；大枣10枚洗净；锅中加清水，放入胡萝卜和大枣，用小火煮40分钟，加冰糖调味即可。

[胡萝卜鸡汤] 用于治疗儿童缺钙：将鸡肉200克洗净，斩块汆水；胡萝卜去皮洗净，切块；油锅烧热，入葱、生姜炝香，倒入水，加入鸡肉块、胡萝卜块、莲子、薄荷叶，调入盐、味精，先用大火煮沸，再用小火煲至熟即可。

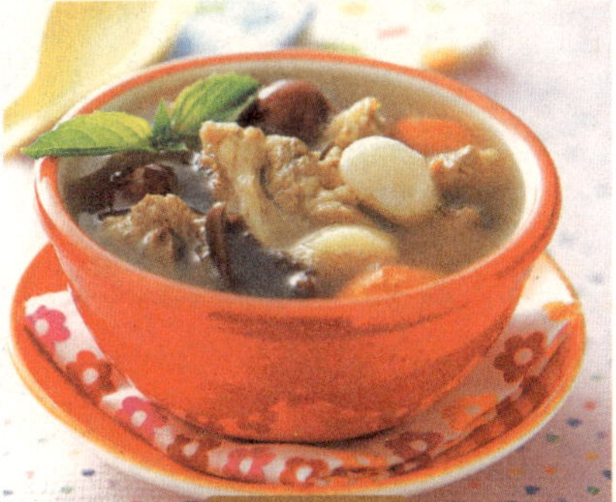

胡萝卜鸡汤

[胡萝卜炖羊肉] 用于治疗儿童营养不良：油锅烧热，放生姜片爆香，倒入羊肉块300克炒5分钟，加料酒炒香后再加盐、酱油和冷水；转倒入砂锅，放入胡萝卜块100克、陈皮10克，慢炖2小时。

[胡萝卜牛骨汤] 用于治疗儿童缺钙：牛骨500克洗净，斩块备用；胡萝卜1根，去皮洗净，切大块；洋葱半个洗净切片；将准备好的材料放于瓦锅煲中，加清水煲2小时，加胡椒粉、盐调味即成。

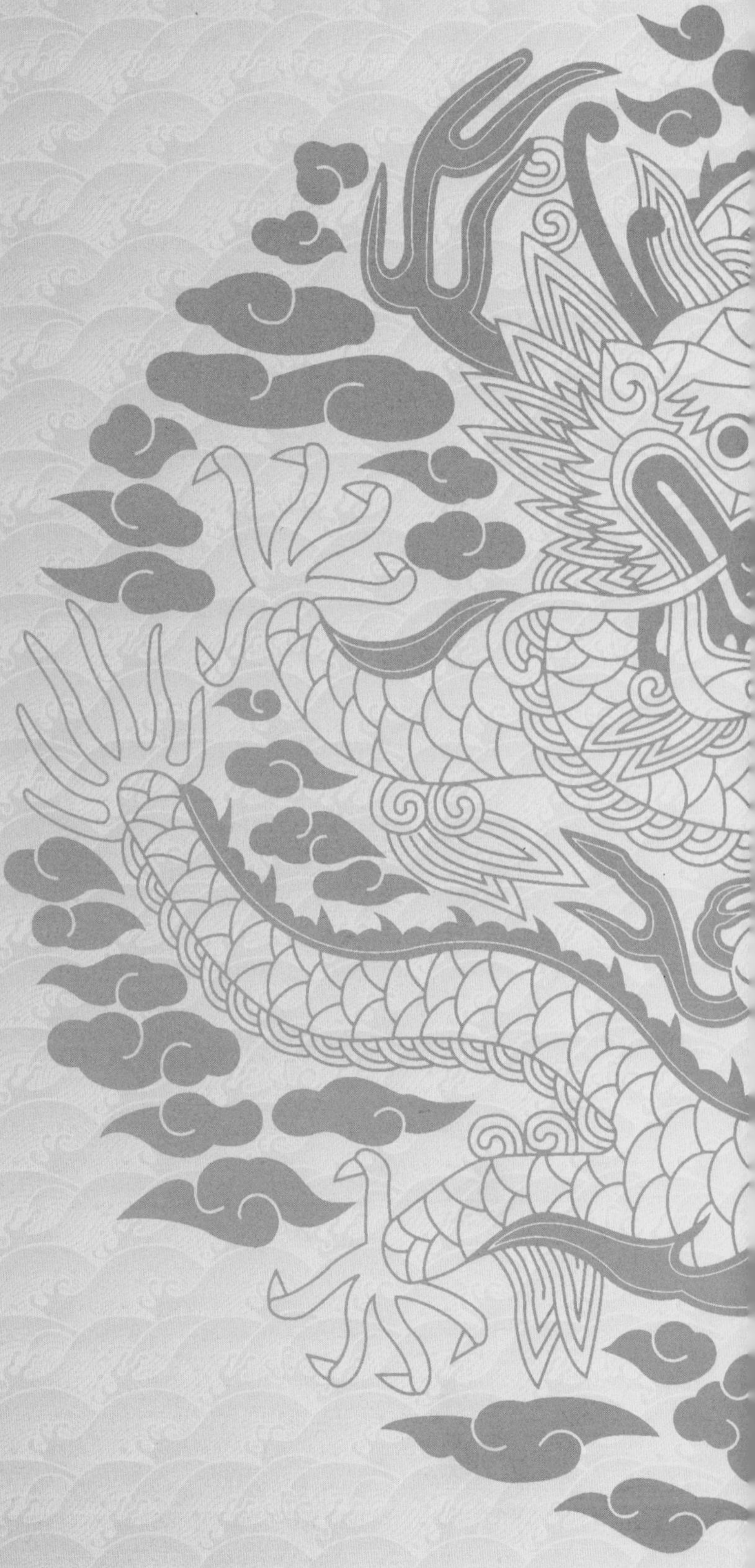